신발보조기학 실습

에듀컨텐츠·휴피아
ECH Educontents·Huepia

머리말

맞춤형 교정용 신발은 의지·보조기 기사의 업무이다. 의료보장구학과에서는 발의 질환과 보조기 신발의 겉신발 그리고 인솔을 위한 신발을 제작하고 제공하기 위하여 학습하고 있지만 의지보조기학 개론에서 적은 이론 수업과 실습을 하고 있다. 맞춤형 교정용 신발을 의지보조기 기사가 제작 능력을 익히고 유지 발전시킬 수 있도록 해야하며 또한 사용자에게 양질의 정형화와 맞춤형 교정용 신발을 제공할 수 있도록 학습할 수 있도록 이론 교육과 실습 시간을 배정하고 필요한 교재가 필요할 것이다.

본 책은 장애인 교정용 신발 제작을 시작하는데 가장 기본인 제작과정을 수록하였다. 측정하고 라스트를 선택하거나 맞는 라스트가 없는 경우 수정하는 방법과 라스트를 새롭게 제작하는 방법을 기록하였다. 그리고 보조기 겉에 신는 신을 위해 패턴을 제작하고 패턴으로 갑피를 만들고 겉창을 제작하는 방법과 보조기에 달린 신발 위에 신는 신의 제작 방법과 저부 공정을 통하여 신발을 완성해 가는 과정을 수록하였다. 또한 다리의 길이 차이로 신발을 높이거나 웨지, 아치 등을 만들어 넣는 과정은 넣지 않았다. 신발을 만드는 과정 중에 충분히 응용하여 만들 수 있을 것으로 생각되었으며 필요하다면 다음에 추가하려고 한다.

우리나라에서는 기술을 배우는 것 자체가 어렵고 또한 장애인 맞춤형 구두를 제작하는 전문가가 부족하며 교육받기도 매우 어렵다. 만드는 기술이나 방법도 공개되지 않고 배우려 해도 쉽게 가르쳐 주지 않는 폐쇄적인 환경이기 때문이다.

대원메디칼센터의 대표이신 이의선 사장님, 최광원 사장님께서 흔쾌히 허락해주시고 환자를 만나 발을 측정할 때 주의할 점과 제작할 때 장애인에 대한 특성과 제작 방법 등 어디에서도 들을 수 없었고 또 알아도 알려주지 않는 모든 것을 아낌 없이 알려주심에 감사드린다. 그리고 아주 부족한 책을 위해 도움을 주신 정병기부장님, 정두홍부장님께도 진심으로 감사드린다.

2022년 11월
대표저자 임호용 씀.

목 차

제1부. 신발보조기학 개요

제1장. 발의 구조와 형태 ·· 1
1. 발의 해부학적 구조 ·· 1
   1) 발 ··· 1
   2) 발의 구조 ·· 2
   3) 발목관절(talocrural Joint)과 목말밑관절(subtalar joint)의 움직임과 가동범위 ······· 3
2. 발의 형태 ·· 7
   1) 발가락의 길이에 따른 유형 ·· 7
   2) 발 아치(족궁, arch) ··· 8
   3) 발바닥의 지문(foot print)과 면적에 따른 형태 4가지 분류 ·················· 9
   4) 발의 기능 ··· 10

제2장. 신발의 이해 ·· 12
1. 신발(shoe, foot-wear, foot-gear)의 정의 ··· 12
   1) 좋은 신발이란 ·· 12
   2) 좋은 신발의 조건 ·· 13
   3) 좋은 신발을 만들기 위한 조건 ·· 13
2. 일반 신발의 종류 ·· 14
   1) 길이 따른 분류 ··· 14
   2) 형태에 따른 분류 ·· 14
   3) 장애인 신발의 분류 ··· 17

3. 신발의 구조 ·· 19
　　1) 구두 디자인 ··· 19
　　2) 어퍼(upper) ·· 21
　　3) 신발의 아래 부분(저부, bottom) ······························· 25
4. 신발의 제법 ·· 28
　　1) 접착법(cemented process) ·· 28
　　2) 굿이어 웰트 제법(good-year welt process) ············· 29
　　3) 매케이 제법(Mckay process) ····································· 30
　　4) 스팃치다운 제법(stitch-down process) ····················· 30
　　5) 사출 성형 제법(direct injection molded system) ···· 31
　　6) 모카신 제법(moccasin process) ································ 31
5. 신발 제작 공정 ·· 31

제3장. 라스트(last) ·· 33
1. 라스트 분류와 명칭 ·· 33
　　1) 라스트 구조적 형태에 따른 분류 ····························· 33
　　2) 라스트(last) 부위별 명칭 ·· 36
2. 맞춤형 라스트의 제작과정 ·· 38

제4장. 신발 재료 ·· 41
1. 신발의 구성과 사용되는 재료 ···································· 41
　　1) 어퍼(외피, upper)의 재료 ··· 41
　　2) 저부(bottom)의 재료 ·· 41
　　3) 부자재 ·· 41
2. 가죽의 종류 ·· 42

제2부. 신발보조기학 실습

제5장. 신발 제작용 도구와 장비 ··· 47
  1. 수작업용 도구 ··· 47
  2. 신발 제작용 장비 ··· 49
  3. 수제화에 사용되는 접착제 ··· 51

제6장. 발 측정하기 ··· 52
  1. 발 측정 준비 ·· 52
  1) 발 측정할 때 주의 사항 ·· 52
  2) 발 측정 준비물 ··· 52
  2. 장애인용 맞춤형 신발 제작을 위한 기록 사항 ················ 53
  3. 발 측정하기 ··· 56

제7장. 라스트 선택 및 수정 ··· 62
  1. 라스트 선택. ·· 62
    1) 라스트는 한국산업규격 KS 분류 ······························· 62
    2) 한국산업규격 KS 신발 분류 체계(표 P3-2) ················· 62
    3) 라스트를 선택할 수 없는 경우 ·································· 63
    4) 측정지에 기록된 나머지 치수들과 비교하여 선택한 라스트의 적합성 판단과 수정 ······ 63
    5) 라스트(shoe last) 선택 요령 ·································· 63
  2. 코르크(cork)를 사용한 라스트(last) 수정 ····················· 64
  3. 보조기를 위한 정형화 라스트 수정하기 ························ 68

제8장. 중창(midsole) 만들기 ··· 71
  1. 중창(midsole) 만들기(첫번째 방법) ······························ 71

2. 수정한 라스트의 중창 만들기(두 번째 방법) ·· 75

제9장. 신발(갑피) 패턴 만들기 ·· 81
1. 라스트 위에 테이핑하기 ·· 81
1) 라스트의 앞쪽 중심선과 뒷굽 중심선 그리기 ······································ 81
2) 라스트의 가쪽 테이핑하기 ·· 83
3) 라스트(last)의 안쪽에 테이핑 ··· 90
2. 라스트 마스킹테이핑 위의 신발 디자인 ·· 96
1) 라스트의 바닥 외곽선 디자인 ·· 96
2) 뒤축 높이 점 설정 ··· 97
3) 줄자를 이용한 볼 너비선 위치를 설정 ··· 98
4) 볼 둘레선 그리기와 볼 둘레의 안쪽과 가쪽 중심점 표시 ····················· 99
5) 가쪽 옆선 설계 디자인하기 ··· 99
3. 마스킹테이프 패턴지에 옮기기 ··· 105
1) 초기 패턴 만들기 ·· 105
4. 외피와 내피 패턴 디자인하기 ··· 115
1) 라스트에서 떼어낸 마스킹테이프 선 정리와 기본 패턴 제작하기 ············· 115
5. 신발의 앞날개 뒷날개 외피 패턴 만들기 ·· 120
1) 신발 패턴 선 정리하기 ·· 120
2) 뒷날개 패턴 만들기 ·· 122
3) 앞날개 패턴 만들기 ·· 123
6. 신발 앞날개 뒷날개 내피 패턴 만들기 ·· 129
1) 뒷날개 내피 디자인 ··· 129
2) 뒷날개의 지활재(갑포) 패턴 디자인 ·· 133
3) 완성된 구두 내피 패턴(하이탑 신발(high top shoes) 내피 패턴) ············· 137

제10장. 외피와 내피 패턴을 이용한 가죽 재단하기 ·················· 139
   1) 패턴을 이용한 가죽 자르기 ·· 139
   2) 가죽 피할(스카이빙) ··· 144

제11장. 어퍼(갑피) 조립 및 재봉하기 ······································· 147
   1. 어퍼(갑피) 연결 및 재봉하기 ·· 147
   2. 발목 높은 신발 어퍼(갑피)의 외피·내피 패턴과 재단과 재봉 ······· 160
      1) 발목 신발의 외피와 내피 패턴 ·· 160
      2) 발목 신발의 가죽 자르기와 재봉하기 ································ 162

제12장. 갑피 씌우기(라스팅) ·· 168
   1. 갑피 씌우기(저부작업) ·· 168
   2. 정형화 갑피 씌우기 ··· 180
      1) 갑피 씌우기 ·· 180

제13장. 겉창 준비와 신발 바닥 붙이기 ····································· 190
   1. 대다리가 있는 겉창 제작하기 ··· 190
   2. 겉창 준비와 바닥 붙이기 ··· 194
      1) 겉창 붙이기 ·· 194
      2) 보조기 스트럽을 위한 정형화 겉창 준비와 붙이기 ············· 198
      3) 정형화 뒷굽 붙이기 ·· 203

신발보조기학 실습

임호용, 강필 · 共著
[한국복지대학교 교수]

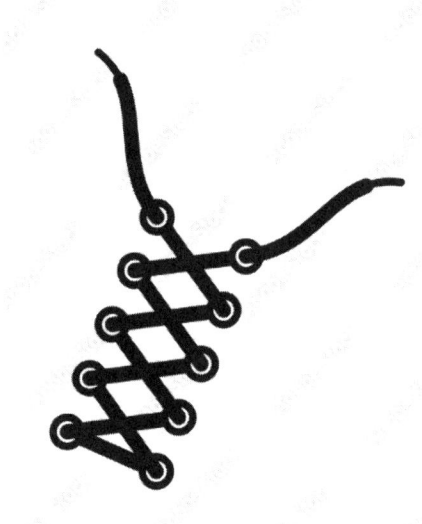

에듀컨텐츠·휴피아

제 1 부

신발보조기학 개요

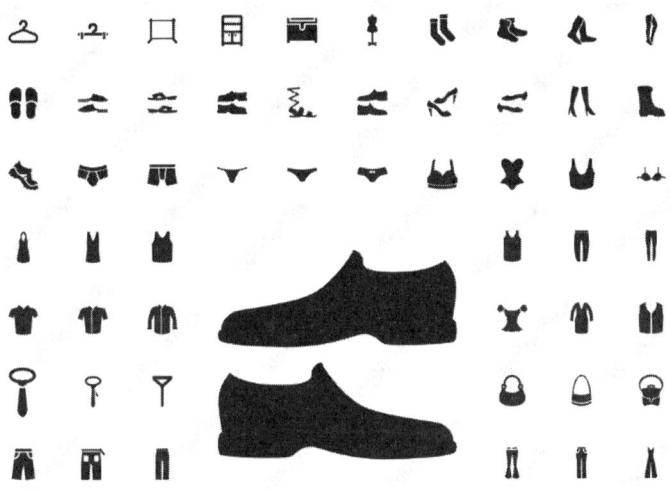

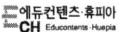

제1장. 발의 구조와 형태

1. 발의 해부학적 구조

1) 발

발은 뼈와 인대와 근육 그리고 혈관, 신경, 피부와 피하 조직으로 구성되어 있다. 해부학적, 생리학적 관점에서 보면, 매우 복잡한 구조로 되어있으며, 성인은 몸 전체 뼈는 206개가 있는데, 양쪽 발의 뼈는 52개로 몸 전체 뼈의 4분의 1을 차지하고 있으며, 많은 관절을 형성하고 있는 복잡한 구조이다.

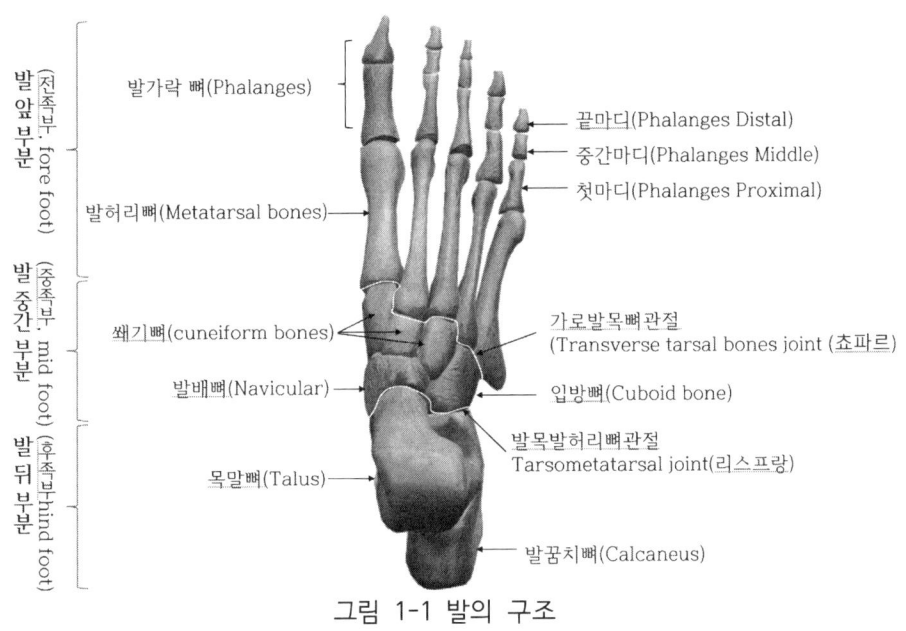

그림 1-1 발의 구조

2) 발의 구조

발의 구조는 크게 3개 부분으로 구분할 수 있다. 첫 번째 부분은 발가락과 발허리뼈 부분인 전족부(forefoot)와 두 번째 부분인 쐐기뼈(cuneiform bones), 입방뼈(cuboid bone), 발허리뼈(metatarsal bones)로 이루어진 중족부(mid foot), 그리고 세 번째 부분인 목말뼈(talus)와 발꿈치뼈(calcaneus)로 이루어진

-- 1

후족부(hind foot)로 구분할 수 있다. 이 3개의 경계 부분 중 전족부(fore foot)의 발허리뼈(metatarsal bones) 몸 가까운 쪽과 중족부의 쐐기뼈(cuneiform bones), 입방뼈(cuboid bone)의 몸 먼쪽 사이의 경계선인 관절을 리스프랑 관절이라고 하고, 중족부(mid foot)의 발배뼈(navicular), 입방뼈(cuboid bone)의 몸 가까운 쪽과 후족부(hind foot)인 목말뼈(talus)와 발꿈치뼈(calcaneus) 몸 먼 쪽의 사이를 이루는 경계선은 쇼파르관절(Chopart's joint)이라고 한다.

(1) 전족부(forefoot)

발가락뼈(phalanges)와 발허리뼈(metatarsal bones)로 구성되어 있다. 엄지발가락은 첫 마디뼈와 끝 마디뼈 2개의 뼈로 구성되어 있고, 2~5번째 4개의 발가락은 첫 마디뼈와 중간 마디뼈 그리고 끝 마디뼈 3개의 뼈로 구성되어 있다. 발허리뼈머리(metatarsal bone head) 아래에는 안쪽과 가쪽에 1개씩 두 개의 종자골(sesamoid bone)이 위치한다. 관절 근처의 힘줄이나 근막 속에 묻혀 있어 근육의 지렛대 역할을 하고, 뼈와 힘줄의 마찰을 줄여 운동을 편안하게 하는 역할을 한다. 이 엄지발가락(great toe)은 발가락 중에서 가장 운동성이 많으며, 손가락과 같이 물건을 잡는 동작에 상당하는 역할을 한다. 전족부(forefoot)는 보행할 때 지면을 당기는 것과 같이 굽힘 동작으로 신체를 앞으로 밀어내는 지렛대 역할을 한다. 그렇기 때문에 발가락 관절의 움직임에 제한을 초래하는 신발을 고려해야 한다.

발허리뼈(metatarsal bones)는 첫째 발허리뼈(first metatarsal)에서 다섯째 발허리뼈(fifth metatarsal)까지 5개의 가늘고 긴뼈로 되어있다. 각각의 발가락뼈의 몸 가까운 쪽과 발허리뼈 먼 쪽 사이에는 강한 인대로 결합되어 발의 아치를 유지하고 체중이 부하되면 발아치가 감소하게 하는 작용을 하게 된다. 여기까지를 전족부(forefoot)라고 한다.

(2) 중족부(midfoot)

발의 중족부(midfoot)는 발배뼈(navicular)와 안쪽 쐐기뼈(medial cuneiform), 중간 쐐기뼈(intermediate cuneiform), 가쪽 쐐기뼈(lateral cuneiform), 입방뼈(cuboid) 5개로 구성되어 있다. 매우 강한 인대로 결합 되어있고, 사람이 서 있을 때 균형과 안정감을 유지하는 부분이다.

(3) 후족부(hindfoot)

발의 후족부(hindfoot)는 목말뼈(talus)과 발꿈치뼈(calcaneus)로 이루어져 있다. 목말뼈(talus)는 발목뼈(tarsus) 중 가장 위쪽에 위치하며, 종아리(leg)를 이루는 두 개의 정강뼈(tibia)와 종아리뼈(fibula)와 만나 발목관절(ankle joint)을 이룬다. 발꿈치뼈(calcaneus)는 발목뼈(tarsus)를 이루는 7개의 뼈 중에서 가장 크며 목말뼈(talus)와 함께 몸무게를 지지하는 역할을 한다. 보행할 때도 몸무게를 목말뼈(talus)와 발꿈치뼈(calcaneus)로 전달되고 발꿈치뼈(calcaneus)에서 지면 반발력을 받게 된다.

3) 발목관절(talocrural Joint)과 목말밑관절(subtalar joint)의 움직임과 가동범위

발목의 움직임은 발목관절(true ankle Joint)과 목말밑관절(subtalar joint)에서 일어난다. 발목관절(talocrural joint=true ankle Joint)에서는 발등굽힘(ankle dorsi-flexion)과 발바닥굽힘(ankle plantarflexion)의 움직임이 일어나고, 목말밑관절(subtalar joint)에서는 안쪽번짐(inversion)과 가쪽번짐(eversion)의 움직임이 나타난다(그림 1-2).

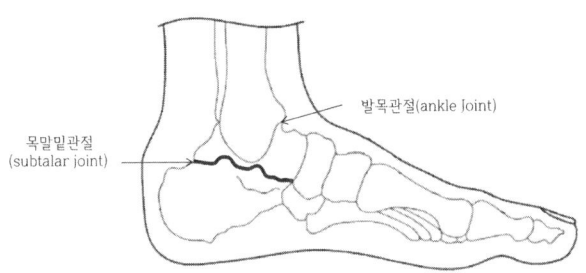

그림 1-2. 발목관절(true ankle Joint)과 목말밑관절(subtalar joint)

(1) 발목관절(talocrural joint, true ankle Joint)

① 발등굽힘(ankle dorsi-flexion)

발등굽힘(ankle dorsi-flexion)은 발등이 발목관절(ankle Joint)을 중심으로 회전하여 정강뼈(tibia) 앞쪽과 가까워지도록 하는 것이다. 발등굽힘(ankle dorsi-flexion)은 엎드려 무릎을 90° 굽힘 한 상태에서 측정한다. 사람마다 유연성의 차이 때문에 정상 관절 가동범위는 사람마다 차이가 나고, 참고 문헌마다 다르지만 발목굽힘의 정상 관절 가동범위는 약 20°이다(그림 1-3).

※ 발등굽힘(ankle dorsi-flexion)을 측정할 때 엄지발가락 부위를 누르면 안쪽번짐이 포함되어 각도가 과도하게 측정될 수 있으므로 새끼발가락 부위를 누르는 것이 중요하다.

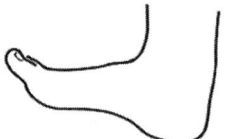
그림 1-3. 발등굽힘
(ankle dorsi-flexion)

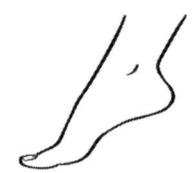
그림 1-4. 발바닥굽힘
(ankle plantar-flexion)

② 발바닥굽힘(ankle plantar-flexion)

발바닥굽힘(ankle plantar-flexion)은 발바닥이 발목관절(ankle Joint)을 중심으로 회전하여 바닥과 가까워지도록 하는 것이다. 발바닥굽힘(ankle plantar-flexion)은 눕고 무릎을 편 상태에서 측정한다. 정상 관절 가동범위는 약 50°이다(그림1-4).

※ 발바닥굽힘(ankle plantar-flexion)은 측정할 때 엄지발가락 부위를 눌러야 안쪽번짐이 포함되지 않아 정확하게 측정된다.

③ 안쪽번짐(inversion)

목말밑관절(subtalar joint)에서 안쪽번짐(inversion) 움직임이 나타난다. 발목 안쪽번짐(inversion)은 엎드린 자세 또는 누운 상태에서 침대 밖으로 발목이 나오도록 위치시키고 측정한다. 발목을 몸 안쪽으로 회전시키고 종아리(Leg) 중심선과 발꿈치 중심선의 각을 측정한다. 정상 관절 가동범위는 약 5°이다(그림 1-5).

※ 안쪽번짐(inversion), 가쪽번짐(inversion)을 측정할 때는 발등굽힘(ankle dorsiflexion), 발바닥굽힘(ankle plantar flexion)이 포함되지 않도록 종아리와 발이 90° 유지한 상태에서 측정해야 한다.

제1장. 발의 구조와 형태

④ 가쪽번짐(eversion)

목말밑관절(subtalar joint)에서 가쪽번짐(eversion)의 움직임이 나타난다. 발목 가쪽번짐(eversion)은 누운 자세 또는 엎드린 자세에서 침대 밖으로 발목이 나오도록 위치시키고 측정한다. 발목을 몸 가쪽으로 회전시키고 종아리 중심선과 발꿈치 중심선의 각을 측정한다. 정상 관절 가동범위는 약 5°이다(그림 1-6).

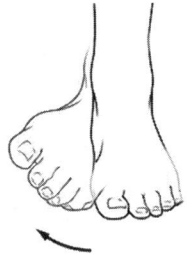　　　　　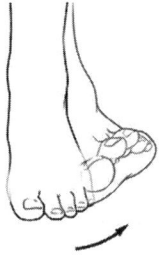

그림 1-5. 안쪽번짐(inversion)　　　그림 1-6. 가쪽번짐(inversion)

⑤ 발가락의 운동 가동범위

발가락의 움직임을 관절마다 각도가 다르지만 대략적인 관절의 움직임을 기록하기로 한다.

ⓐ 발가락 굽힘(fexion, 굴곡) : 45°(그림2-7)
ⓑ 발가락 폄(extension, 신전) : 0°(그림2-9)
ⓒ 발가락 더폄(hyperextension, 과신전) : 70°~90°(그림2-8)
ⓓ 발가락 벌림(abduction, 외전) : 엄지발가락은 몸의 중심쪽으로 20°(그림2-10)
　　　　　　　　　　　　　　　 검지 발가락은 바깥쪽으로 10°
ⓔ 발가락 모음(adduction, 내전) : 0°(그림2-11)

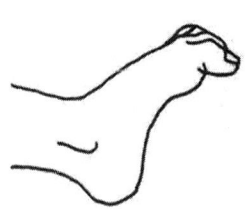
a. 굽힘(fexion)

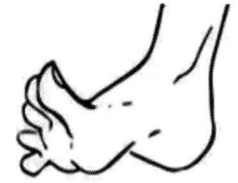
b. 더폄(hyper-extension)

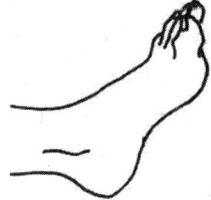
c. 폄(extension)

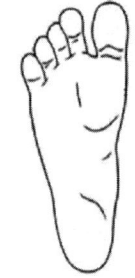
d. 벌림(abduction, 외전)

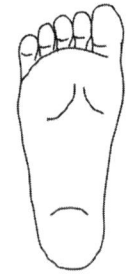
e. 모음(adduction, 내전)

그림 1-7. 발가락 운동

2. 발의 형태

발은 개인에 따라 몇 가지 유형으로 나타나게 되는데, 이는 발가락의 길이, 발의 폭과 두께, 발의 아치 형태에 따라 다르게 나타난다. 이러한 유형들은 신발을 제작할 때 신발의 치수와 너비 높이를 정하는데 기본이 된다.

1) 발가락의 길이에 따른 유형

발가락 길이에 의한 발의 유형은 크게 3가지로 이집트인형 발(Egyptian type foot), 그리스인형 발(Greek type foot) 및 사각형 발(square type foot)로 나누어진다. 이집트인형 발(Egyptian type foot)은 엄지발가락이 제2족지 보다 긴 유형으로 무지외반증에 쉽게 나타날 수 있다. 그리스인 형 발 (Greek type foot)을 가진 사람들은 둘째 발가락이 길어 둘째 발가락이 시작되는 바닥의 볼록한 면에 굳은살이나 티눈이 생길 확률이 높다. 사각형 발(Square type foot)은 엄지와 두 번째 발가락이 비슷하며 전체적인 발의 모양이 네모난 형태의 발을 이른다(그림 1-8).

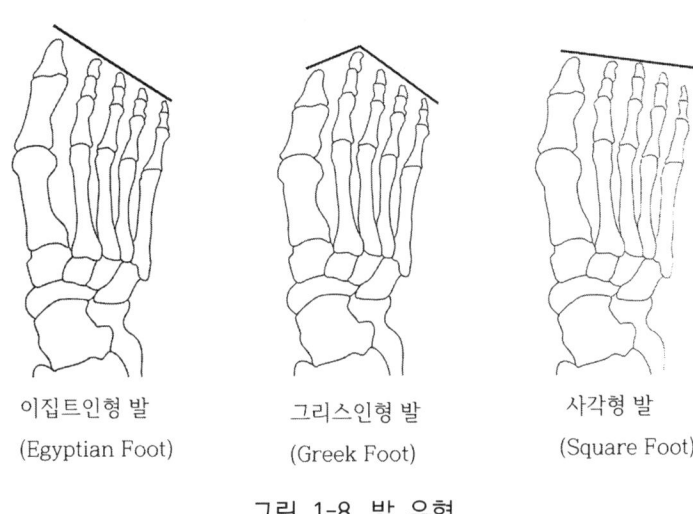

이집트인형 발
(Egyptian Foot)

그리스인형 발
(Greek Foot)

사각형 발
(Square Foot)

그림 1-8. 발 유형

2) 발 아치(족궁, arch)

발에는 가로아치(횡족궁, transverse metatarsal arch)와 안쪽 세로아치(내측 종족궁, (medial longitudinal metatarsal arch), 가쪽 세로아치(외측 종족궁, lateral longitudinal metatarsal arch)로 3개의 발아치(족궁, arch)가 있다. 발의 아치는 각종 힘줄(tendon)들이 세로와 가로로 배열되어 유지하고 있다(그림 1-9).

(1) 발 가로아치(횡족궁, transverse metatarsal arch)

발 가로아치(횡족궁, transverse metatarsal arch)은 첫 번째 발허리뼈 머리와 다섯 번째 발허리뼈 머리 사이에 위치한 발아치(족궁, Arch)로 양쪽에서 2,3,4번 발허리뼈를 들어 올려 가로아치를 만들게 된다.

(2) 안쪽 세로아치(내측 종족궁, medial longitudinal metatarsal arch)

안쪽 세로아치는 첫 번째 발허리뼈 머리와 발뒤꿈치 사이에 있는 발아치로 정상인은 항상 발아치가 유지되고 있다.

(3) 가쪽 세로아치(외측 종족궁, lateral longitudinal metatarsal arch)

가쪽 세로아치는 다섯 번째 발허리뼈 머리와 발뒤꿈치뼈 사이에 만들어지는 발 아치이며, 거의 편평하게 되어있고 지면과 항상 닿아 있게 된다.

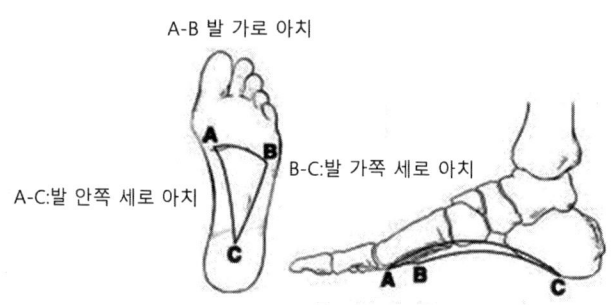

그림 1-9. 사람 발의 아치(arch)

3) 발바닥의 지문(foot print)과 면적에 따른 형태 4가지 분류

(1) 정상 아치(normal arch)

발바닥의 지문(foot print)에서 발의 아치의 중앙 부분이 뒤꿈치 중앙점에서 3번째 발가락 중앙점을 지나는 M 선상에 있으면 정상 아치라고 할 수 있다.

(2) 제1도 경도 아치(1st soft arch)

발바닥의 지문(foot print)에서 발의 아치의 중앙 부분이 A 선과 M 선 사이에 있을 때 제1도(경도)라고 한다.

(3) 제2도 중증도 아치(2nd severity arch)

발의 아치의 중앙 부분이 (A)선과 S선 사이를 있을 때 제2도(중등도)라고 한다.

(4) 제3도 강도 아치(3rd hard arch)

발의 아치의 중앙 부분이 선과 거의 일치되거나 (S)선 내측으로 벗어날 때는 제3도(강도)로 분류하여 강도가 높아질수록 평발의 형태로 변한다고 할 수 있다.

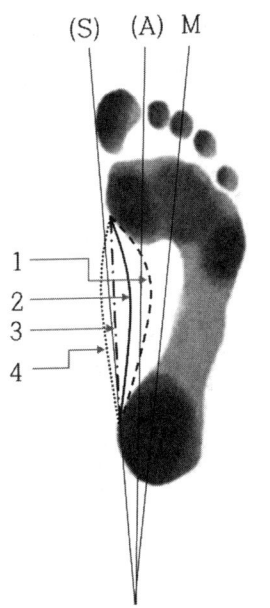

발바닥의 지문(foot print)

그림 1-10. 발바닥 지문(foot print)에 따른 아치의 구분

4) 발의 기능

발아치(족궁, arch)는 발이 땅에 닿을 때마다 지면에 대하여 충격을 흡수할 수 있는 유연성을 제공한다. 즉, 발아치를 견고하게 유지하는 것은 체중을 지지하고, 바닥 면의 굴곡에 적응하며, 발바닥에 탄력성을 제공하여 발에 부하 되는 체중을 분산시키고, 충격을 흡수하며, 몸을 앞으로 이동시키는 스프링 역할을 하는 구조물이다. 이는 보행이나 달리기(running)의 착지 시 발바닥이 지면에 닿을 때 오는 충격을 완화 시켜 주고, 보행이나 달리기할 때 추진을 원활하게 해주는 중요한 구조물이다. 이와 같은 아치의 형성 발달 여부가 보행과 운동능력에 크게 영향을 미치게 된다. 따라서 발아치의 형성이 미숙한 사람은 보행이나 달리기할

제1부. 신발보조기학 개요

때 추진력이 미흡할 뿐만 아니라, 발에 피로가 빨리 오게 되어 운동능률이 저하된다. 신체의 균형과 평형감각이 둔하고 손과 발동작도 협응성이 저하되게 된다. 또한 발아치가 무너지거나, 과도하게 형성되는 경우 각종 관절의 퇴행이나 염증, 신체의 부정렬 등으로 통증 및 변형 등을 초래하기 때문에 적절한 보조기 착용과 생활 습관 교정을 통해 정상적인 발아치를 회복하는 것이 필요하다.

아치는 그 높이에 따라 정상발(normal foot), 평발(flat foot), 등이 높은발(요족, Pes cavus) 등으로 구분할 수 있는데, 대략 정상적인 발의 아치 높이는 약 2.3cm 정도이고, 정상 발보다 아치의 높이가 높으면 요족(high arch, Pes cavus) 또는 까치발로 분류하고, 아치의 높이가 낮으면 평발(편평족, flat foot)로 분류한다(그림 1-11).

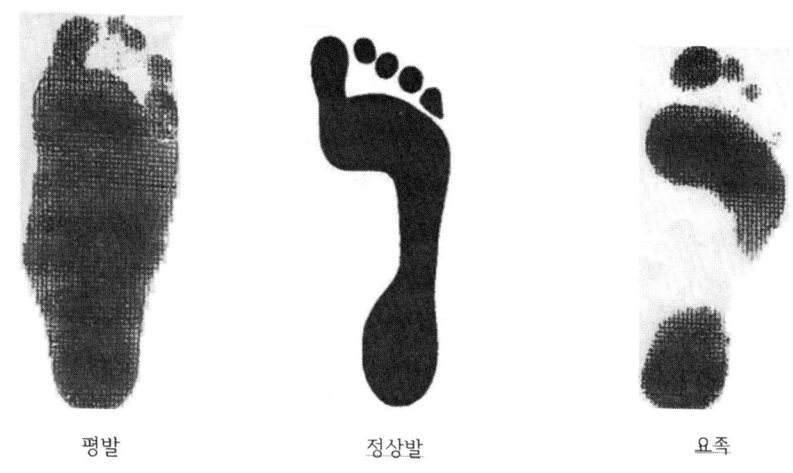

평발 　　　　　정상발 　　　　　요족

그림 1-11. 발바닥 지문(foot print)의 형태

제2장. 신발의 이해

1. 신발(shoe, foot-wear, foot-gear)의 정의

신발의 어원은 본래 "신"으로 사용하였으나 신앙의 대상인 신과 구별하기 위하여 "신+발"의 단어를 합성하고 "신발"이란 용어를 사용하고 있다고 전해지고 있다. "신발"은 발이 땅을 디디고 걷기 위하여 발에 감싸는 물건을 의미한다. 이는 발에 받게 되는 체중을 분산시켜 최적의 상태로 외형을 유지하고 기능과 안락함을 유지며, 여러 상황의 위험으로부터 발을 보호하고 방어하기 위하여 사용하는 발의 옷이라 할 수 있다.

고대 시대의 신발은 발을 보호하는 것이 첫 번째 목적이었으나 신발 산업의 발전으로 단순히 발을 보호하는 것뿐만 아니라 보행과 일의 능률을 증진 시키고 더 나아가 발의 건강에 많은 영향을 미치는 하나의 도구로 사용되고 있다.

신발의 종류는 정장용 신발(dress shoe), 운동경기용 신발(athletic foot wear), 스포츠 신발(sports shoe) 또는 특수 목적의 기능성 신발(functional shoe) 등 그 목적과 용도에 따라 다양하게 분류되고 있으며, 치료용 신발과 맞춤형 교정용 신발 그리고 보조기를 위한 정형화 등으로 구분할 수 있다.

치료용, 교정용 신발은 발에 나타나는 변형이나 병리학적 질환에 적합하도록 디자인한 신발이며, 또 금속 다리 보조기 위에 신는 신발로 다양하게 사용되고 있다. 이 책은 장애가 있는 발에 기본적인 맞춤형 신발을 제작하기 위하여 기초 제작 방법을 다루고자 한다.

1) 좋은 신발이란

신발은 체중 지지(weight bearing) 기능과 위치 이동기능(locomotive) 즉 보행의 수단으로 사용하기 때문에 모든 신발은 적합성(fitting), 적응성(adaptation) 및 순응성(modification)이 있어야 하며, 발의 용도나 목적에 맞는 신발이어야 한다. 또한 패션(fashion) 감각도 중요하며, 패션은 기능성, 창조성, 아름다움, 품질 그리고 가격이 적합성이라고 할 수 있다. 이러한 조건을 갖추는 것이 좋은 신발이라 할 수 있다.

2) 좋은 신발의 조건

① 너무 크거나 작지 않고, 발의 모양에 알맞게 제작된 신발
: 신발이 너무 작아서 발이 조이거나 크면 좋지 않아서 발의 변형을 가져온다.
② 걸을 때 발과 몸에 충격을 예방하고 최소화하도록 제작된 신발
: 발의 특정 부위의 체중 압력을 최소화 또는 발 전체로 분산하는 신발
③ 신발의 앞코 모양이 뾰족한 것보다는 둥글거나 완만하게 경사진 형태로 제작된 신발
: 발과 발가락을 압박하여 변형을 초래하게 된다.
④ 굽 높이가 약 3cm 이하가 되는 신발
: 서 있을 때 전족부와 후족부에 각각 약 50% 체중 부하가 좋다. 그러나 하이힐은 체중의 약 80~90%가 전족부에 실리기 때문에 발 변형의 가장 큰 원인이 되고, 척추가 앞으로 굽는 척추 앞굽음증을 유발하며, 오래 보행할 수 없고, 에너지의 소비가 많다.
⑤ 바람이 잘 통하고, 땀을 잘 흡수할 수 있는 소재로 만들어진 신발.
⑥ 바닥창이 미끄러지지 않도록 만들어진 신발
⑦ 건강을 위하여 합성 소재(합성 피)보다는 천연 소재 가죽으로 만들어진 신발
⑧ 비정상인 발의 경우는 변형의 상태에 따라 적합하게 수정되어 제작된 신발
⑨ 시대의 패션 감각과 옷차림에 적합한 신발
⑩ 적당한 가격의 신발

3) 좋은 신발을 만들기 위한 조건

① 신발의 사용 용도를 알아야 함
② 사용 용도에 적합한 생체역학적으로 제작된 화형(라스트)가 있어야 함
③ 적합한 재료가 있어야 함
④ 디자인, 색상 및 올바른 패턴에 대한 감각이 있어야 함
⑤ 제화 제작 방법의 지식과 숙련된 기술 등이 필요함

제2장. 신발의 이해

2. 일반 신발의 종류

1) 길이 따른 분류

(1) 로우 탑(단화, 로우 컷)

신발의 발목 높이가 낮아 발목 아래(복사뼈 아래)까지 오는 신발을 말하거나 굽이 낮은 신발을 말하기도 한다. 옥스퍼드 슈즈(Oxford shoes), 슬립온 슈즈(slip-on shoes) 등이 있다.

(2) 미들 탑(앵클부츠, 미들 컷)

ankle의 뜻인 복사뼈나 발목을 의미하는 복사뼈를 덮는 신발을 말한다. 복사뼈가 반 정도 보이는 데미 부츠(Demi boots), 처가 부츠(Chukka boots), 데저트 부츠(Desert boots) 등이 있다.

(3) 하이 탑(하이 컷)

발목 이상을 덮는 신발을 말한다. 여기에는 하프부츠(half boots), 롱부츠(long boots) 등이 있다.

2) 형태에 따른 분류

(1) 옥스퍼드화(Oxford shoes)

신발의 높이가 복사뼈보다 아래에서 커트(low cut) 되고 끈이 달린 구두로 보통 단화를 말한다. 이 구두는 17세기 영국 옥스퍼드에서 유행된 신발이다. 여기에는 일반적으로 발모랄(Balmoral), 블루쳐(Blucher), 더비 슈(Derby Shoe), 원피스 뱀프(연익근, one piece vamp) 등으로 분류할 수 있고, 어퍼(upper) 디자인에 따라 스트레이트팁(straight tip), 유팁(U tip), 윙팁(wing tip), 센터심(center seam), 바이시클심(bicycle seam), 메달리온토우(medallion toe) 등으로 분류할 수 있다.

① 발모럴(Balmoral)

구두를 최초로 제작했던 스코틀랜드(scotland) 발모럴 성(城)의 이름으로부터 유래된 것으로 발모럴(Balmoral) 혹은 발(Bal)이라고 하며, Bal은 Balmoral의 약자이다. 구두를 제작할 때 뒷날개(quarter)를 앞날개(vamp)의 아래로 넣어 재봉한 스타일을 말한다(그림 2-1).

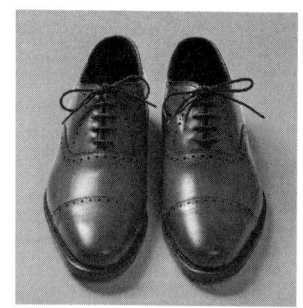 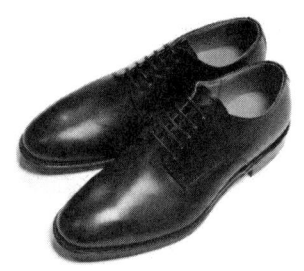

그림 2-1. 발모럴(Balmoral)   그림 2-2. 블루쳐(Blucher)

② 블루쳐(Blucher)

구두를 제작할 때 뒷날개(quarter)를 앞날개(vamp) 위로 올려 재봉한 스타일을 말한다. 뒷날개의 앞부분 즉 끈을 묶는 부분 아일렛 부분인 페이스(face)가 앞날개 구두 혀(tongue)의 위에 올려 재봉한 스타일의 신발을 말한다. 즉 뒷날개가 앞날개 위로 올려 재봉한 구두이다(그림 2-2).

③ 더비 슈(Derby Shoe)

굽(heel)이 낮고 앞날개(vamp)와 구두 혀(tongue)를 겹치도록 디자인한 것이다. 때에 따라 앞날개 부위에 버클이 부착된 남자용 스포츠화를 말하기도 한다. 영국에서는 블루쳐(Blucher)라고도 한다(그림 2-3).

④ 원피스 뱀프(연익근, one piece vamp)

원피스 뱀프는 블루쳐나 발모럴과 같은 옥스퍼드의 형태이나 뒷날개를 앞날개와 분리되지 않고 한 조각으로 이루어진 디자인이다. 구두 혀(tounge)의 부분은 그림과 같이 발모럴 형태를 닮았으며 이 디자인은 중년, 노년층에 적합하다고 할 수 있다(그림 2-4).

⑤ 슬립 온(slip on)

옥스퍼드 구두에서 사용하는 구두끈(shoe lace)나 지퍼(zipper), 슬라이드 파스너(slide fastener), 척(chuck) 또는 몽크(monk)와 같은 버클(buckle)을 사용하지 않고 신발의 앞부분인 구두 혀 부분이나 측면에 신축성 탄성 밴드(elastic band)를 사용하여 쉽게 신발을 벗고 신을 수 있도록 제조된 구두의 형태를 말한다. 즉 옆부분에 고무 밴드를 넣어 쉽게 신고 벗을 수 있는 신발이다.

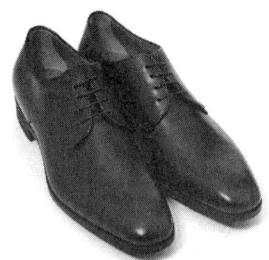 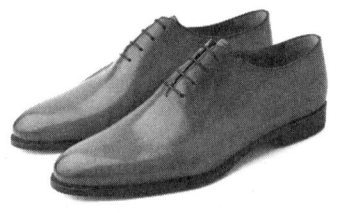

그림 2-3. 더비 슈 (Derby Shoe)   그림 2-4. 원피스 뱀프(one piece vamp)

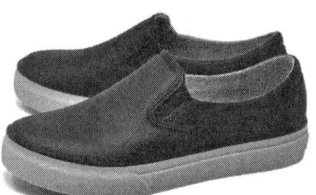

그림 2-5. 슬립 온(slip on)

(2) 부츠(boots)

부츠란 어퍼(upper)가 복사뼈 위로 올라간 신발을 총칭하는 말이다. 부츠의 가장 높은 부위의 높이와 상관없이 부츠 혹은 장화(長), 심화(深) 및 온(全)부츠라고 부른다. 그 대표적인 종류는 다음과 같다.

① 앵클 부츠(ankle boots)

앵클은 발목의 뜻으로 발목의 높이가 약 15-20 cm이다. 즉 발목이 복사뼈 높이까지의 신발 구두를 말한다. 이때 여자가 신는 구두 발목 아놀 부츠(ankle anole boots)라 하며, 남자가 신는 구두를 처카(chukka, chukker boots)라고 한다.

② 처카 부츠(Chukker boots)

 말을 타고 공을 치는 처카 게임(chukka game, polo game)을 할 때 신는 신발이라 하여 처카 부츠라 하였다. 일반적인 부츠가 아니고 신발의 위쪽의 발목 높이가 복사뼈를 가릴 정도로 주로 남화의 구두를 말한다. 재료는 스웨드(suede) 나 벨로아(veloure) 등의 가죽으로 만든 것으로 한쪽 날개에 구두끈 구멍 (eyelet)이 두 개 있는 것이 보통이며 벗겨지지 않도록 끈으로 조절할 수 있다. 이 구두를 응용하여 장애인이 보조기를 착용하고 신을 수 있도록 제작된 장애인 구두의 디자인이다.

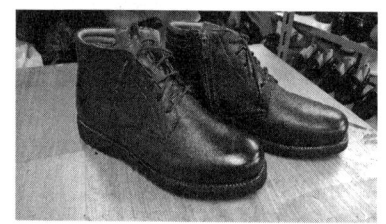 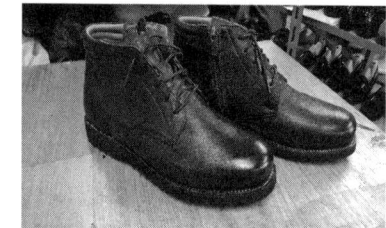

그림 2-6. 앵클 부츠 (ankle boots)   그림 2-7. 처카 부츠 (Chukker boots)

3) 장애인 신발의 분류

(1) 구두끈형(lace type)

 보조기(brace)를 사용하거나 또는 발이 경직되어 신발을 착용하기 어려운 경우 신발의 앞코 끝까지 발등 덮개가 열릴 수 있도록 제작하고 보호자가 끈으로 조일 수 있도록 제작한 신발이다. 사용자 또는 보호자가 구두끈 묶기에 불편할 수 있다(그림 2-8).

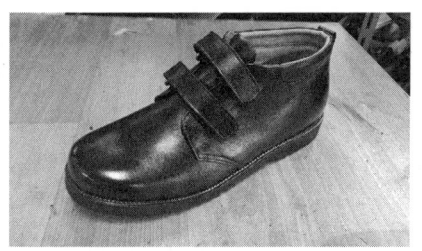 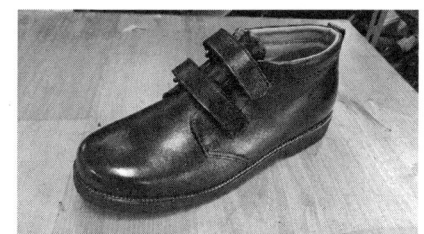

그림 2-8. 구두끈형　　　　　　　그림 2-9. 스트랩형

(2) 스트랩형(strap type)

보조기(brace)를 사용하거나 발이 경직되어 신발 착용이 어려운 경우, 손으로 끈을 당길 수 없는 사용자에게 발볼까지 발등 덮개가 열릴 수 있도록 제작하고 벨크로(velcro)로 만든 스트랩(strap)를 붙여 신발을 쉽게 조여 착용할 수 있도록 제작하는 신발이다(그림 2-9).

(3) 지퍼형(zipper type)

보조기를 사용하거나 발이 경직되었으나 신발 착용이 조금 어려운 경우, 손으로 구두끈을 당길 수 없는 사용자에게 쉽게 구두를 착용할 수 있도록 구두끈이 있는 신발에 안쪽 또는 가쪽 또는 안쪽과 가쪽 모두 지퍼를 넣어 제작하는 신발이다(그림 2-10).

(4) 벨크로형(velcro type)

발이 경직되었으나 신발 착용이 조금 어려운 경우 또는 손으로 구두끈을 당길 수 없는 사용자에게 쉽게 구두를 착용할 수 있도록 신발에 안쪽에 지퍼를 넣고 위 구두를 묶는 끈 대신 벨크로를 이용하여 제작하는 신발이다(그림 2-11).

(5) 신발 높임형(shoes elevation type)

소아마비 또는 교통사고 등으로 발의 길이가 차이가 있는 사용자에게 양쪽 다리의 길이 차이를 조절할 수 있도록 신발의 창과 굽에서 높임을 이용하여 제작하는 신발이다(그림 2-12).

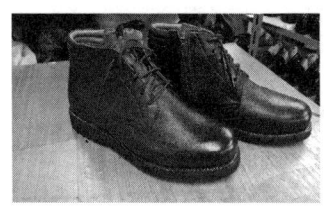 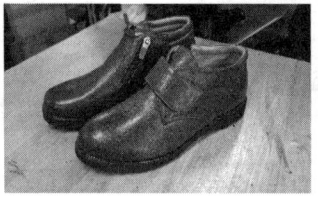 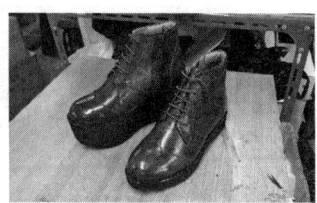

그림 2-10. 지퍼형　　　그림 2-11. 벨크로형　　　그림 2-12. 신발 높임

3. 신발의 구조

구두는 보이는 부분의 외부와 보이지 않는 내부로 구성되어 있다. 외부에는 외피(out Leather)와 바닥으로 나누고, 바닥은 겉창과 뒷굽으로 구분할 수 있으며, 내부는 내피와 깔개와 안창, 중창으로 나누어 구분할 수 있다.

1) 구두 디자인

(1) 코 싸개(toe-cap) 종류

구두의 발가락 끝부분으로 그 디자인과 높이는 라스트(last)에 의해 결정된다. 구두의 앞코 모양을 유지하고 발가락을 보호하기 위하여 덧붙이는 소재로 선심이 있다. 선심 재질로는 paper board, 가죽, 합성수지 등을 말하며, 코 싸개(toe-cap)은 앞코 부분의 공간을 의미하기도 한다. 앞코는 여러 형태가 있다(그림 2-13).

제2장. 신발의 이해

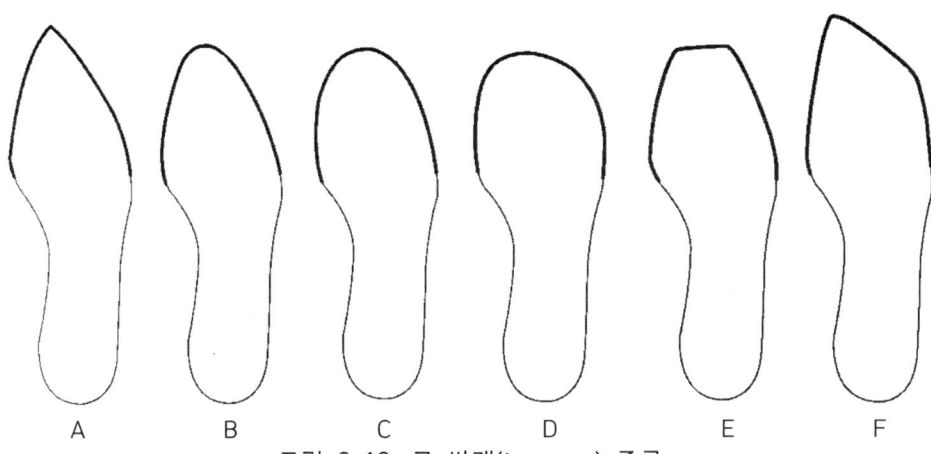

그림 2-13. 코 싸개(toe-cap) 종류
A. 뾰족형(pointed toe), B. 달걀형(oval toe), C. 둥근형(round toe),
D. 원형 (circle toe), E.사각형(square toe), F.경사진형(oblique toe)

(2) 많이 사용하는 코 싸개(toe-cap)의 디자인의 종류

① 민자형 디자인(plain tip)
코 싸개(toe-cap)을 나누거나 꾸미지 않고 하나로 되어있는 경우를 민자형이라고 한다(그림 2-14).

② 일직선형 디자인(straight tip)
코 싸개(toe-cap)와 발볼 덮개를 나누고 일직선으로 재봉한 형태이고, 재봉 앞쪽 부분을 토 캡, 재봉 뒷부분을 발볼 덮개(instep cap)라고 한다(그림5-3).

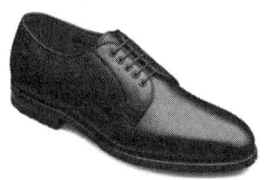 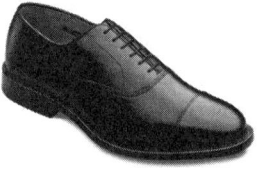

그림 2-14. 민자형 디자인(plain tip)   그림 2-15. 일직선형 디자인(Straight tip)

③ 날개형 디자인(wing tip)
코 싸개(toe-cap)와 발볼 덮개(instep cap)를 나누고 코 싸개를 W자 형태로 재봉한 디자인이다. 갑피의 여러 부분에 구멍을 뚫어 모양을 만드는데 이러한 구

멍을 뚫는 작업을 구멍 내기(perforation) 또는 메달리온 펀칭(medalion punching)이라고 한다. 또한 윙팁 디자인은 구멍과 함께 갑피의 가장자리를 지그재그 모양으로 자르는 것을 핑킹(pinking)이라고 한다(그림 2-16).

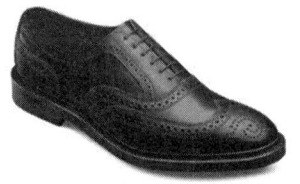
그림 2-16. 날개형 디자인(wing tip)

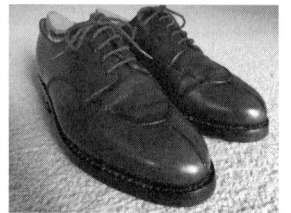
그림 2-17. U자형 디자인(U-tip)

④ U자형 디자인(U-tip)

구두 코 싸개(toe-cap) 부분을 U자 모양으로 디자인한 것이다. 민자형 코 싸개에 U자 모양으로 가죽을 잘라 덧대어 재봉하는 것과 코 싸개(toe-cap)과 발볼 덮개(instep cap)를 나누고 접음질하고 가죽과 연결하여 꿰매는 방법이 있다. U자 모양으로 꿰매는 경우를 가늘고 길게 바느질하는 이것을 핀턱(pintuck)이라고 한다. 모카(Mocca) 구두에서 많이 이용하고 있어 Moca tip이라고도 부르기도 한다(그림 2-17).

2) 어퍼(upper)

어퍼는 발바닥을 제외한 발가락과 발등, 뒤꿈치 전체를 감싸는 구두의 상부를 말한다. 어퍼는 발을 구두 안에 넣고 고정하는 역할을 한다. 이와 같이 어퍼는 다양한 재료로 만들어지며, 발에 닿는 촉감을 좋게 하고 통풍성, 경량성, 내구성 등을 극대화하기 위하여 소재의 선택과 다양한 디자인으로 만들어지며, 어퍼를 만드는 작업을 제갑이라고 한다. 어퍼는 외피와 내피로 나누고, 앞부분의 앞날개와 뒷부분의 뒷날개로 나눌 수 있다.

(1) 앞날개(vamp)

앞날개는 어퍼의 앞부분이다. 앞날개(vamp)는 발가락을 감싸고 보호하는 부분으로 코 싸개(toe-tap)가 있고, 발볼을 덮는 발볼 싸개(foot cheek, instep cap)가 있고, 발등을 덮어 구두끈으로부터 압박으로 발생하는 압통을 예방하는 구두혀(tongue)가 있다. 구두혀는 뒷날개(quarter)의 페이싱(facing)과 겹치는 부분이다.

① 코 싸개(toe-cap)
발가락을 감싸는 부분으로 앞코라고도 하며, 구두의 디자인과 발가락의 공간을 말하기도 한다.

② 발볼 싸개(foot cheek, instep cap)
발의 볼을 감싸고 있는 부분이다. 발가락과 발등 사이 부분으로 발허리뼈 머리에서 발배뼈 전까지의 부위를 감싸는 부분을 말한다.

③ 구두 혀(tongue, 발등 덮개)
어퍼의 일부분으로 앞날개 부위의 발볼 싸개 근위부에서 발등 너비로 발목 앞까지 이어지는 가죽 조각이다.

④ 발등 덮개 바(tongue bar, 설포 바)
발등 덮개가 분리되어있는 경우 발볼 싸개 근위부에 고정하기 위하여 재봉한 부분이다.

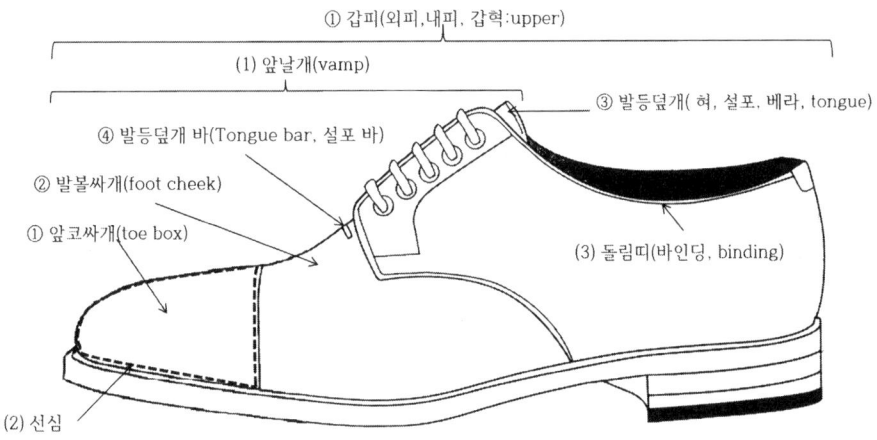

그림 2-18. 어퍼(upper)_앞날개의 구조

제1부. 신발보조기학 개요

(2) 선심(toe tip, toe box)

발가락을 덮는 부위의 딱딱한 소재의 조각을 선심이라고 한다. 선심은 앞날개(vamp)와 앞날개 안감(vamp lining) 사이에 위치한다. 선심은 구두 앞의 모양을 유지하고, 발가락을 보호하는 역할을 한다. 소재는 주로 leather board 혹은 합성수지를 사용한다.

(3) 돌림띠(바인딩, binding)

구두 발목 둘레(top line) 등 외피 가죽 절단된 부분을 얇고 부드러운 가죽 띠로 감싸 재봉하는 것이다. 일본어로는 '도리'라고 한다.

(4) 뒷날개(quarter) 외피

뒷날개(quarter)는 발의 뒷부분으로 발에서 신발이 벗어지지 않도록 발뒤꿈치를 감싸는 부분으로 안쪽 뒷날개(medial quarter), 가쪽 뒷날개(lateral quarter)가 있고, 각각의 뒷날개의 앞쪽 부분을 페이싱(facing)이라고 하며 페이싱(facing)에는 구두끈 구멍을 구성하는 아일렛(eyelets)이 위치하고 있다.

① 페이싱(facing)

구두의 뒷날개의 앞부분으로 구두 끈(shoes lace)이 통과하는 아일렛(eyelet)이 있고, 아일렛 부위가 구두 혀를 덮고 있는데 이 부위를 페이싱(facing)이라고 한다.

② 아일렛(eyelets)

아일렛(eyelet)는 뒷날개의 앞쪽 페이싱(facing)에 만들어진다. 아일렛에 구두끈을 꿰어 끈을 풀고 조이기 쉽게 하며, 가죽의 구멍이 찢어지지 않도록 보호하는 역할을 한다. 금속 또는 플라스틱 재질 등으로 만든다.

③ Lace(끈)

구두를 묶는 고정끈이다.

제2장. 신발의 이해

(5) 뒤축 보강 가죽(back stay)

뒷날개 외피 뒤꿈치에 재봉한 실이 끊어지거나 가죽이 찢어지지 않도록 보강하기 위한 가죽의 조각이다. 뒷날개 뒤꿈치 재봉한 부분을 보강하기 위하여 가죽 조각을 덧대어 재봉한 것이다. 일본어로는 "도꾸리"라고 한다.

(6) 월형(counter)

뒷날개 뒤꿈치 부분의 외피와 내피 사이에 들어가는 딱딱한 소재의 조각을 월형(counter)이라고 한다. 구두 뒤꿈치 부분의 모양을 아름답게 하고, 발꿈치를 감싸 구두를 발꿈치에 고정하는 역할을 한다. 반달 모양으로 소재는 주로 leather board 혹은 합성수지로 만들어진다.

(7) 구두 목선(top line of shoes)

뒷날개(quarter) 윗부분으로 발이 들어가고 나오는 부분을 목선(top line)이라 한다. 구두 목선(top line)의 높이는 단화의 경우 뒤꿈치의 부분, 복사뼈 안쪽과 가쪽의 아래 부분은 마찰이 발생하지 않도록 약간 낮게 제작하고, 발목을 덮는 부츠의 디자인은 복사뼈를 덮도록 제작할 수 있다.

(8) 앞날개 안감(vamp lining)

앞날개 외피 안쪽에 부드러운 가죽이나 천 등으로 만들어 안쪽에 붙여 구두를 보강하고 양말을 보호하기 위해 사용한다.

(9) 뒷날개 안감(quarter lining)

뒷날개 외피 안쪽에 부드러운 가죽이나 천 등으로 만들어 안쪽에 붙여 구두를 보강하고 양말을 보호하기 위하여 사용한다.

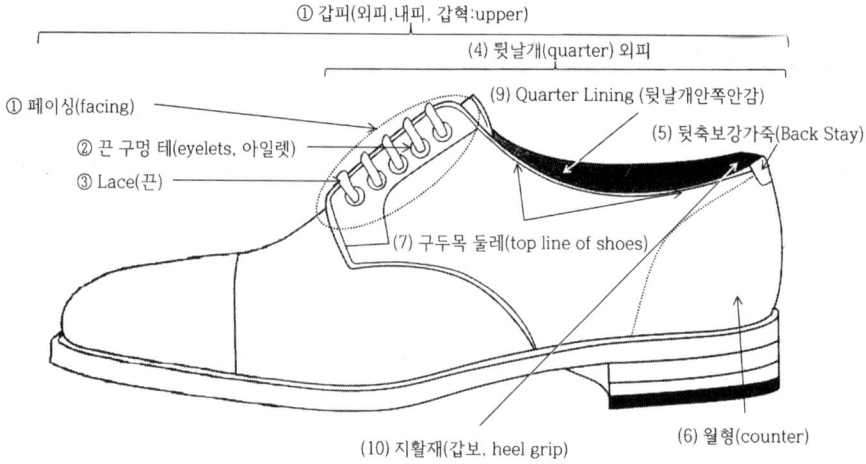

그림 2-19. 어퍼(upper)_뒷날개의 구조

(10) 지활재(갑보, heel grip)

뒷날개 내피 뒷부분이며, 하나의 가죽으로 뒤꿈치의 모양을 따라 곡면으로 만들어지며, 발과 접촉하는 부위는 마찰력을 높이기 위하여 거친 표면의 재료를 사용한다. 뒷날개의 내피는 발과 접촉하는 부분은 겉의 미끈한 부분을 사용하고, 뒤꿈치에 접촉하는 부분인 지활재(갑보, heel grip)는 뒤집어 거칠거칠한 부분을 사용하거나 전혀 다른 소재를 사용한다.

(11) 탑 라인(top line)

구두(신발)에 발이 들어가는 입구 부분이다.

(13) 블라인딩(binding)

구두 외피에서 가죽이 잘린 부분을 보이지 않도록 가죽이나 합성 피혁으로 감싸 박음질하는 것이다.

3) 신발의 아래 부분(저부, bottom)

저부(bottom)는 깔개, 쿠션 깔개, 안창과 중창 그리고 바닥창 또는 겉창 그리고 뒷굽으로 구성된다. 저부(bottom) 작업은 라스트에 중창을 고정하고 본드로 갑피를 중창에 부착한다. 그리고 허리쇠를 고정하고 생기는 공간은 코르크 등으로 채우고 편평하게 하고 겉창을 견고하게 부착한다. 굽이 있는 겉창에는 겉창과 구두 굽이 일치하도록 붙이고 그라인딩 한다. 구두 안쪽에 안창(insole)과 깔개(sock lining), 쿠션 깔개를 넣어 부착하여 구두를 완성하는 과정을 저부 작업이라고 한다.

(1) 겉창(바닥창, outsole)

겉창 또는 바닥창이라고 한다. 이 겉창은 지면과 접촉하는 부분이고, 뒤쪽에는 구두 굽(heel)이 부착된다. 창은 내구성, 유연성, 마찰력, 절연성, 복원성과 같은 다양한 특성이 있다. 고무, 가죽 PU. EVA 등의 소재로 만들어진다. 창은 고무와 같은 소재를 압착 절단하는 것과 주형틀에 찍어 만들어지는 것이 있다.

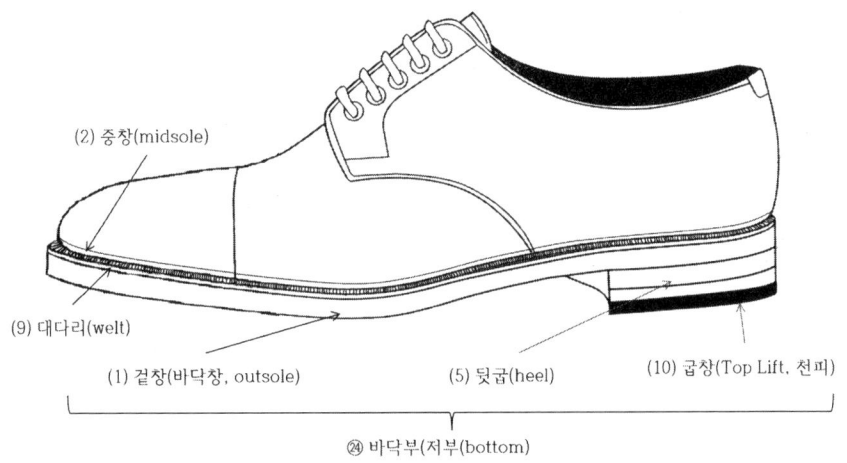

그림 2-20. 신발의 아래 부분(저부, bottom)의 구조

(2) 중창(midsole)

중창은 특정 소재로 만들며, 겉창과 안창 사이에 추가하여 넣는 것이다. 중창은 직접 마모되지 않고 구두의 모양을 유지하고 편안함과 안정성을 가지지만 모양을 투박하게 하고 중량이 늘어나는 단점도 있다.

(3) 안창(insole)

안창은 구두 내면의 바닥 부위에 부착되는 깔창으로 직접 발을 지지하는 부분이다. 편안함과 내구성을 위하여 유연성과 통풍성, 쉽게 더러워지지 않아야 한다. 즉 구조의 보존성을 가지고 있어야 하며 세균의 증식을 억제해야 한다.

안창은 일종의 교정 용품으로 발바닥의 가로축과 세로축을 유지하고 일부분에 가해지는 체중과 통증을 위하여 만든 제품으로 깔창이라고도 한다. 힐 컵(heel cup), 힐 포스트(heel post), 아치 지지대(arch support), 웨지(wedge)와 같은 기능을 사용자의 발 상태에 맞도록 제작하여 구두 내부에 깔게 되는 부속품이다.

(4) 깔개(sock lining)

깔개(sock lining)는 발과 중창 사이에 놓이는 소재로 안창과 양말을 보호하고 발의 편안함을 제공한다. 깔개는 뒤꿈치 부분의 일부분에 붙이거나 발의 전체를 덮는다(그림 2-21).

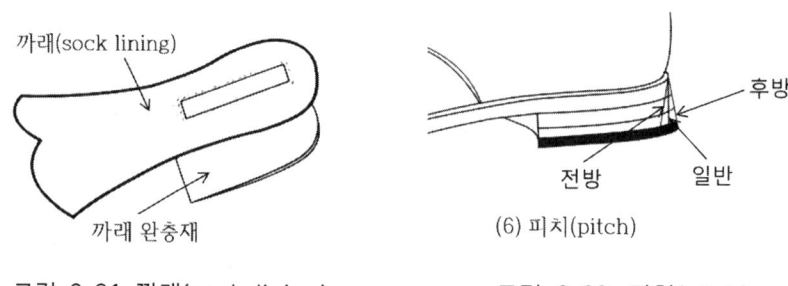

그림 2-21 깔개(sock lining)

그림 2-22. 피치(pitch)

(5) 구두 굽(heel)

구두 굽(heel)은 발뒤꿈치가 놓이는 부분으로 체중부하에 대한 쿠션 효과와 자세의 편안함을 제공하기 위하여 사용된다. 사용자에 따라 굽의 높이를 결정하며 사용되는 재료는 고무, 펠트, 기포제, 가죽, 코르크, 플라스틱 등이 있다. 굽을 오래 사용하기 위하여 단단한 플라스틱 또는 단단한 고무 재료를 덧대어 사용한다. 이것은 Top Lift(굽창, 천피)라 하고, 뒷굽의 앞면을 뒷굽 가슴(heel breast)이라 한다.

(6) 피치(pitch)

구두 굽의 뒤쪽 각도를 피치(pitch)라고 한다. 피치(pitch)에는 전방 피치

(pitch), 정상 피치(pitch), 후방 피치(pitch)가 있다. 피치(pitch)는 접지할 때 영향을 주게 되는데 잘못된 피치(pitch)는 굽 닿기할 때 발목이 꺾이게 되는 원인이 되기도 하고, 굽을 파손하는 원인이 된다(그림 2-22).

(7) 굽 패드(heel pad)

굽의 쿠션 효과를 내기 위해 또는 뒷굽의 높이를 올리기 위해 사용되는 소재이다. 재료로는 고무, 펠트, 기포제 등을 사용한다.

(8) 허리쇠(shank piece)

허리쇠(shank piece)는 발바닥의 아치 부위의 변형이나 굴곡되는 것을 방지하기 위하여 중창과 겉창 사이에 넣는 것으로 구두의 뒷굽과 발볼(sole) 사이의 굴곡 변형을 방지한다. 즉 허리쇠는 발바닥의 아치(arch) 부분의 꺾임을 방지하고 신발의 형태를 유지하기 위하여 넣는 소재이다. 허리쇠는 목재, 금속, 유사 플라스틱 소재로 제작하였으나 현대에는 강도가 강한 금속 허리쇠를 사용한다(그림 2-23).

(9) 대다리(welt)

좁고 납작한 가죽으로 구두의 확장된 밑창의 윗면 가장자리를 장식하는 것을 대다리(welt)라고 한다. 중창과 갑피와 겉창을 꿰맬 때 갑피와 겉창 사이에 놓고 꿰맨다. 갑피아 겉창 사이에 넣어 틈새를 견고하게 하고 방수 역할을 하게 한다. 특히 굳어어 웰트 Goodyear)의 구두 구조에서 대다리는 꼭 있어야 할 부분이다(그림 5-7).

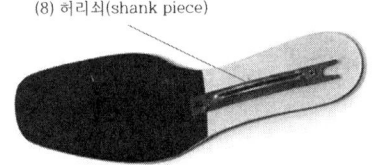

그림 2-23. 허리쇠(shank piece)

(10) 천피(Top Lift, 굽창)

가죽 굽이나 나무 굽 또는 고무 등 구두 굽의 마모와 손상을 줄이기 위하여

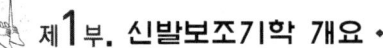

굽 아래에 보강하는 것이다(그림 2-20).

4. 신발의 제법

맞춤형 구두의 제작 방법은 접착법(cemented process)을 사용하고자 한다. 접착 방법은 라스트(구두골)에 중창을 임시로 고정하고, 라스트에 갑피를 씌워 중창에 접착제로 붙인다. 그리고 바닥창 즉 겉창을 붙이는 제화법이다. 가볍고 간편하고 신발의 굴곡성 좋아 장애인 또는 발에 질환이 있는 사람에게 유용한 방법이라 할 수 있다.

1) 접착법(cemented process)

① 구두골에 중창을 붙인다.
② 구두골에 갑피를 씌우고 중창에 갑피의 골밥을 붙인다.
③ 갑피를 붙인 중창에 겉창을 고성능 접착제로 접착한다.
④ 장점 : 가볍고 부드러우며 굴곡성이 좋음.
⑤ 단점 : 내구력이 약함.
⑥ 용도 : 남녀용 정장화, 운동화, 특히 부드러운 구두를 제작할 때 사용함

(1) 접착법(cemented process) 제화 마무리 작업

① 갑피 세정(upper cleaning)
갑피 부분의 왁스, 얼룩, 각종 기름 등을 닦고 털어 내는 작업
② 보색 작업(colored work)
갑피 부분에 브러쉬나 스프레이 건(spra ygun) 등으로 색을 칠하는 작업
③ 다리미질/열풍 처리(iron 또는 hot blast)
다리미나 열풍으로 갑피 전체면을 열처리하여 주름을 없애고 팽팽하게 하는 작업
④ 드레싱(dressing)
사상제(仕上劑)를 스펀지(sponge)나 스프레이(spray)로 1단계, 2단계를 거쳐 마지막 광택 작업을 한다.
⑤ 검사(inspection)
가죽 가공 상태, 형태, 봉제 및 접착, 주름, 더러움, 색상, 부품 및 부속품, 끝손질

등에 대하여 검사한다.
⑥ 포장(packing)
  품질 표시, 취급상 주의 사항 등을 부착하고 보관 중에 앞코 또는 앞날개가 찌그러지거나 모양이 뒤틀리는 것을 방지하기 위하여 부드러운 종이 뭉치나 보형물을 넣어 구두의 형태를 유지한다.

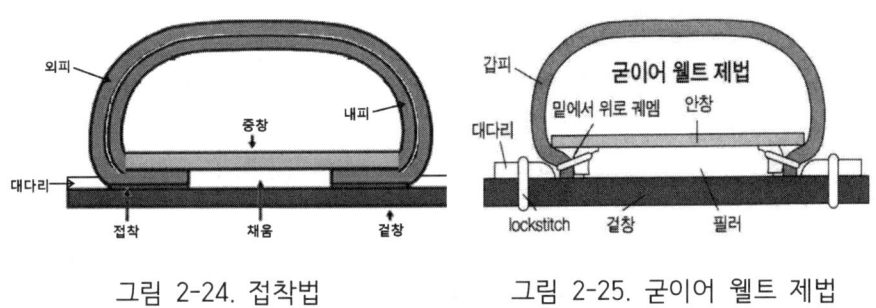

그림 2-24. 접착법   그림 2-25. 굳이어 웰트 제법

2) 굳이어 웰트 제법(good-year welt process)

① 안창을 화형에 임시로 붙여 갑피를 라스팅하고 갑피와 웰트를 안창의 립에 웰트 기계로 봉합
② 중창에 세워진 립에다 갑피와 대다리를 맞붙여 꿰맨 다음 겉창을 대고 재봉한 것
③ 장점: 견고하고 형태 변화가 없다.
④ 단점: 무겁다.
⑤ 용도: 신사화, 작업화, 등산화, 캐주얼화, 군화, 실용적인 것을 원할 때

3) 매케이 제법(Mckay process)

① 중창에다 갑피를 접착시킨 뒤 겉창을 붙이고 중창, 갑피, 겉창을 한꺼번에 꿰맨 것
② 장점: 가볍고 튼튼하다.
③ 단점: 방수성이 약하다.
④ 용도: 일반 신사화, 캐주얼화, 가볍고 튼튼한 것을 원할 때

4) 스팃치다운 제법(stitch-down process)

① 중창과 갑피의 끝을 외측으로 나오게 골 씌움을 한 다음, 그 위에 대다리를 대고 아

래로 창을 붙여 대다리, 갑피, 중창, 겉창을 재봉한 것
② 장점: 견고하고 부드럽게 꺾인다.
③ 단점: 다목적이지 못하다.
④ 용도: 캐주얼화, 야외용, 피크닉화, 아동용

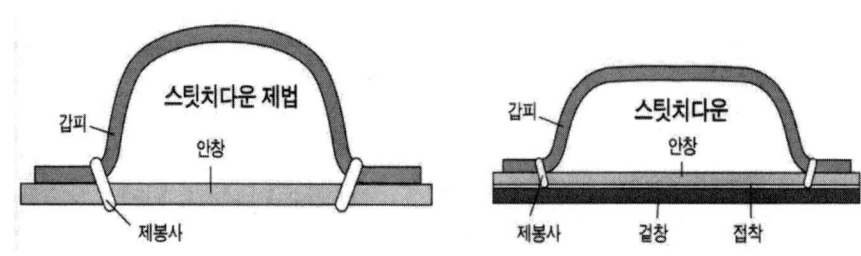

그림 2-26. 스팃치다운 젭법

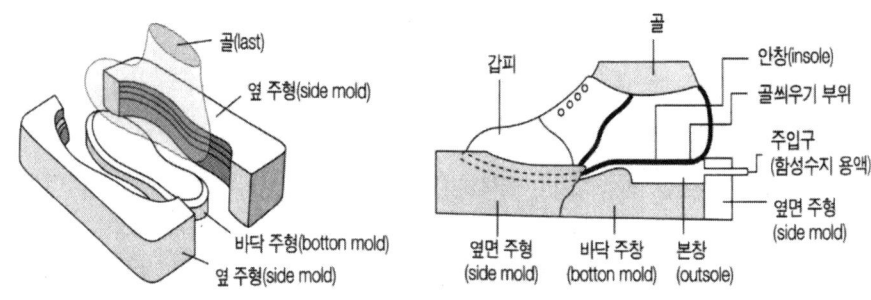

그림 2-27. 사출성형 제법

5) 사출 성형 제법(direct injection molded system)

① 중창과 갑피를 미리 재봉한 뒤 골 씌우기를 하여 모듈에 넣어 사출하면 PVC의 겉창과 갑피가 접착되면서 성형되는 것
② 장점: 압축 성형보다는 견고하고 미려하다.
③ 단점: 내한성이 약하다. 창이 미끄럽다.
④ 용도: 레저용, 캐주얼화, 운동화

6) 모카신 제법(moccasin process)

① 중창 없이 갑피를 바닥에서부터 위로 올려 앞날개 밑판과 앞날개 상판을 수봉하고 겉창과 갑피를 재봉한 것
② 장점: 가볍고 편하다.
③ 단점: 기계화가 힘들다.
④ 용도: 캐주얼화, 특히 부드러운 것을 원할 때

5. 신발 제작 공정

1) 재단실(cutting room)

가죽 또는 기타 갑피 재료가 신발의 각 스타일에 쓰이는 패턴에 따라 조각으로 재단된다. 이들 조각은 치수에 따라 정확히 재단되고 좌우가 정확하게 맞아야 한다. 재단실에는 많이 제작되는 신발의 패턴이 있고, 이에 따른 모양과 규격의 재단 형판(철형)을 갖추고 있으며 사용할 기계가 있다.

2) 재봉실(fitting room/ stitching room)

재단된 가죽 조각들(vamp, quarter, tongues, lining, straps 기타 등)을 하나의 완전한 신발 갑피로 만들기 위해 재봉하는 곳이다. 이 단계에서 각각의 갑피의 끝을 접고 붙이는 작업, 구멍 내고, 장식 부착, 후크 또는 끈 구멍을 삽입하는 작업, 재봉하는 작업, 부가적인 장식을 넣는 작업실이다.

3) 조립실(stock fitting)

사용자의 기록지에 기록된 라스트를 선택하고 라스트에 맞는 갑피 선택하고, 선택된 갑피에 선심, 월형을 넣어 갑피를 준비하여 라스트에 올려놓는 곳이다.

4) 라스트실(lasting room)

준비된 라스트와 갑피가 함께 라스트 실(lasting room)에 도착 되면 갑피를 안창을 조립한 라스트에 씌우고 가죽이 변형이 당겨 고정하는 곳이다. 이 과정을

lasting이라고 한다. 숙련된 손과 정밀한 기계로 이루어진다. 이곳에서 신발의 모습을 갖추게 된다.

5) 저부실(bottoming room)

갑피가 씌워진 라스트가 라스트실(lasting room)에서 저부실(bottoming room)로 옮겨지면 라스트에 씌워진 갑피에 기모를 하고 속메꿈과 대다리(세피)와 겉창(바닥창)을 부착이고 뒷굽을 붙이는 곳이다. 그리고 가장자리 마름질과 건조의 과정을 거치는 최종적인 손질이 이루어지는 곳이다.

6) 사상실(making room)

신발의 겉 표면에 채색하거나 광택(윤기)과 가죽을 오래 사용할 수 있도록 가죽 보호제 또는 광택제를 바르는 곳이다.

7) 마무리 작업실(finishing room)

라스트를 신발에서 제거하고 얼룩, 왁스를 점검하여 필요시 제거하고 광택을 내어 마무리 손질을 하는 곳이다.

8) 포장실(packing room)

끈을 끼우고 장식품, 뒤꿈치 패드, 안감, 실밥 등 신발의 전체를 점검하고, 신발 안에 보호용 골(treeing)을 넣고 신발 사이에 종이를 끼워 상자에 신발을 포장하는 곳이다.

제3장. 라스트(last)

라스트(last)는 신발을 만드는 틀로 구두골, 목형, 족형, 화형이라고 한다. 라스트(last)는 신발 제작을 위해 실제 발 형태에 가깝게 만든 모형을 말한다. 발 모양을 석고나 찰흙으로 본을 뜬 후 형태를 다듬어 단순화한 틀을 의미하는 것으로 전통적인 목재 라스트(wood last)는 단풍나무나 너도밤나무와 같은 단단한 나무로 만든다. 라스트 제작의 전통적인 제작 방법은 라스트 제작자(last maker)가 칼을 이용하여 목적에 따라 다양한 모양을 수작업으로 제작하는 것이다. 라스트(last)의 종류는 목재 라스트(wood last)와 플라스틱 라스트(plastic last)로 구분할 수 있다. 목재 라스트는 1960년대 플라스틱 라스트가 사용되면서 목재 라스트는 많이 사라졌다. 최근에는 플라스틱 라스트의 재료로 고밀도의 폴리 에틸렌(HDPE, high density polyethylene) 소재를 사용하고 있다(그림 3-1,2).

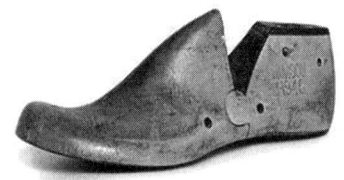 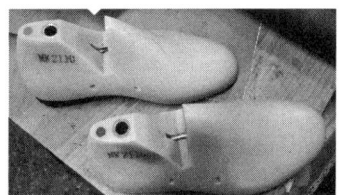

그림 3-1. 목재 라스트(wood last)   그림 3-2. 플라스틱 라스트(plastic last)

1. 라스트 분류와 명칭

1) 라스트 구조적 형태에 따른 분류

(1) 통골 라스트(normal last)

라스트(last)를 관절이나 분리 등을 가공하지 않고 만들어진 하나로 된 라스트(last)이다. 어린이용 신발이나 작은 사이즈의 신발을 만들 때 주로 사용할 수 있으며, 또한 라스트를 대량 생산하기 위한 만드는 모델 라스트는 통골로 한다(그림6-3).

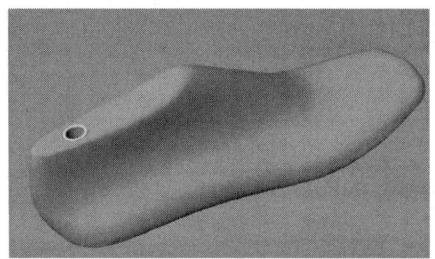 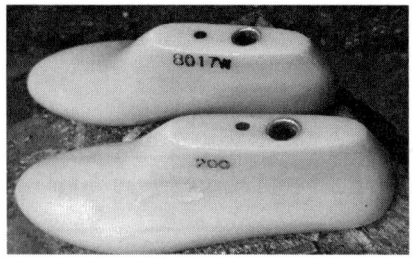

그림 3-3. 통골 라스트(normal last)

(2) "V"컷 라스트("V" type last hinge)

라스트(last)의 중간 부분 상부에 "V"자 홈을 파고 중간에 스프링을 삽입하여 라스트(last) 윗부분이 접히도록 고안된 라스트(last)이다. 정장화, 드레스화, 군화, 안전화 등 모든 신발에서 주로 사용하고 있으며 대부분 신발 제작할 때 사용되는 라스트(last)이다(그림 3-4).

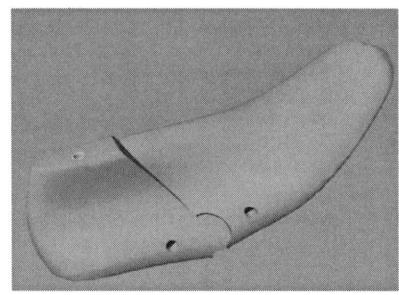 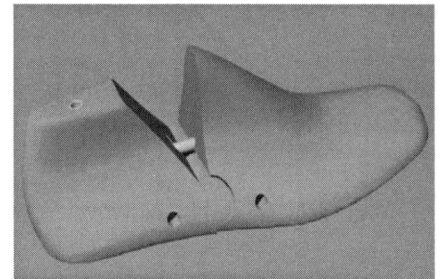

그림 3-4. "V" type last hinge

(3) "C"컷 라스트(vertical hinge last)

라스트(last)의 중간 부분을 역 "C"자 형으로 절단하여 앞과 뒤 두 개의 조작으로 나누고 중간에 고리형 철심으로 조립하여 라스트(last)의 뒷부분이 앞쪽이 위쪽으로 들어 올려져 앞뒤 간격이 줄어들도록 고안된 라스트(last)이다. 주로 부드러운 소재를 사용하여 찢어지거나 터질 염려가 있는 신발을 만들 때 사용되는 라스트(last)이다(그림 3-5).

제3장. 라스트(last)

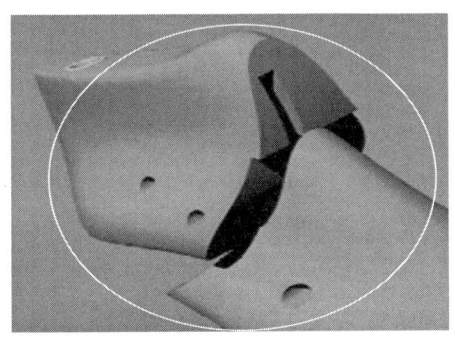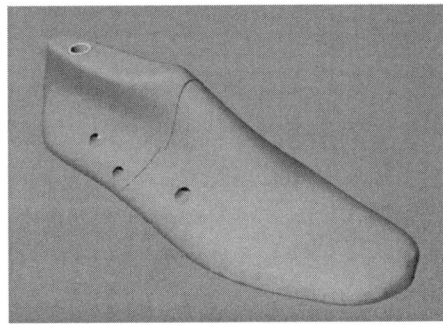

그림 3-5. "C"컷 라스트(Vertical hinge)

(4) 웨지형 라스트(wedge type last hinge)

라스트(last) 발등 부분을 분리할 수 있도록 자르고 상부 전면에 핀을 사용하여 고정 시킨다. 라스트(last)를 신발에서 빼내는(탈골) 과정에서 신발끈이나 덮개를 젖히고 핀을 빼거나 핀을 눌러 라스트(last)의 덮개를 제거하고 신발에서 라스트(last)를 뺄 수 있도록 만들었다(그림 3-6).

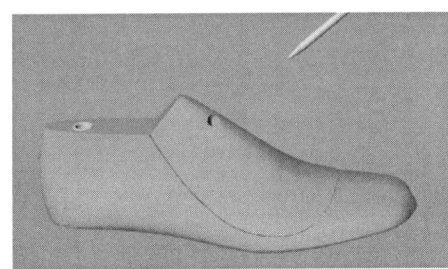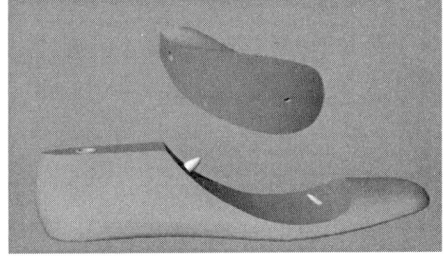

그림 3-6. Wedge type last hinge

위와 같이 라스트(last) 제조방법이 변화는 완성된 신발 속에서 라스트(last)를 쉽게 빼내기 위해서이다. 신발은 라스트(last)에 정확한 모양과 크기를 유지하도록 밀착시켜 만들기 때문에 신발에서 통골 라스트를 빼내기가 매우 어렵다. 완성된 신발에서 억지로 라스트(last)를 빼내면 신발에 손상이나 변형을 가져올 수 있기에 이를 방지하고 빼내기 쉽도록 다양한 라스트(last)를 고안하게 된다.

2) 라스트(last) 부위별 명칭

구두 패턴 작업을 하기 위해서는 라스트의 구조 및 각 부분 명칭에 대해서 알아야 할 필요가 있다. 라스트(last)는 신발 제작을 위해 만든 실제 발 형태에 가까운 모형으로 우리나라에서는 플라스틱 소재의 라스트(last)가 주로 사용되고 있다. 라스트(last)는 발을 중심으로 엄지발가락이 있는 쪽을 안쪽(inside)이라고 하며 새끼발가락이 있는 쪽을 가쪽(outside)이라고 한다.

① 앞 부분(fore part) : 발목 둘레 앞부분부터 앞코끝 점까지를 말한다.
② 뒷 부분(back part) : 발목 둘레 앞부분인 페이싱부터 뒷굽 끝점까지를 말한다.
③ 코 끝점(toe point) : 라스트 중심선에서 가장 앞부분 끝 지점이다.
④ 볼 둘레(ball girth) : 내측 점에서 중심선을 지나 외측 점을 지나는 둘레이다.
⑤ 허리 둘레(waist girth) : 내측 아치 선에서 허리 점을 지나 외측 아치 선까지의 둘레이다.
⑥ 발등 둘레(instep girth) : 내측 아치 끝부분에서 발등 점을 지나 외측 아치 끝부분을 지나는 둘레이다.
⑦ 중심점(vamp(center) point) : 볼 둘레선과 중심선이 만나는 지점이다.
⑧ 중심선(center line) : 앞코 끝의 중심점과 에서 발목 둘레 앞부분 중심점을 이은 선이다.
⑨ 뒤축 높이점(heel curve point) : 신발의 뒤굽높이 끝점을 말하며, 일반적으로 뒤축 높이는 약 60mm 높이의 지점으로 한다.
⑩ 뒤굽 곡선(heel curve) : 뒷굽 끝점에서 뒤축 높이점까지의 곡선이다.
⑪ 뒤굽 둘레(heel girth) : 뒷굽 끝점에서 발등 둘레 상단까지의 둘레이다.
⑫ 앞코 여분(toe room) : 발끝 부분과 구두 끝부분 사이에 존재하는 공간으로 신발을 착용하였을 때 남는 여유 공간이다.
⑬ 앞코 변곡점(toe high point) : 앞코 곡선의 가장 높은 곳이며, 코여분의 중간 지점이다.
⑭ 앞코 스프링(toe spring) : 라스트의 앞코 끝에서 지표면까지의 수직 거리의 높이를 말한다.
⑮ 라스트 번호(last number) : 라스트마다 가지는 고유의 번호로 발의 크기에 따라 쉽게 찾을 수 있도록 기록한 숫자이다.
⑯ 굽 자리(heel seat) : 뒤굽이 부착되는 지점이다.

제3장. 라스트(last)

⑰ 허리선(arch line) : 볼둘레선에서 뒷부분 방향으로 이어지는 아치 곡선이다.
⑱ 허리점(waist point) : 외측허리선과 내측허리선이 중심선과 만나는 지점이다.
⑲ 발등점(instep point) : 발등둘레선과 중심선이 만나는 지점이다.

⑳ 내측점(inside ball point) : 엄지발가락 안으로 내측에서 가장 돌출된 지점이다.
㉑ 외측점(outside ball point) : 새끼발가락 밖으로 외측에서 가장 돌출된 지점이다.
㉒ 앞코 공간(toe room) : 앞코 여분과 같은 말로 신발 끝과 발가락 끝 사이에 생기는 여유 공간이다.
㉓ 발 길이(foot length) : 앞코공간 끝부분에서 뒷굽끝점 까지 길이
㉔ 라스트 길이(last length) : 앞 코끝 점에서 뒷굽끝점 까지 길이
㉕ 라스트 컬러(last color) : 라스트마다 사이즈를 표시하는 색이다. 라스트의 숫자 크기와 색이 같은 라스트를 선택해야 한다. 동일한 신발을 만들 수 있다.
㉖ 라스트 구멍(last hole) : 조립 공정에서 골 씌움하고 신발에서 라스트를 빼내기 위해 만들어진 구멍이다.
㉗ 뒷굽 끝점(heel point) : 라스트의 뒤쪽, 아래 가장 뒤쪽의 지점이다.
㉘ 대다리(welt) : 갑피와 겉창 가장자리의 연결선에 장식되는 유연한 띠이다.

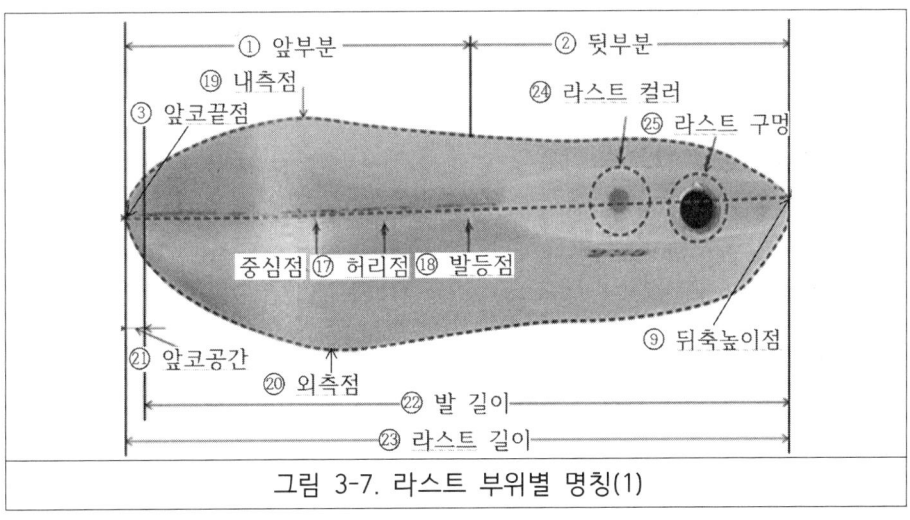

그림 3-7. 라스트 부위별 명칭(1)

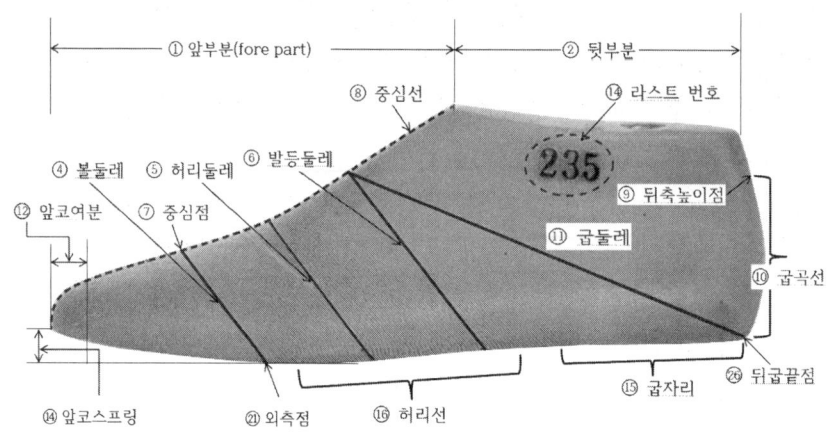

그림 3-8. 라스트 부위별 명칭(2)

2. 맞춤형 라스트의 제작과정

 새로운 모양이나 원하는 디자인의 신발을 원할 때 디자인에 맞는 라스트가 필요하다. 또는 질환으로 발이 너무 심하게 변형되어 표준 라스트를 사용할 수 없을 때 변형된 발에 맞는 신발을 제작하기 위해 직접 라스트를 제작하는 경우가 있다. 가공되지 않은 발의 형태인 큰 덩어리를 원목이라고 하는데 플라스틱의 덩어리도 부르기도 한다. 이 원목을 칼과 목제용 줄, 끌 등을 사용하여 만들게 된다. 플르스틱 원목을 사용하여 제작하는 과정을 간단하게 소개하였다.

※ 준비물
 : 측정 기록지, 고객 카드, 작업 지시서, 접착제, 코르크, 비닐 라스트 세트, 제화용 그라인더, 목공용 쇠줄, 금속용 쇠줄, 줄자, 철자, 연필, 30mm 뒷굽

제3장. 라스트(last)

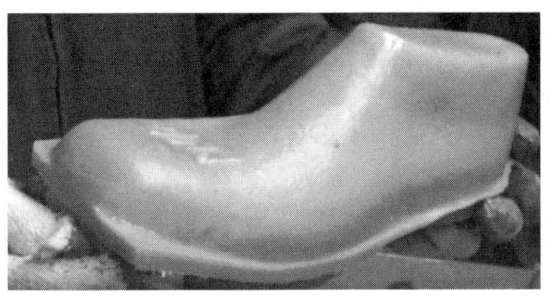

1. 생산공장에서 만든 초기 형태이며, 가공되지 않은 원형 라스트 플라스틱 덩어리이다

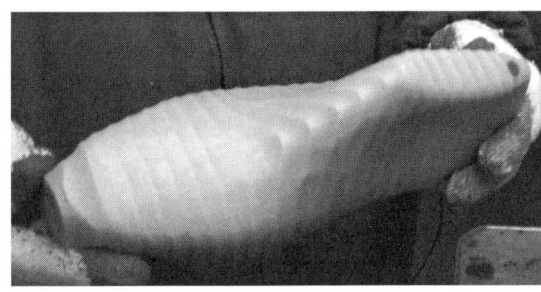

2. 측정한 발에 의해 만들어진 중창 디자인에 맞는 플라스틱 건목을 선택한다.

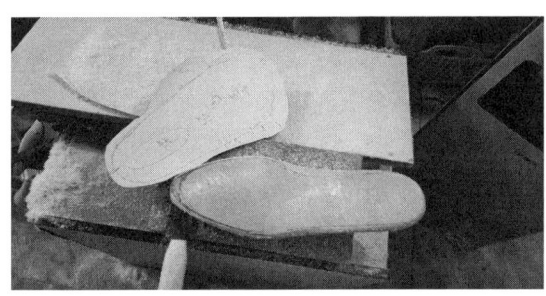

3. 플라스틱 원목의 발바닥 면을 깎는다. 이때 발뒤꿈치 바닥과 발볼의 바닥 면은 서로 평행하게 깎아야 한다. 그리고 발바닥 면은 볼록하게 다듬는다. 중창 패턴을 라스트 바닥 면에 그리고 목공용 줄을 사용하여 깎는다.

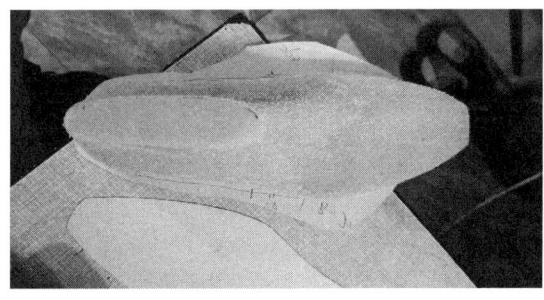

4. 통 라스트를 측정한 발의 크기와 모양을 확인한다. 앞코의 모양은 원하는 디지인에 따라 가공한다.

제1부. 신발보조기학 개요

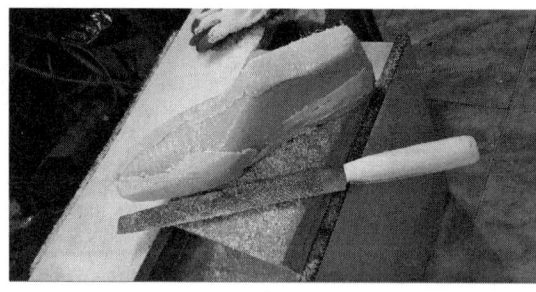

5. 라스트 깎기에서 잘못하였을 경우 다시 플라스틱을 나시 넛붙여 수정할 수 있다.

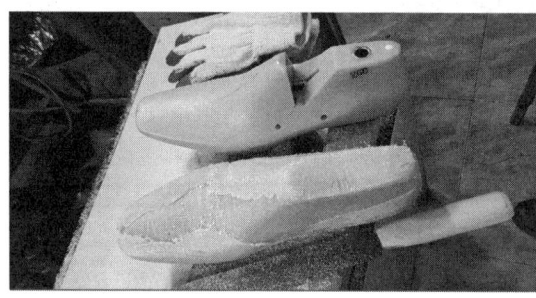

6. 덧붙인 플라스틱을 목공용 줄을 사용하여 듬는다.

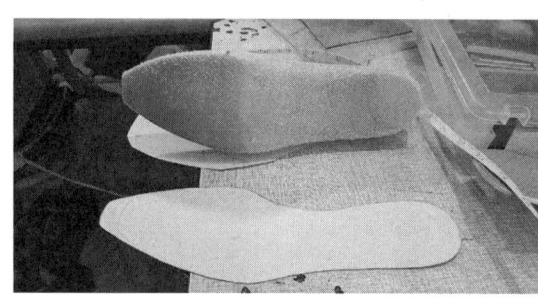

7. 발의 길이와 볼너비와 발목둘레선의 둘레를 깎는다. 발 볼의 바닥면과 발뒤꿈치 바닥 면이 서로 평면이 되었는지 확인한다.

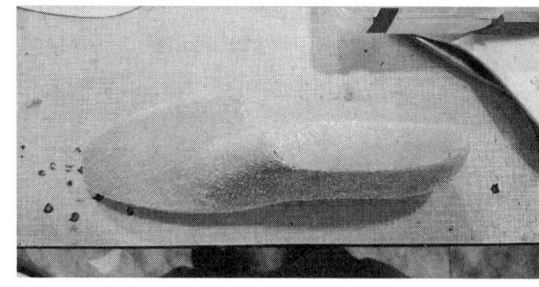

8. 발목에서 발뒤꿈치까지 둘레를 측정한 수치를 참고하여 확인하고 발목 둘레선을 가공한다.

제4장. 신발 재료

1. 신발의 구성과 사용되는 재료

신발의 재료는 외관에서 볼 때 신발의 윗부분인 갑피(Upper) 부분과 바닥 부분인 저부(bottom)로 크게 구분되며, 신발 내부에 사용되는 부자재들로 구분할 수 있다.

1) 어퍼(외피, upper)의 재료

어퍼의 소재는 가죽(cathet), 합성 가죽(synthetic leather), 섬유(fabric), 나무(wood), 고무 (rubber), 화학 물질(chemical elements) 등이 있다. 정장화(dress shoes)의 어퍼 재료로 많이 사용되는 대표적 소재는 가죽(leather)이다.

가죽은 종류나 가공법에 따라 다양한 문양과 색상, 재질감을 가지고 있어 기능성뿐만이 아니라 미적인 만족도를 높여준다. 특히 정장용에는 천연가죽인 우피, 양피, 돈피 등이 가장 많이 사용되며 같은 동물 가죽이라도 수컷이나 암컷, 연령, 크기에 따라 사용 용도도 달라진다. 이외에도 가죽 질감을 살린 합성 가죽(synthetic leather)은 다양한 가공 처리로 가죽과 유사한 외관 및 기능을 살린 소재가 개발되고 있다.

2) 저부(bottom)의 재료

신발에서 지면과 발바닥 사이를 저부라고 한다. 저부는 인솔, 중창, 채움재, 겉창으로 저부의 재료는 견고성, 마모성, 청결, 충격 흡수, 미끄럼을 방지할 수 있어야 한다. 따라서 기능성과 실용성, 안전성, 고탄성, 통풍성, 방균성, 방수성, 경량성, 친환경성 등을 고려한 소재들이 개발되고 있다. 천연고무나 합성고무, 천연가죽이나 합성가죽 등의 재료들이 사용된다.

3) 부자재

신발에 사용되는 부자재에는 신발 앞부분에 들어가는 선심(toe puff), 신발이 뒤꿈치 부분에 들어가는 월형(counter), 바닥 부분에 들어가는 깔개(깔창, sock), 깔개 쿠션(sock cushion, 완충재(insock)), 안창(insole), 저부 채움재

(bottom filler), 중창(midsole), 안감(lining) 등이 있다. 또한 금속을 사용한 버클(buckle), 아일렛(eyelet), 허리쇠(steel shankl), 뒤굽 조임 못(heel lasting nail), 등이 있으며, 어퍼를 연결하는 봉합실(titch thread)과 어퍼와 저부를 연결하는 봉합실이나 접착제(adhesive) 그리고 연마제(abrasive), 광택제(polisher) 등의 재료들이 있다.

2. 가죽의 종류

1) 카프 스킨(calf skin)

소의 가죽으로 생후 6개월 미만의 송아지에서 얻은 가죽으로 얇고 부드러우며 모공이 작아 매끈하다. 소의 가죽에서 가장 좋은 최고급 소가죽이라고 하며, 크기가 작은 핸드백, 지갑, 벨트, 의류, 악세서리(accessory)나 신사숙녀화 등에 사용된다.

2) 킵 스킨(kip skin)

소의 가죽으로 생후 6개월 ~ 2년 정도에서 얻은 소의 가죽을 일컫는다. 카프 스킨(Calf Skin) 보다 유연성이 떨어지고 다소 표면이 거칠지만 두껍고 질겨 고급 재료로 작은 핸드백, 지갑, 벨트, 의류, 악세서리나 신사숙녀화 등에 사용된다.

3) 카우 하이드(cow hide)

소의 가죽으로 생후 2년 정도 자란 암소에서 얻은 가죽으로 가죽이 두껍고 질기다. 출산하지 않은 암소 가죽은 '칼빈(Calvin)'이라고 하며 카우(cow) 보다 질이 좋다. 공정에 따라 가방, 벨트 또는 핸드백, 신사화 등에 사용된다.

4) 스티어 하이드(steer hide)

소의 가죽으로 생후 3~6개월 사이에 거세되고 2년 이상 자란 소에서 얻은 가죽으로 가죽이 두껍고 질긴 특징이 있다. 가죽 두께에 따라 얇은 것은 가방이나 지갑, 벨트로 사용하고, 두꺼운 것은 구두창 등으로 사용한다. 표면이 카우 하이드(Cow Hide) 보다 거칠고 두껍다.

5) 불 하이드(bull hide)

소의 가죽으로 만 3년 이상 자란 번식용 수소의 가죽으로 가죽이 두껍고 모공이 크다. 작업화, 캐주얼화, 탄닌 가공된 신발 겉창이나 중창재로 많이 사용한다.

6) 물소 하이드(buffalo hide)

물소의 가죽으로 물소 특유의 천연 주름 무늬의 특징이 있고 부드럽지만, 모공이 큰 편으로 로퍼, 스니커즈, 캐주얼용품, 가방 등 캐주얼화나 캐주얼 용품에 사용된다.

7) 램 스킨(lamb skin)

어린양의 가죽으로 가죽이 얇고 가벼우며, 모공이 작아 표면이 곱고 촉감이 부드럽지만, 강도가 약하다. 고급 숙녀화, 장갑, 지갑 등에 사용된다.

8) 양 가죽(sheep skin)

성장한 양의 가죽으로 램 스킨(Lamb Skin)에 비해 거친 편이지만 가볍고 부드럽다. 이 가죽은 신사·숙녀화, 의류용 핸드백에 사용된다.

9) 키드 스킨(kid skin)

생후 1년 미만의 어린 산양 가죽으로 얇고 부드러우며, 모공이 작고 촉감이 좋지만, 강도가 약하다. 고급 숙녀, 장갑, 고급 의류용, 핸드백, 신사·숙녀화 등에 사용된다.

10) 고트 스킨(goat skin)

산양 가죽으로 얇지만 튼튼하고 마찰에 강하며, 모공이 두드러져 표면이 거칠다. 의류용 핸드백, 신사·숙녀화 등에 사용된다.

11) 돼지 가죽(pig skin)

흔히 '돈피'로 불리는 돼지가죽은 모공에 특성이 있어 거칠지만 마모성이 우수하고 부드러우며 통풍이 잘되어 캐주얼 웨어, 가방, 신발 안감재로 사용되며 특히 신발의 안감에 많이 사용된다.

12) 말 가죽(horse skin)

말에서 얻은 가죽으로 가죽 면이 넓고 부드러우며 모공이 곱다. 특히 엉덩이 가죽은 '코도반 Cordovan'이라 하여 광채가 좋고 견고하며, 소가죽보다 3배의 밀도를 가진다. 안감재, 고급 캐주얼화, 부츠, 패션 슈즈 등에 사용된다.

13) 사슴 가죽(deer skin)

강하고 부드러우며 조직이 치밀하다. 유연성이 우수하여 장갑용 가죽으로 많이 사용되며 자켓, 핸드백, 구두용으로도 사용된다. 털을 제거하지 않은 사슴 가죽의 경우 털이 잘 빠진다는 단점이 있으나 세탁 등의 면에서는 관리가 쉽다는 장점도 있다.

14) 악어 가죽(crocodile skin)

아프리카산 크로커다일 Crocodile, 북미산 '엘리게이터 Alligator', 남미산 케이먼 'Cayman', 인도산 게이비얼 'Gavial' 등 원산지에 따라 크기와 형태가 다르다. 독특한 표면의 문양으로 미적 효과가 뛰어나고 매우 견고하다. 고급 소재로 가격이 비싸며 희귀하다.

15) 뱀 가죽(snake skin)

뱀 가죽은 비단뱀 코브라의 가죽이 가장 많이 사용된다. 아름다운 비늘 모양과 광택을 지녀 질기고 튼튼하며, 독특한 표면 효과를 만들어 화려하고 고급스럽다. 뱀의 모양상 길고 폭이 좁아 크기가 큰 제품을 만들 때 가격이 높아진다. 고급 신사·숙녀화, 벨트, 지갑, 핸드백, 고급 액세서리, 고급 패션 소품 등에 사용된다.

16) 타조 가죽(ostrich skin)

가죽 표면에 작은 원형의 돌기가 독특하여 퀼 마크(Quill Mark)라는 돌기가 있어 아름다운 표면을 만들며 질기고 튼튼하지만 고가의 가죽이라는 부담이 있다. 고급 신사·숙녀화, 벨트, 지갑, 핸드백, 고급 액세서리, 고급 패션 소품 등에 사용된다.

17) 장어 가죽(eel skin)

장어에서 얻은 가죽으로 가죽 폭이 좁아 여러 장을 연결하여 사용하는 경우가 많으며 표면에 독특한 문양을 가지고 있다. 두께가 얇고 가벼우며 촉감이 매우 부드럽고 광택이 있으며 강도가 높다. 고급 신사·숙녀화, 벨트, 지갑, 핸드백, 고급 액세서리, 고급 패션 소품 등에 사용된다.

제 2 부

신발보조기학 실습

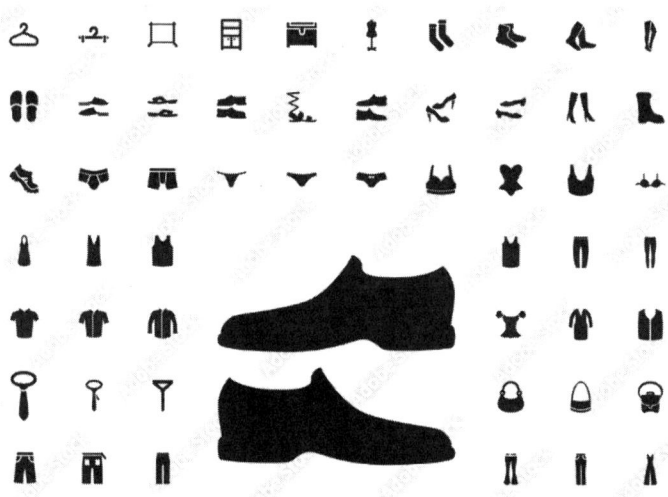

제5장. 신발 제작용 도구와 장비

제5장. 신발 제작용 도구와 장비

1. 수작업용 도구

신발 제작에 사용되는 도구는 수작업용 도구와 기계로 구분할 수 있다. 대표적인 수작업 도구는 다음과 같으며, 신발 제작자 그리고 장인들은 자신만의 도구를 개발하여 사용하기도 한다.

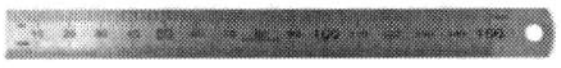

① 철자

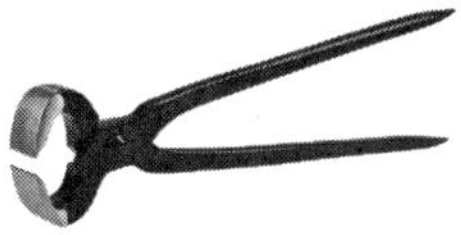

② 방울집게

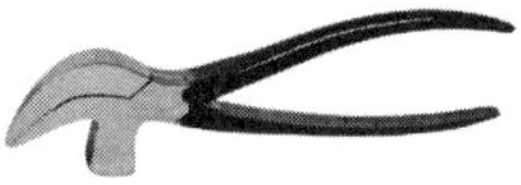

③ 핀서

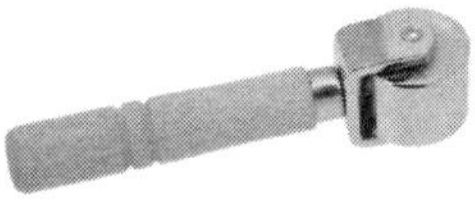

④ 압착 롤러

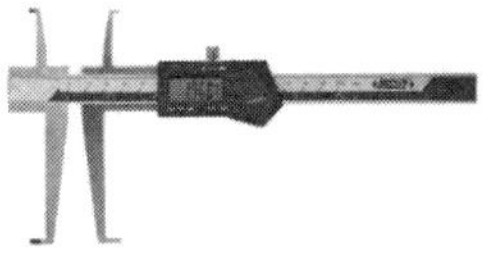

⑤ 너비 측정자

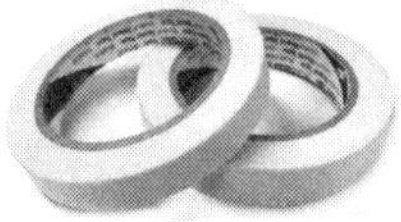

⑥ 5, 10mm 마스킹 테이프

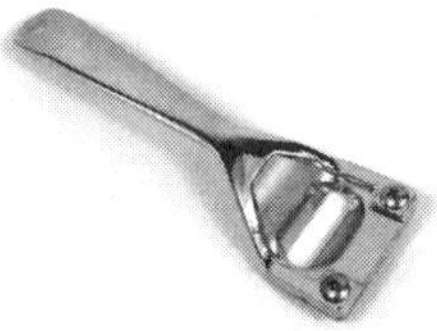

⑦ 손 피할기

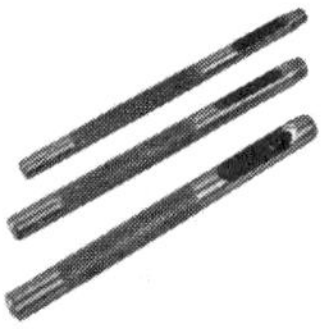

⑧ 펀칭도구

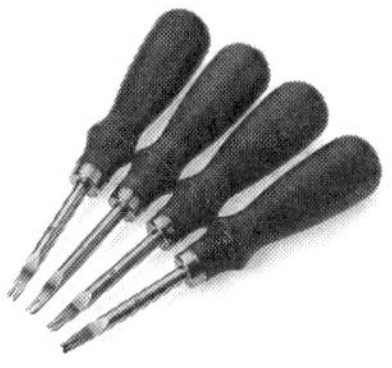

⑨ 엣지 베베러 모서리 다듬기

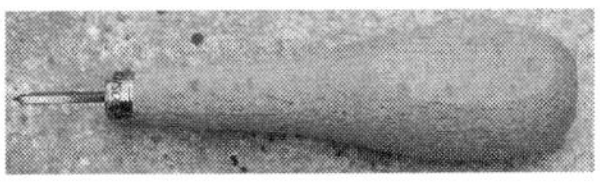

⑩ 마름송곳 다이아몬드형

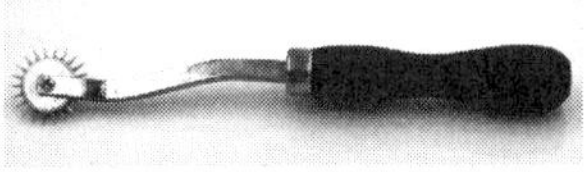

⑪ 스티치 마킹 휠

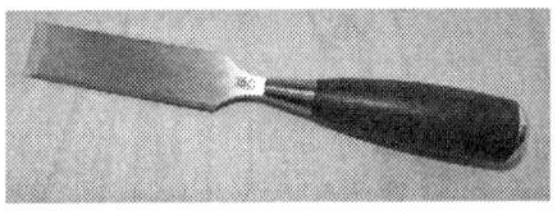

⑫ 일자 절개도 수평 자르기 끌

제2부. 신발보조기학 실습

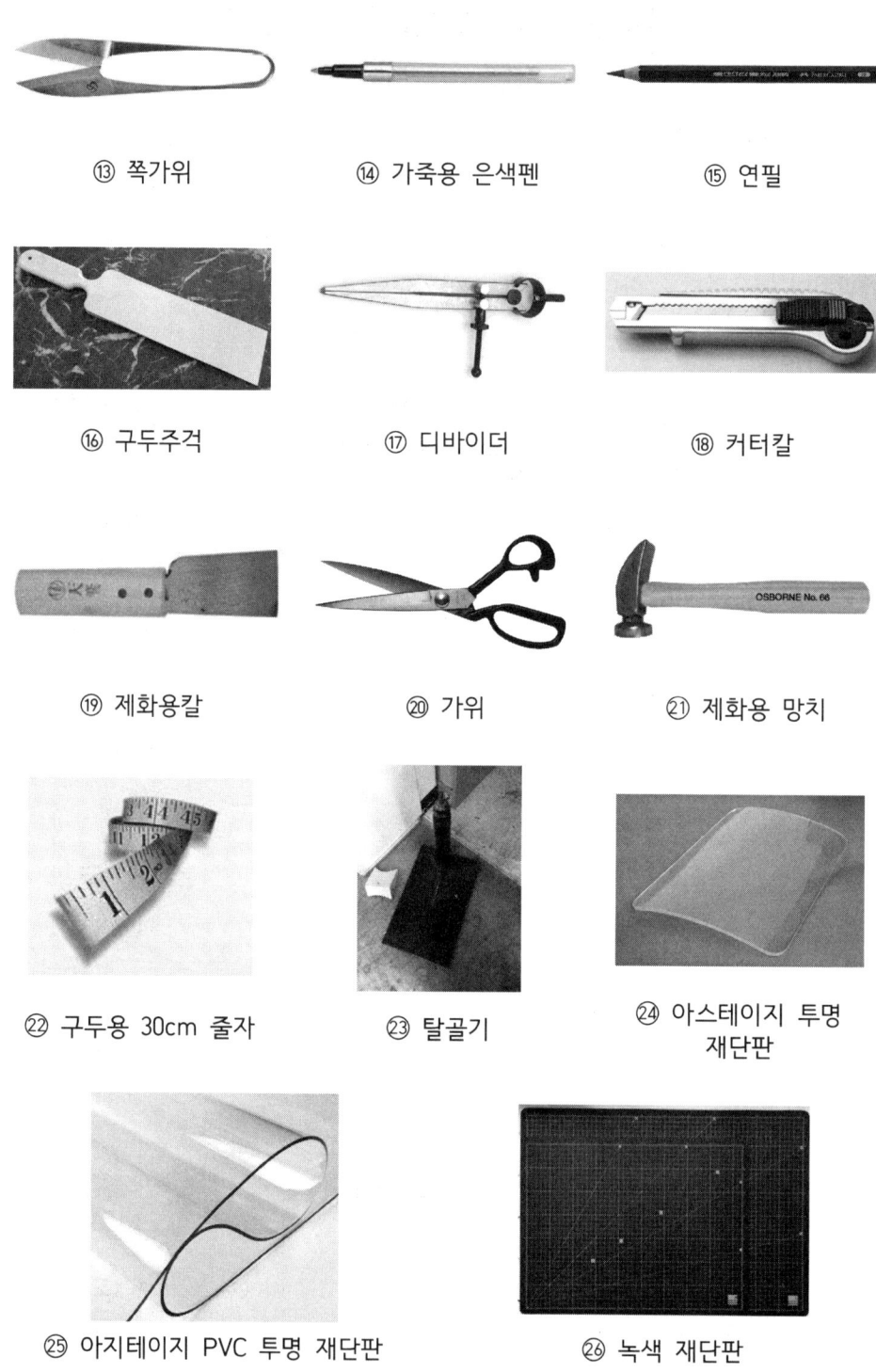

⑬ 쪽가위　　⑭ 가죽용 은색펜　　⑮ 연필

⑯ 구두주걱　　⑰ 디바이더　　⑱ 커터칼

⑲ 제화용칼　　⑳ 가위　　㉑ 제화용 망치

㉒ 구두용 30cm 줄자　　㉓ 탈골기　　㉔ 아스테이지 투명 재단판

㉕ 아지테이지 PVC 투명 재단판　　㉖ 녹색 재단판

제5장. 신발 제작용 도구와 장비

2. 신발 제작용 장비

신발 제작에 필요한 기계는 작업 규모에 따라 반자동 과정, 전자동 과정을 거치게 되며, 수작업으로 제작한 신발이라도 일부 공정은 기계를 사용한다.

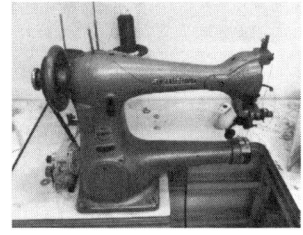 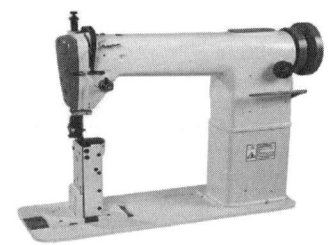

① LZ2-D530제화용 (18종)미싱
신발을 돌리며 봉제할 수 있게 바늘대가 봉처럼 튀어나와 있다.

② KM 380 타프미싱
제화용 재봉틀로 신발의 각 연결부 위나 골 둘레 부위를 봉제하기 쉽게 설계되어 있다.

③ KM-818 재봉기
일명 '말뚝 미싱 높은 봄이 달리 장화같이 긴 신발을 통제하기 쉽다.

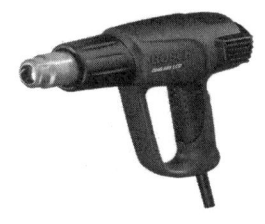 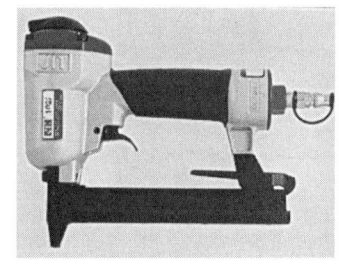 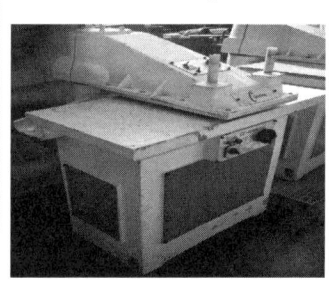

④ 히트건
신발에 부분적으로 열을 주어 주름 등을 제거할 때 그리고 본드를 바르고 말리거나 마른 본드에 열을 가하여 접착성을 높이기 위하여 사용한다.

⑤ 에어타카
'ㄷ'자형의 못으로 중창을 라스트에 고정하고, 본드를 사용하여 갑피나 내피 등을 중창에 고정할 때 사용한다.

⑥ 유압재단기
철형에 압력을 가하여 가죽을 자르는 정밀 재단 기계로 작동이 빠르고 조작이 간편하여 생산성이 높고 평면 오차가 없다.

제2부. 신발보조기학 실습

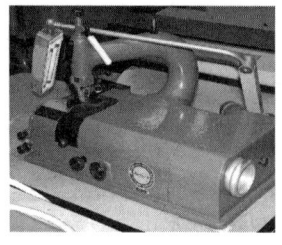

⑦ 스카이빙 머신

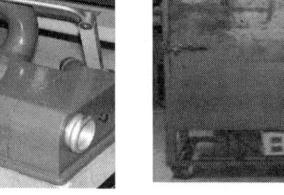

⑧ 건조기

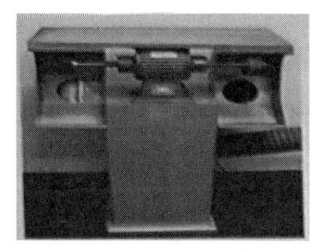

⑨ 기모기(그라인더)

가죽의 끝단을 얇게 비스듬하게 깍아주는 기계로 5 ~ 20mm로 폭을 조절할 수 있다. 가죽 접기하기 위한 과정이다.

신발을 말리는 장비로 구두의 형태를 유지하고 잔주름을 제거해주는 기계로 온도를 80℃ 18분 정도에 맞추고 건조 시킨다.

갑피 골밥 부분을 겉창에 잘 붙도록 골고루 사포로 갈아 준다.

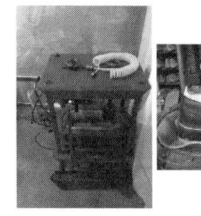

⑩ 압축기

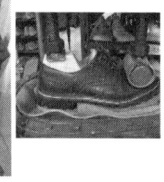

⑪ 스프레이기

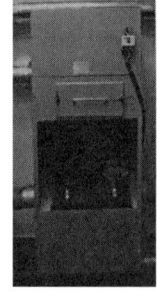

⑬ 집진기

갑피와 바닥창을 부착하는 기계로 에어 밸브로 작동하여 압축시킨다.

신발의 표면에 스프레이를 뿌려 색을 입히고 광택제를 뿌린다.

작업 중에 생기는 가루 또는 분진을 흡입하는 용도로 사용한다.

3. 수제화에 사용되는 접착제

① 스타 본드 신발용 #950

- 범용으로 도포한 후 5시간 경과 후 접착이 가능하여 작업성이 우수.
- 수정을 많이 해야 하는 부위를 붙일 때 좋다.
- 완전히 건조될 때까지 몇 번이고 뗄 수 있다.
- 접착제

② 스타 본드 신발용 #600

- 제화 월형, 선심 작업용. 접착강도는 #B5와 #500번 중간타입.
- 접착제

③ 스타 본드 신발용 CS-9000

- 경화제가 필요 없는 CR계 범용 접착제.
- 제화(합성고무, EVA foam, 가죽 등), 등 광범위한 재질에 사용할 수 있는 만능형 접착제로, 초기 응집력, 접착성, 내열성 및 작업성이 우수하다.
- 접착제

④ 스타 본드 신발용 CS-8000

- Hypalon, EVA, 고무용 접착제.
- EVA foam 등 다공질성 재질에 침투성이 우수하며, RB foam, 고무 등의 재질에 사용한다.
- Hypalon용 접착제로서 접착력 및 작업성이 우수하다.
- 고무용 접착제

⑤ 스타 본드 신발용 PUR-65

- PU sole, PVC sole, Phylon sole, TPU sole 및 합성 피혁용 선처리제 (PU계 접착제 병행).
- 피착제에 대한 침투력 및 계면 결합력이 우수하다.
- PU sole 및 합성피혁은 MEK 세척 없이 도포가 가능하다.
- 선처리제

제6장. 발 측정하기

맞춤형 신발은 발의 교정, 보정, 예방, 치료 효과를 위하여 개별적으로 맞추는 신발이다. 이 맞춤형 신발은 발에 부하 되는 체중을 분산시키고 예민한 부분은 압력을 감소시켜 최적의 상태를 유지하고 보행할 수 있도록 도움을 주는 것이다.

1. 발 측정 준비

발의 측정은 직접 측정과 간접 측정으로 나눌 수 있다. 직접 측정은 착용자의 발을 직접 측정하여 얻은 수치이고, 간접 측정은 발의 외곽선을 그린 외곽선을 기준으로 측정한 수치이다. 현재는 정장화 등 신발의 길이 측정 부위는 발 길이, 발등 둘레, 발 둘레의 3항목만 선택하여 구두를 설계 제작하고 있으나 정형화는 발가락의 높이와 발등의 높이, 발굽 높이, 발목의 둘레 등 발의 형태에 따라 측정 부위가 추가된다.

1) 발 측정할 때 주의 사항

맞춤형 구두는 겨울용 신발과 여름용 신발로 나누어 측정하게 된다. 측정할 때는 겨울일 경우 겨울용 양말 또는 신고 있는 양말을 신고 측정해야 한다. 즉 겨울에 여름용 양말 또는 맨발로 측정하면 신발을 제작한 후 착용했을 때 양말을 신고 신발을 신었을 때 신발이 작게 느껴질 수 있어 계절에 신는 양말을 신고 측정해야 한다.

2) 발 측정 준비물

고객 카드, 측정 기록지, 처방전, 줄자, 볼펜, ritz stick, brannock device (그림 6-1), 마킹펜, 족문 검사판

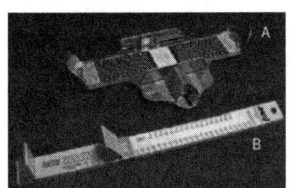

그림 6-1. ritz stick(A), brannock device(B)

2. 장애인용 맞춤형 신발 제작을 위한 기록 사항

(1) 기본 인적 사항

① 성명, 나이, 연락처 등 기록
② 건강보험 대상자 또는 지역 가입 대상자 확인 기록
③ 대상자의 체중, 신장 기록
④ 환자의 병력(과거 병력, 현재 병력), 직업 등을 기록

(2) 진단명을 확인한다.

① 진단명을 기록한다.
② 선천성, 후천성, 후천성인 경우 그 원인을 기록한다.
③ 마비성 질환의 경우 이완성인지, 경련성인지를 기록한다.

(3) 발의 모양을 관찰하고 기록한다.

① 앉았을 때, 서 있을 때, 보행할 때 평가하고 기록한다.
② 발과 발가락의 변형이 보행할 때와 보행하지 않을 때 변화를 기록한다.
③ 무지외반증, 무지강직증, 갈퀴족지(claw toe), 망치족지(hammer toe), 추족지(mallet toe) 등의 변형을 확인하고 기록한다.
④ 발목관절(talocrural joint)에 발등굽힘과 발바닥굽힘을 측정하고 기록한다.
⑤ 거골하관절(subtalar joint)에서 안쪽번짐(내반)이나 가쪽번짐(외반)의 변형이 있는지 확인한다.
⑥ 족근간관절(midtarsal joint)에서 전족부의 안쪽번짐, 가쪽번짐 변형이 있는지 확인한다.

(4) 하지의 움직임에 제한이 있는 경우 관절 운동(ROM)을 평가하고 그 결과를 기록한다.

① 엉덩관절, 무릎관절 및 발목관절의 운동 범위를 측정하여 기록한다.
② 거골하관절의 안쪽번짐과 가쪽번짐 운동 범위를 측정하여 기록한다.
③ 제1열의 움직임을 평가하여 그 결과를 기록한다.

(5) 필요한 경우 하지의 근력을 검사하고 기록한다.

(6) 피부 상태를 확인하고 기록한다.

① 발에 굳은살(callus)이 있는지 있으면 위치를 표시하고 기록한다.
② 찰과상, 수술창, 궤양 등 피부 손상이 있는지를 위치와 상태를 기록한다.
③ 기타 통증 부위나 피부가 민감한 부위를 표시하고 기록한다.

(7) 체중 부하 유무에 따른 통증을 구별하고 부위를 표시하고 기록한다.

(8) 부종 유무는 검사자가 손가락으로 눌러 자국이 남을 정도의 부종인지 검사한다(움직이지 않을 때 혹은 보행 후 나타나는 부종인지 기록한다.)

(9) 신발 착용에 대하여 기록한다.

(10) 현재 착용하고 있는 신발의 형태 기록한다.

① 몸을 움직여 손이 발 또는 신발에 닿는지 확인하고 기록한다.
② 구두끈을 묶을 수 있는지 기록한다.
③ 현재 신고 있는 신발의 상태를 관찰 기록한다(구두 밑창의 마모, 선단의 닳은 모양).
④ 신발의 변형 정도를 기록한다(안쪽으로 넘어졌는가, 가쪽으로 벌어졌는가. 등)

(11) 보행을 평가하고 그 결과를 기록한다.

(12) 보행의 패턴을 관찰하고 기록한다.

(13) 하지에 근력 약화가 있는 경우 보행할 때 발뒤축 닿기와 발가락이 지면에서 떨어질 때 불안정성, 정렬의 이상 여부를 기록한다.

제6장. 발 측정하기

발 측정 기록지

복지카드		기록		측정자	
				제작자	

이름		전화번호		제작일자	2022년 월 일
주소					

족부질환명 :	선천성 :	후천성 :
마비성 질환	이완성 질환	경련성 질환
앉아있을 때 발, 발가락 변형	서 있을 때 발, 발가락 변형	보행할 때 발, 발가락 변형

비체중부하 시 발, 발가락 변형	체중부하 시 발, 발가락 변형

무지외반증	무지강직증	갈퀴발	망치발가락	추족지

발목관절(talocrural joint)	발바닥굽힘:	발등굽힘
거골하관절(subtalar joint)	내반:	외반:
족근간관절(midtarsal joint)	내반 :	외반:
전족부		

하지의 관절운동범위(ROM) 평가

고관절		슬관절		발목관절	
거골하관절		내반:		외반:	

제1열의 움직임평가

피부 상태	중족골두아래 굳은살(callus)	수술 부위, 찰과상, 궤양 등 피부 손상	기타 통증 부위나 민감한 부위

안정시 통증 부위		체중부하시 통증 부위	
부종	안정시 부종	보행 후 부종	

신발 및 신발 착용 방식	구두 착용	가능 불가능	
	구두끈 묶기	가능 불가능	

기존의 발 상태	뒤꿈 마모 상태	앞코 마모 상태

보행 평가	편위 검사	뒤축 닿기 상태	발가락 떼기 시 상태

3. 발 측정하기

평상시 신던 양말을 신고 발을 측정한다. 볼펜의 두께나 연필의 두께를 고려하고 발은 움직이지 않도록 한다. 외곽선을 그리고 엄지발가락과 발뒤꿈치의 끝점을 V자로 표시한다. 볼 둘레와 발등 둘레는 줄자의 위치를 표시하고 발뒤꿈치 둘레와 발목의 두께도 측정하여 기록하여 참고할 수 있도록 한다.

(1) 준비물

취형지, 볼펜(연필), 신발용 30cm 줄자, 30cm 철자

(2) 줄자를 이용 발의 둘레 측정

정확한 치수 측정을 위하여 세 번 이상 반복 측정한다.
체중 부하 상태에서 치수를 측정한다.

① 발길이
② 발볼 둘레 측정
③ 발등 둘레 길이
④ 발뒤꿈치 둘레 길이
⑤ 발볼 너비
⑥ 발목 둘레 길이

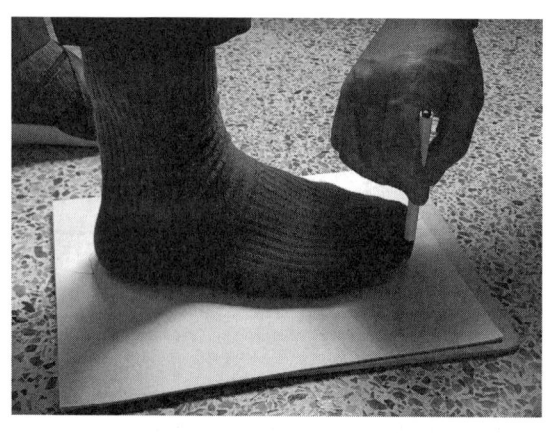

1. 발을 취형판 또는 편평한 보드에 볼을 올려놓고 볼펜을 수직이 되도록 세우고 발의 외곽선을 그린다.

제6장. 발 측정하기

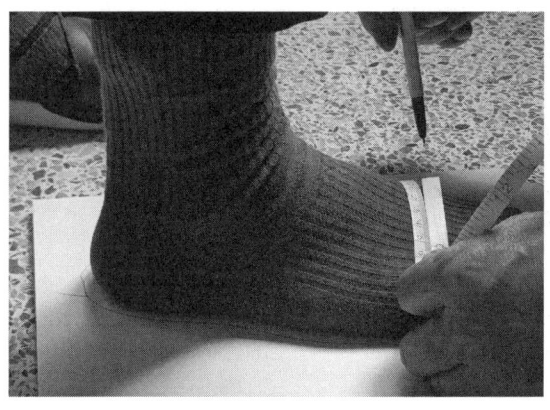

2. 줄자를 이용하여 제1~5번째 발허리뼈머리 둘레를 측정한다. 줄자의 위치를 기록지에 표시한다.

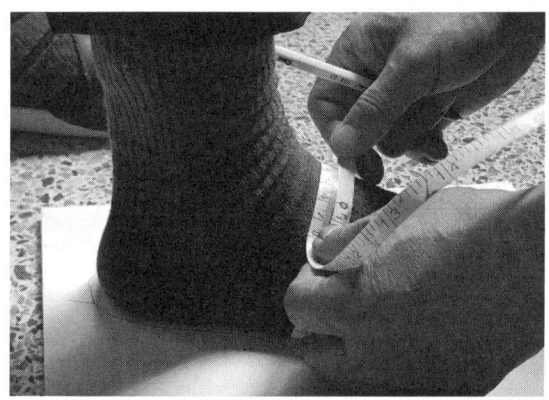

3. 발바닥의 아치(내측 세로아치)의 중앙에서 발등을 지나는 발등 둘레를 측정한다.

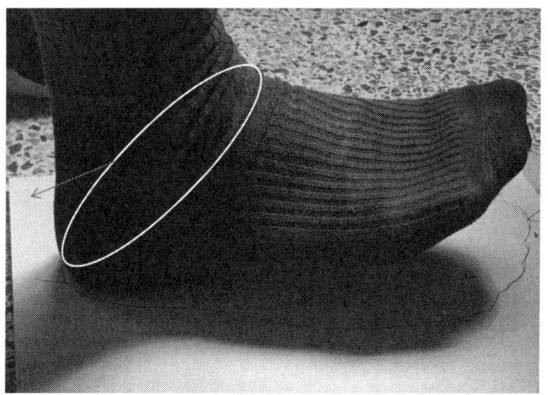

4. 발뒤꿈치 둘레를 측정한다.

제2부. 신발보조기학 실습

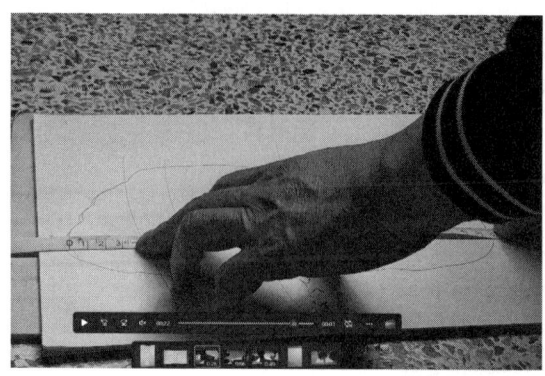

5. 발등과 발볼 측정 후 발의 전체 길이를 측정한다.

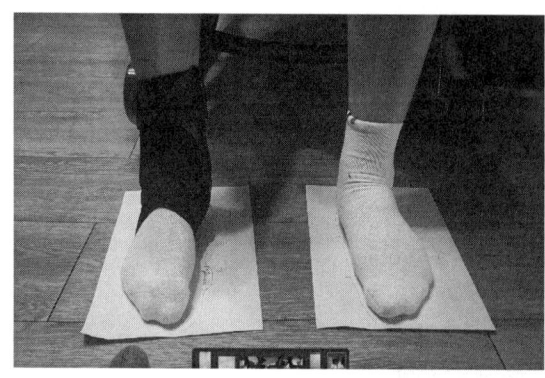

6. 발목 보조기를 착용하고 있는 경우, 발목의 둘레, 너비, 뒤꿈치에서 발목의 경계 부분을 측정한다.

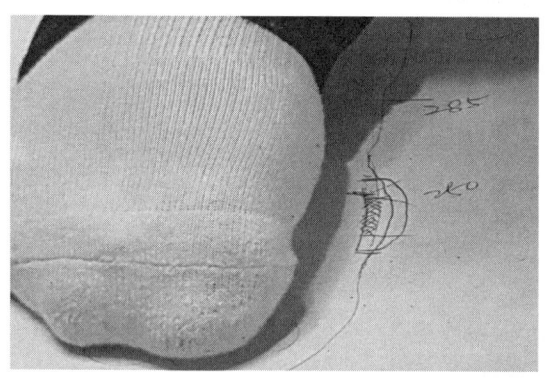

7. 발에서 통증(pain)이 있거나 민감한 부위가 있는 경우, 그 위치를 표시한다.

제6장. 발 측정하기

(3) 철자를 사용한 높이 측정

① 지면에서 바깥 복사뼈(점)까지 높이 측정
② 지면에서 발등(주상골 상방)까지 높이 측정
③ 지면에서 엄지발가락까지 높이(두께) 측정

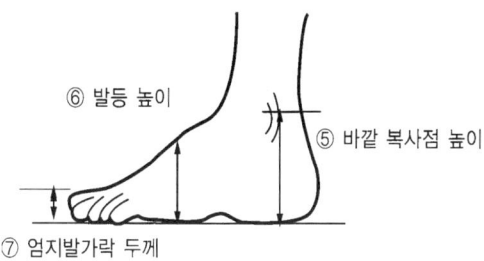

그림 P2-10. 발의 높이 측정 부위

※ 줄자를 이용한 치수 측정 방법

 항상 정확한 측정을 위하여 측정 부위에 줄자를 위치시키고 줄자를 당겨 압박한 다음 느슨하게 풀면서 피부에 주름이 없어질 때 그리고 피부와 줄자의 표면이 일치할 때 멈추고 치수를 읽어 기록한다.

제2부. 신발보조기학 실습 •

발 측정 기록지

1 발길이 _____

2 볼 둘레 _____

3 발등 둘레 _____

4 발뒤꿈치 둘레 _____

5 발볼 너비 _____

6 발목 둘레 _____

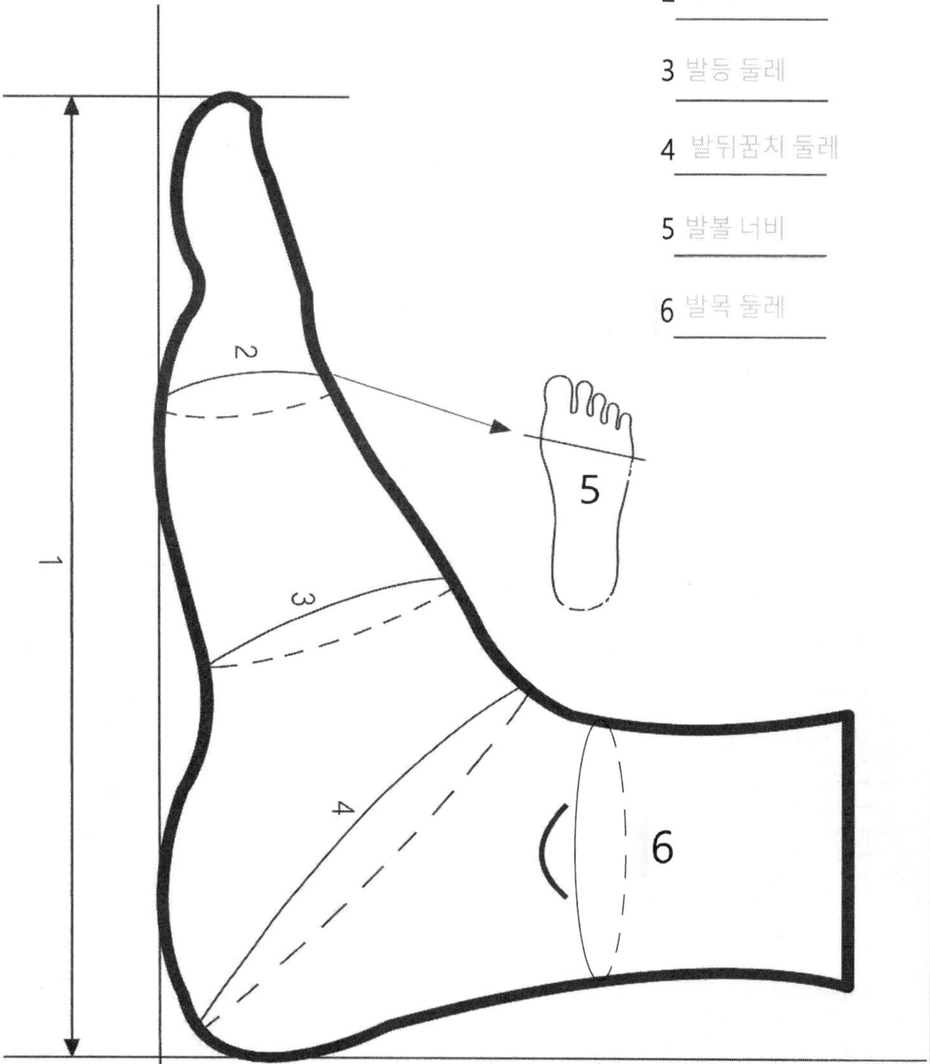

표 P2-10

제6장. 발 측정하기

발 측정 평가 학습 평가

- 학습자가 평가항목을 성공적으로 수행하였는지를 평가해야 한다.
- 평가 사항
- 체크 리스트를 통한 평가

학습 내용	평가 항목	성취 수준		
		우수	보통	부족
측정				
	- 맞춤형 교정용 신발 제작에 필요한 검사와 평가			
	- 순서에 따라 발 치수 측정			
	- 발 치수 측정을 위한 도구 안전 사용			
	- 재료, 자료, 기기의 사용			
라스트 선택				
	- 발 기록지에 따른 라스트 선택			
	- 수정을 위한 재료, 자료, 기기 준비			
	- 도구 사용			
	- 라스트 수정을 위한 재료 선택			
	- 기록지에 따른 라스트 수정 지식			

1. 체크 리스트를 통한 실습 평가
- 실습 수행 능력이 '부족(60점 미만)'인 경우 실습 재교육
- 평가 결과가 60점 미만(100점 만점)인 학생들에게는 추가 교육 및 재평가

제7장. 라스트 선택 및 수정

한국산업규격 KS 신발 분류체계에서 라스트는 길이와 볼의 너비, 둘레에 따라 평균치를 참고하여 만들어진다. 라스트를 선택할 때 발의 길이와 볼의 둘레를 측정한 수치로 결정하고 발의 외곽선을 그린 기록지를 참고하여 선택하게 된다. 만약 선택한 라스트의 볼의 너비가 크거나 작은 경우라면 라스트의 볼 너비와 높이를 수정할 수 있다.

한국산업규격에서 제시한 신발 호칭 분류체계를 바탕으로 라스트를 선택한다. 만약 발 변형이 심하여 분류체계를 이용하여 라스트를 선택하거나 수정할 수 없는 경우라면 라스트를 맞춤형으로 제작해야 한다.

1. 라스트 선택

1) 라스트는 한국산업규격 KS 분류

한국산업규격에서는 라스트를 4가지 종류로 분류하고 있다.

표 7-1. 한국산업규격 KS(라스트)

종류	기호	설명
성인 남자용	ML	18세 이상의 남자용
성인 여자용	WL	18세 이상의 여자용
청소년 남자용	YML	12~17세의 남자용
청소년 여자용	YWL	12~17세의 여자용

2) 한국산업규격 KS 신발 분류 체계(표 P3-2)

한국산업규격 KS의 신발 분류체계는 동일한 발 길이에 발 둘레의 크기를 나누고 둘레 기호를 C, D, E, EE, EEE, EEEE, F 등의 7가지로 분류하였다(표 7-2). 한국에서는 발길이는 5mm 간격으로 커지고, 볼의 둘레는 6mm 간격으로 커지게 된다.

표 7-2. 한국 성인 남자용 발 둘레 및 골 둘레

단위 : mm

발길이 호칭	둘레 치수 발길이	C 발둘레	C 골둘레	D 발둘레	D 골둘레	E 발둘레	E 골둘레	EE 발둘레	EE 골둘레	EEE 발둘레	EEE 골둘레	EEEE 발둘레	EEEE 골둘레	F 발둘레	F 골둘레
225	221~225	-	-	222	214	228	220	234	226	240	231	-	-	-	-
230	226~230	219	211	225	217	231	223	237	229	243	234	249	240	-	-
235	231~235	222	214	228	220	234	226	240	231	246	237	252	243	258	249
240	236~240	225	217	231	223	237	229	243	234	249	240	255	246	261	252
245	241~245	228	220	234	226	240	231	246	237	252	243	258	249	264	255
250	246~250	231	223	237	229	243	234	249	240	255	246	261	252	267	257
255	251~255	234	226	240	231	246	237	252	243	258	249	264	255	270	260
260	256~260	237	229	243	234	249	240	255	246	261	252	267	257	273	263
265	261~265	240	231	246	237	252	243	258	249	264	255	270	260	276	266
270	266~270	243	234	249	240	255	246	261	252	267	257	273	263	279	269
275	271~275	-	-	252	243	258	249	264	255	270	260	276	266	-	-

3) 라스트를 선택할 수 없는 경우

만약 발의 변형이 심하거나 발 둘레 치수가 표준 사이즈를 벗어나 적합한 라스트가 없는 경우

① 발 길이와 발 둘레 치수에 가장 근접한 발 라스트를 선택한다.
② 발 둘레에 맞게 라스트에 코르크나 스펀지 재질을 덧붙여서 수정한다.

4) 측정지에 기록된 나머지 치수들과 비교하여 선택한 라스트의 적합성 판단과 수정

① 치수의 차이가 심한 경우 부분적으로 수정한다.
② 수정은 라스트에 코르크를 덧붙이거나 깎아 조절하는 방법으로 치수를 조정한다.

5) 라스트(shoe last) 선택 요령

(1) 발볼 둘레에 의한 라스트의 발볼 둘레 위치 및 측정

기록지를 참고하여 라스트를 선택하고 발의 길이와 둘레의 길이를 점검한다. 라스트 선택할 때 예를 들어 남성의 발 길이가 250cm, 발 둘레가 237cm이면

제2부. 신발보조기학 실습

ML 성인 남자용 250D의 라스트를 선택한다(표 P3-2). 점검할 때 철자를 사용하여 라스트의 안쪽과 가쪽의 전족부(발 앞쪽 부분)와 후족부(발 뒤쪽 부분)에 일치시키고 철자와 라스트가 닿는 부분의 중간을 A,B,C,D로 표시한다(사진 P3-3). 발의 가장 넓은 부위는 발허리뼈머리 부분으로 라스트의 B와 C 지점이다. 라스트의 B와 C 지점의 둘레를 줄자 사용하여 측정한다. 측정할 때 줄자가 B지점에서 시작하여 발등을 지나 C의 지점을 통과하고 발바닥을 지나 다시 B점에서 일치하도록 하고, 줄자의 눈금을 기록한다(사진 P3-4). 이때 줄자의 눈금은 표준골의 앞쪽으로 향하게 하고, 라스트의 면과 모서리에서 줄자가 들뜨지 않도록 하여 최단 거리를 측정한다.

(2) 라스트의 둘레 측정

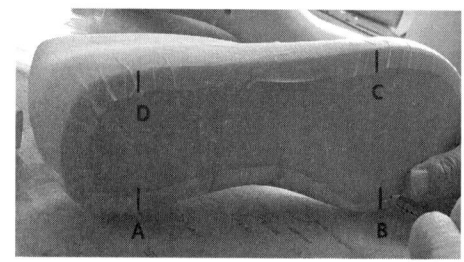
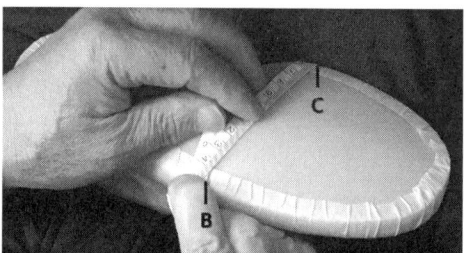

1. 테이블 바닥 또는 철자를 안쪽과 가쪽에 부착하고 철자가 닿는 부분을 표시한다.
2. B와 C를 연결하는 둘레의 길이를 측정한다.

2. 코르크(cork)를 사용한 라스트(last) 수정

신발을 만들기 위해서는 꼭 필요한 준비물이 라스트이다. 발을 측정하고 라스트를 선택하려 하지만 적절한 라스트를 선택할 수 없는 경우, 그리고 특정 부위가 아프거나 예민한 부분의 통증과 압박을 줄이고 싶을 때 기존의 라스트로는 제작할 수 없게 된다. 너무 변형이 심한 발은 사용자에게 맞는 라스트를 제작하는 것이 필요하다. 하지만 발의 볼의 둘레, 또는 높이 등 약간 다른 차이로 비용과 시간을 들여 라스트를 제작하는 것보다 수정할 수 있다면 시간과 비용을 줄

제7장. 라스트 선택 및 수정

일 수 있다. 사용자가 발에 맞는 신발을 요구하는 경우 시간을 허락하고 비용을 내는 경우 사용자의 발에 맞는 라스트를 새롭게 제작할 수 있고, 라스트를 새롭게 제작하지 않으면 않되는 경우에는 사용자에게 말하여 새로 제작한다.

라스트 수정방법으로 코르크(cork)와 가죽(leather)을 붙여 둘레와 높이 그리고 특정 부위를 조절하는 방법을 소개하고자 한다.

기록지를 확인하고 발의 길이에 맞는 라스트를 선택한다. 코싸개의 발가락 여유 공간 보통 발가락 앞쪽으로 15mm 공간의 가지므로 발의 길이에 15mm를 더한 라스트를 선택한다. 선택한 라스트를 기록지의 발볼의 외곽선과 크기를 비교하고, 차이를 기록한다. 기록지의 발볼 둘레와 뒤꿉 둘레 등을 비교하여 차이를 기록한다. 라스트가 발보다 작은 경우 코르크를 사용하여 조절한다.

발목의 높이와 각도를 조절할 수 있는 발등 덧대기 쐐기(wedge)dhk 뒷굽 덧대기 쐐기(wedge) 제품이 있다. 발등 덧대기 쐐기(wedge)는 발목의 앞쪽 각도를 조절할 수 있고, 뒷굽 덧대기 쐐기(wedge)은 발목뒤쪽의 각도를 조절할 수 있다. 코르크로 발볼 둘레와 발등 높이를 조절한 후 신발에서 라스트를 빼내기 쉽게 비닐을 붙인다. 기록지에 따라 라스트를 수정하고, 준비된 라스트를 이용하여 갑피를 만든다.

※ 준비물 : 측정기록지, 라스트, 코르크, 가죽, 본드, 본드솔, 비닐, 열풍기, 목공용 줄, 구두칼(커터칼), 줄자, 가위

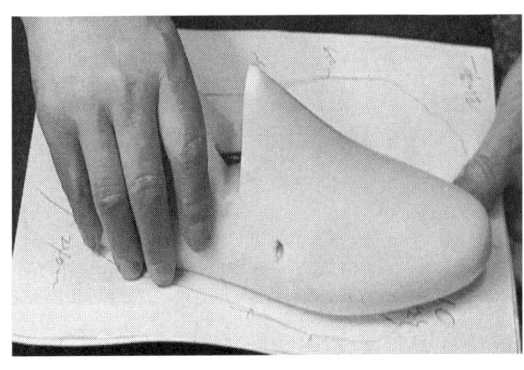

1. 기록지의 치수를 기준으로 라스트를 선택한다. 먼저 발의 길이에 맞추고 볼의 너비가 맞는 라스트를 선택한다.

제2부. 신발보조기학 실습

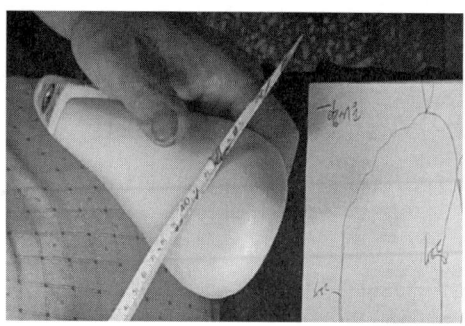

2. 기록지의 발볼 둘레와 라스트의 발볼 둘레를 비교하여 수치의 차이를 확인한다.

3. 본드를 바른 코르크를 준비한다.

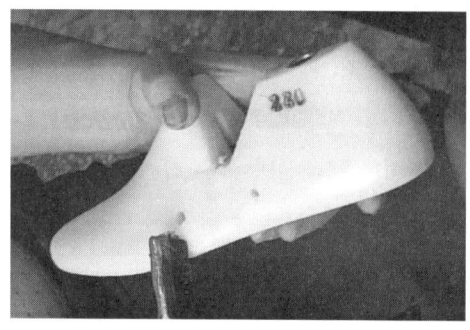

4. 라스트에 코르크를 덧붙일 부분에 본드를 바른다.

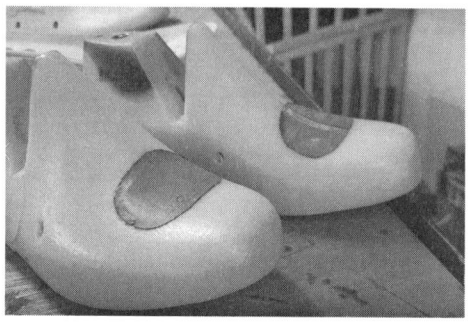

5. 발등 높이를 조절하기 위하여 가죽으로 발등 부분만 덧붙이기도 한다.

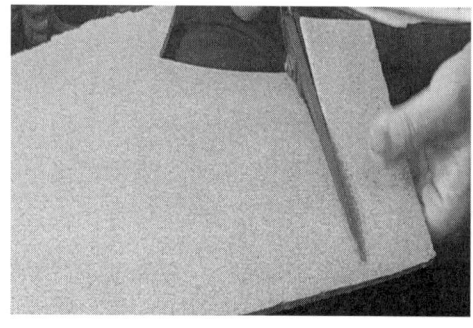

6. 본드를 칠한 코르크를 라스트에 덧붙일 위치의 크기에 알맞게 자른다.

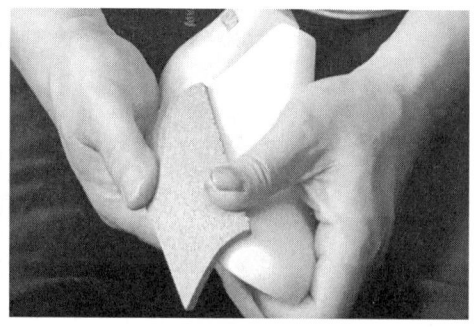

7. 본드를 칠한 라스트에 코르크를 덧붙인다.

제7장. 라스트 선택 및 수정

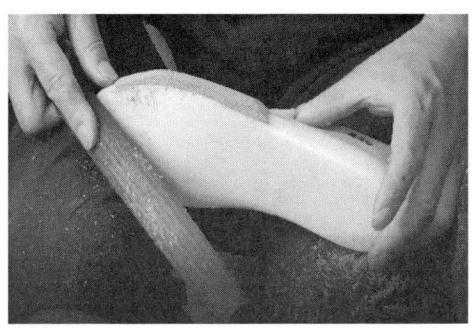

8. 목공용 줄을 사용하여 라스트와 코르크가 부드럽게 이어지도록 가공한다.

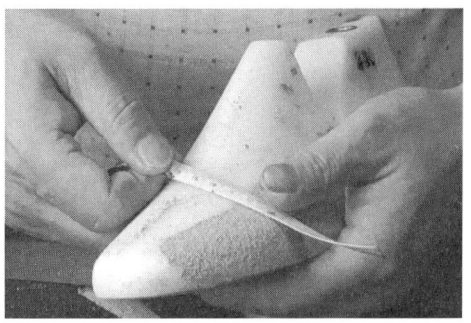

9. 줄자를 사용하여 발볼의 둘레와 라스트의 볼 둘레를 비교한다.

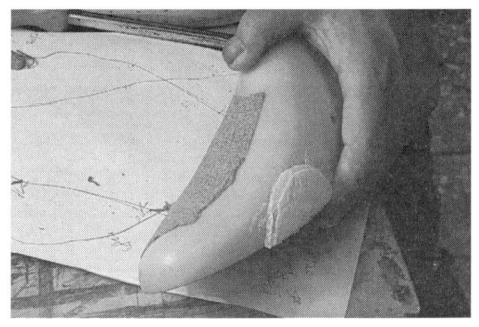

10. 피부가 민감하거나 통증이 심한 부분은 가죽을 덧댄다.

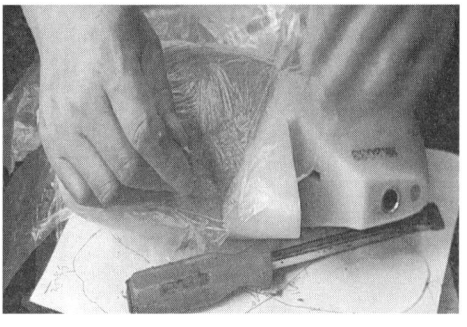

11. 발볼 둘레와 발등 높이를 조절한 후 신발에서 라스트를 빼내기 쉽도록 비닐을 붙인다.

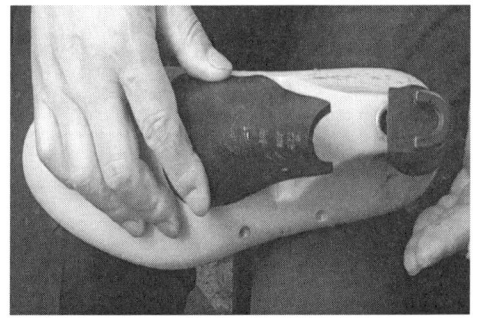

12. 발목 앞부분의 각도 조절이 필요한 경우 발목 앞세움 쐐기 덧대기를 추가하고, 발목 뒤세움 쐐기를 사용하여 뒷굽의 각도를 조절한다.

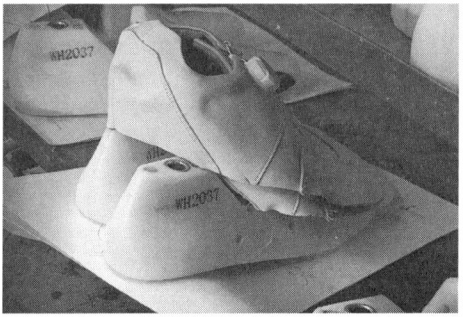

13. 기록지에 따라 라스트를 수정하고, 준비된 라스트를 참고하여 갑피를 만들 수 있다.

제2부. 신발보조기학 실습

3. 보조기를 위한 정형화 라스트 수정하기

라스트 수정은 발의 변형이나 보조기 위에 신는 경우 표준 라스트는 사용할 수가 없다. 측정한 취형지를 기준으로 덧붙이고 깍고 다듬어 만들어야 한다. 가장 많이 사용하는 방법은 코르크를 이용하는 것이다.

※ 준비물
취형지, 라스트, 코르크, 본드, 본드솔, 10mm 고무판, 목공용 줄, 구두칼, 에어타카, 구두못, 중창용 판, 오목판, 구두용 망치, 비닐봉지

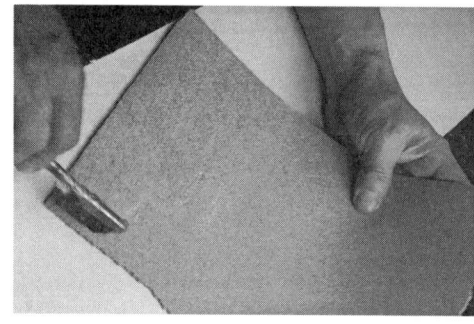

1. 코르크에 본드를 칠한다.

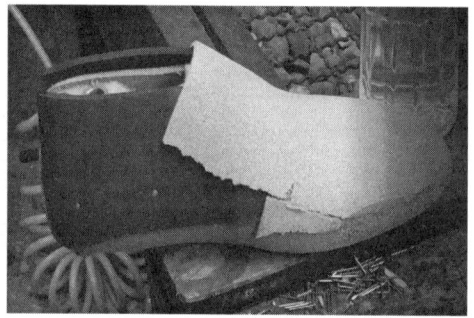

2. 라스트 수정 부위에 코르크를 덧붙인다.

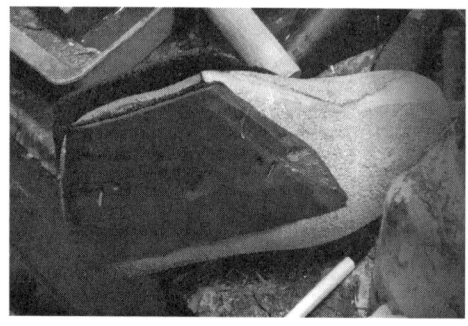

3. 수정된 라스트에 발등이 높이가 낮아 재 수정이 필요한 경우로 발등 부위에 코르크를 추가로 덧붙여야 한다.

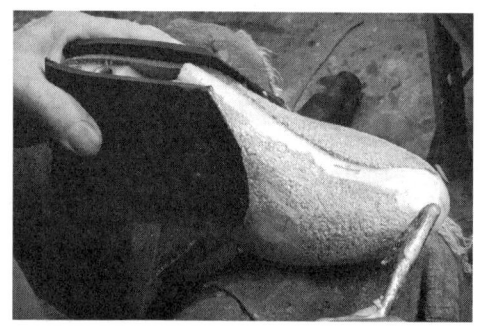

4. 라스트 발등 부분에 본드를 칠한하고 코르크를 덧붙인다.

제7장. 라스트 선택 및 수정

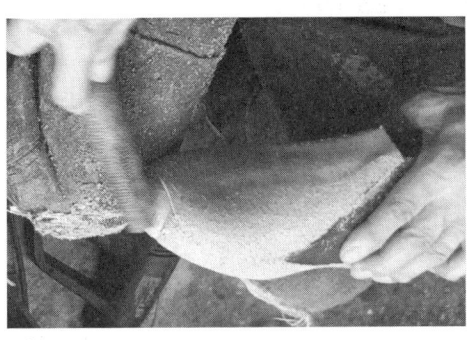 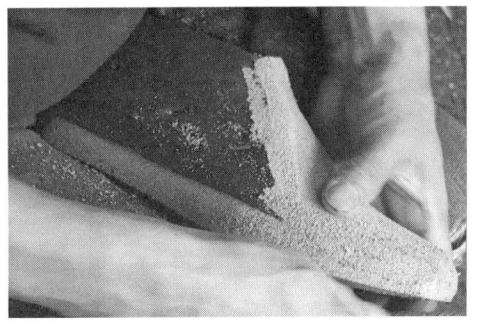

5. 덧붙인 코르크를 가공하기 위해 목공용 줄을 사용하여 모양을 다듬는다.

6. 볼 너비는 수정이 완료되었으므로 발등 높이만 수정하도록 한다.

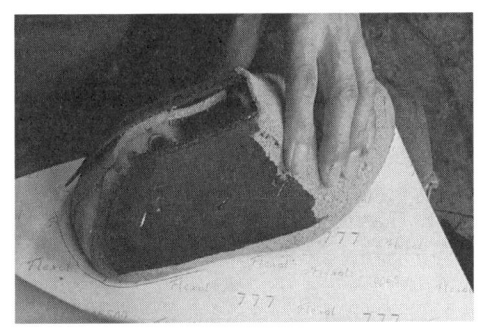

7. 수정된 라스트의 볼 너비와 볼둘레 발등 높이 등 점검한다.

8. 라스트 수정을 마무리하고 확인한다.

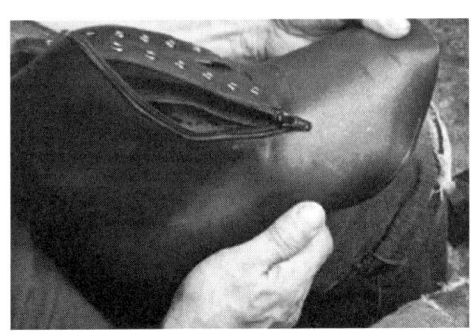

9. 갑피를 씌워 라스트를 점검한다. 이 때 갑피를 라스트에 씌우고 여분이 충분한지 점검한다.

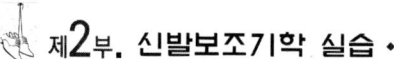

라스트 수정 학습평가

- 학습자가 평가항목을 성공적으로 수행하였는지를 평가해야 한다.
- 평가 사항
- 체크 리스트를 통한 평가

학습 내용	평가 항목	성취 수준		
		우수	보통	부족
측정				
	- 기록지에 따른 라스트의 비교 능력			
	- 순서에 따라 라스트 측정 능력			
	- 라스트 수정을 위한 도구 사용 능력			
	- 재료, 기기의 사용 능력			
라스트 수정				
	- 발 기록지에 따른 라스트 평가 능력			
	- 라스트 수정을 위한 재료, 자료, 기기 준비 능력			
	- 라스트 수정을 위한 도구 사용 능력			
	- 라스트을 수정을 위한 재료 사용 능력			
	- 기록지에 따른 라스트 수정 능력			

1. 체크 리스트를 통한 실습 평가
- 실습 수행 능력이 '부족(60점 미만)'인 경우 실습 재교육
- 평가 결과가 60점 미만(100점 만점)인 학생들에게는 추가 교육 및 재평가

제8장. 중창(midsole) 만들기

1. 중창(midsole) 만들기(첫번째 방법)

중창(midsole)은 발의 인솔(insole)과 구분할 필요가 있다. 인솔(insole)이 중창(midsole) 위에 놓이게 되고, 중창(midsole)의 바닥에 갑피 여분이 부착되는 부품이다.

중창(midsole)을 제작하기 위하여 수정된 라스트의 바닥이 보이도록 뒤집는다. 10cm 마스킹테이프를 붙이고 라스트의 가장자리를 따라 연필심을 옆쪽으로 탁본의 방법으로 칠한다. 칠할 때는 라스트 바닥의 중심에서 밖으로 연필심을 향하도록 하여 칠한다. 전체를 칠한 후 마스킹테이프를 떼어 패턴지에 옮겨 붙인다. 패턴 종이에 붙일 때 마스킹테이프 중심을 먼저 붙이고 양쪽으로 밀어 바닥에 견고히 붙인다. 연필 선을 따라 구두칼로 자른다. 자른 중창(midsole)을 라스트에 위에 올려 점검해야 한다.

※ 주의: 구두칼로 연필 선을 자를 때 하나의 선이 되도록 잘라야 한다. 갑피를 씌웠을 때 구두의 중창(midsole)에 따라 모양이 정해진다. 곡선이 잘못 그려지고 자른 부위가 바르지 않는 경우 구두도 그 모양도 그대로 만들어진다.

※ 준비물
라스트, 10cm 마스킹테이프, 커터칼, 구두칼, 가위, 패턴 종이, 연필(4B), 패턴용 고무판(칼판), 둥근 봉(송곳 손잡이 사용)

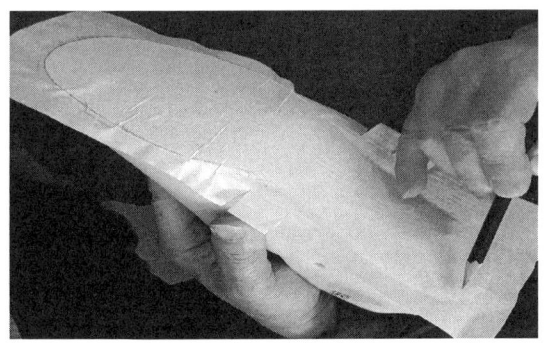

1. 라스트 발바닥면에 마스킹테이프가 견고하게 붙인다.

제2부. 신발보조기학 실습

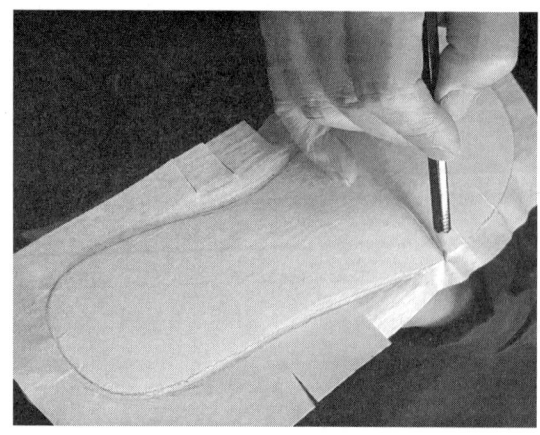

2. 연필심을 안쪽에서 바깥쪽으로 향하게 하고 라스트의 외곽선을 따라 그린다.

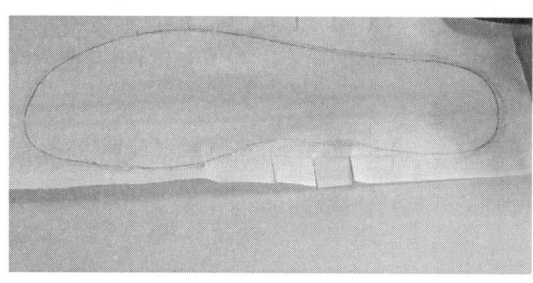

3. 외곽선을 다 그린 다음, 마스킹테이프를 라스트에서 분리하여 패턴지 위에 붙인다.

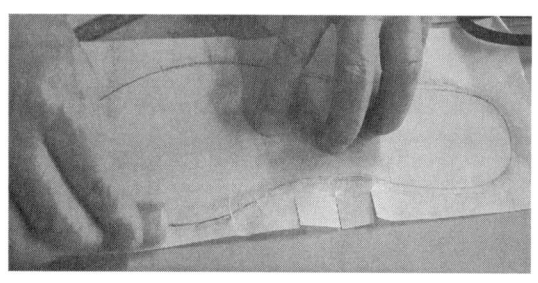

4. 마스킹테이프가 패턴지에 견고하게 붙도록 둥근 봉을 사용하여 붙이기도 한다.

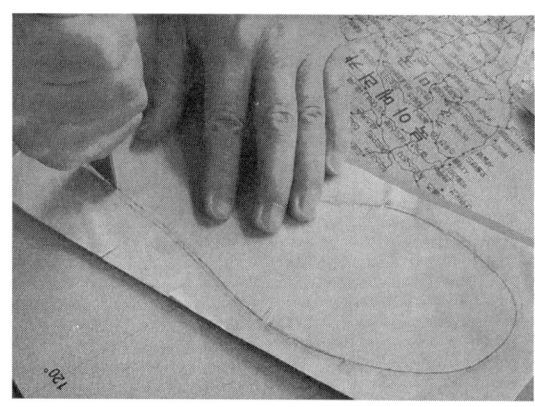

5. 연필선을 따라 구두칼로 하나의 곡선이 되도록 자른다.

제8장. 중창(midsole) 만들기

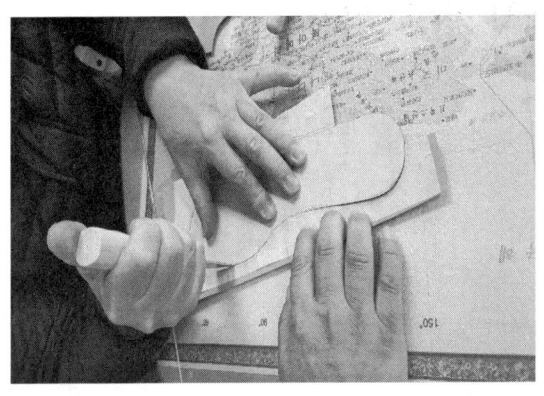

6. 구두칼로 자를 때에는 패턴용 고무판(칼판)을 위에서 자른다.

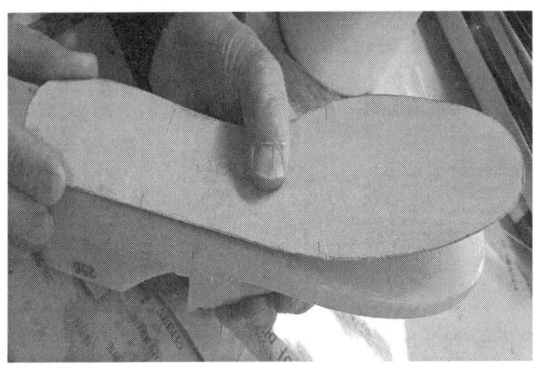

7. 라스트에 올려 크기와 길이를 점검한다.

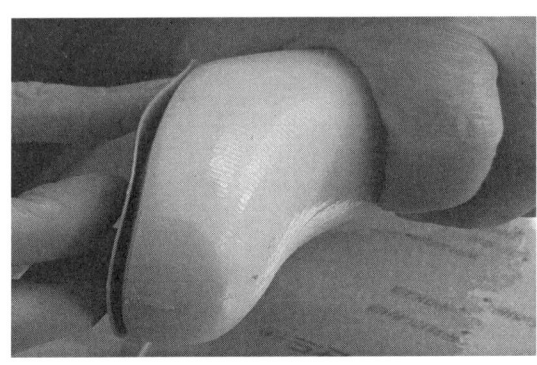

8. 라스트의 바닥은 곡면이기 때문에 손으로 고정하고 라스트의 바닥과 일치하는지 점검한다.

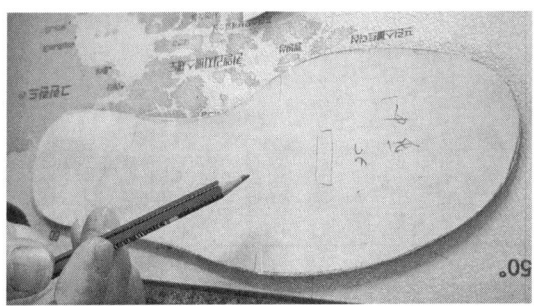

9. 중창(midsole)을 완성하고 전체의 디자인을 점검한다.

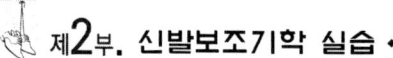제2부. 신발보조기학 실습

중창 제작 학습 평가

- 학습자가 평가항목을 성공적으로 수행하였는지를 평가해야 한다.
- 평가 사항
- 체크 리스트를 통한 평가

학습 내용	평가 항목	성취 수준		
		우수	보통	부족
중창 제작 평가				
	- 준비물 준비 능력			
	- 순서에 따라 중창 제작 지식 숙지 사항			
	- 마스킹테이프 부착 능력			
	- 라스트에 따른 마스킹테이프 외곽선 그리기 능력			
	- 패턴지에 마스킹테이프 옮겨 붙이기 능력			
	- 패턴지 위의 중창을 위한 외곽선 디자인 능력			
	- 커터칼 또는 구두칼을 사용한 자르기 능력			
	- 패턴지를 자른 부분의 마무리 능력			
	- 중창 완성도			

1. 체크 리스트를 통한 실습 평가
- 실습 수행 능력이 '부족(60점 미만)'인 경우 실습 재교육
- 평가 결과가 60점 미만(100점 만점)인 학생들에게는 추가 교육 및 재평가

제8장. 중창(midsole) 만들기

2. 수정한 라스트의 중창 만들기(두 번째 방법)

　수정한 라스트의 중창을 만드는 두 번째 과정이다. 라스트를 수정한 경우 일반적으로 판매되는 중창은 맞지 않아 맞춤형으로 중창을 제작하여야 한다. 수정된 라스트의 중창을 만들기 위해 중창용 판 위에 라스트를 올려 대략적인 외곽선을 그린다. 그린 선보다 약간 더 크게 자른다. 나무로 만들어진 오목판을 사용하여 잘라놓은 중창 판을 라스트의 바닥과 비슷하게 가운데를 망치로 두들겨 오목하게 바닥을 만든다. 만든 중창 모형을 라스트 바닥에 에어타카 또는 구두못으로 고정한다. 움직이지 않도록 손으로 누르고 구두칼로 라스트의 끝에 맞추어 잘라내고 자른 부위는 샌드페이퍼를 사용하여 부드러운 곡선이 되도록 다듬어 완성한다.

　※ 준비물
　　수정 라스트, 구두칼, 에어타카, 구두못, 중창용 판, 오목판, 구두용 망치

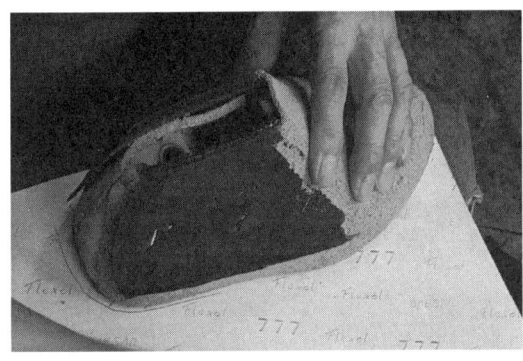

1. 맞춤형으로 중창을 제작하기 위하여 중창용 판에 라스트를 올리고 외곽선을 그린다.

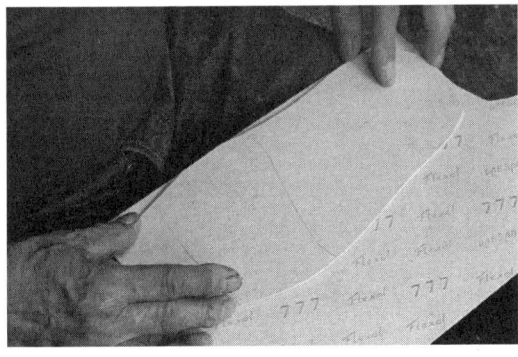

2. 중창은 좌,우로 2개를 만들어야 하지만, 양발의 크기가 다르다면 각각 중창을 다른 사이즈로 만들어야 한다.

제2부. 신발보조기학 실습

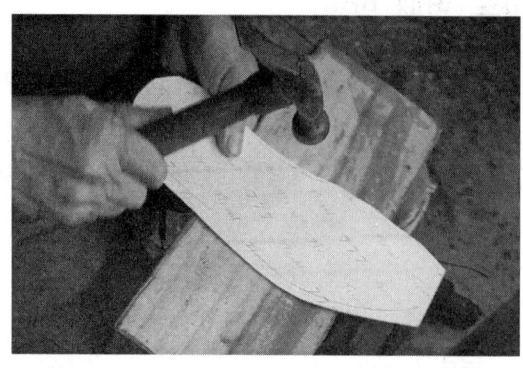

3. 중창의 중간 부분에서 앞 발바닥 중앙 부분을 오목하게 만들기 위해 오목한 판을 사용하여 중창을 오목하게 수정한다.

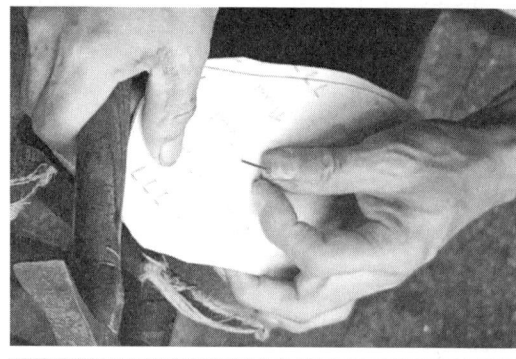

4. 라스트에 중창을 구두못으로 고정한다.

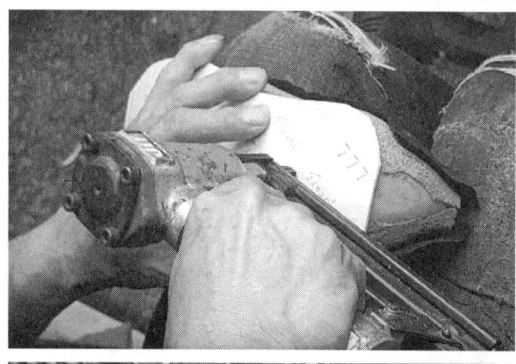

5. 또는 에어타카로 고정할 수 있다.

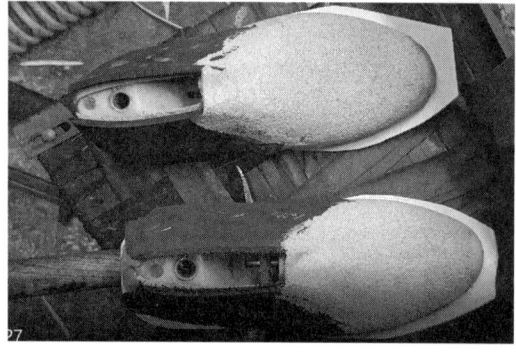

6. 라스트에 미리 재단한 중창을 고정한다.

제8장. 중창(midsole) 만들기

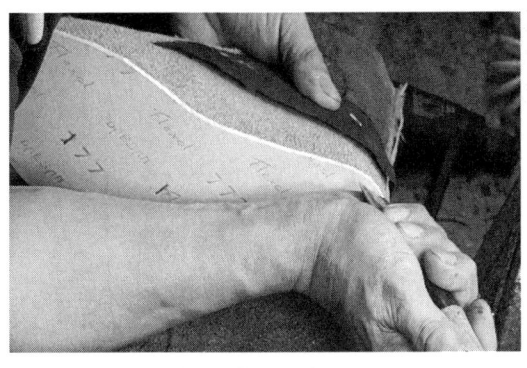
7. 고정된 중창을 라스트 크기에 맞게 구두칼로 자른다.

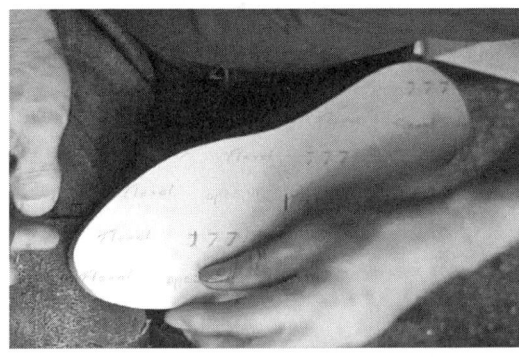
8. 라스트에 맞추어 자른 중창을 분리한다.

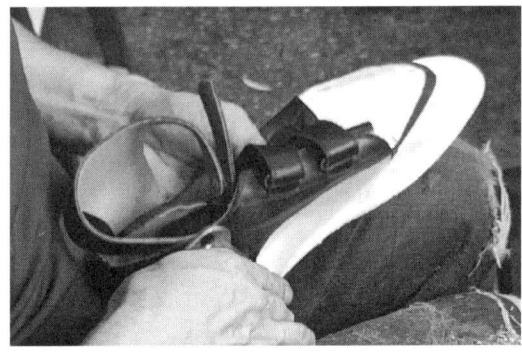
9. 착용해야 할 보조기 신발과 비교한다.

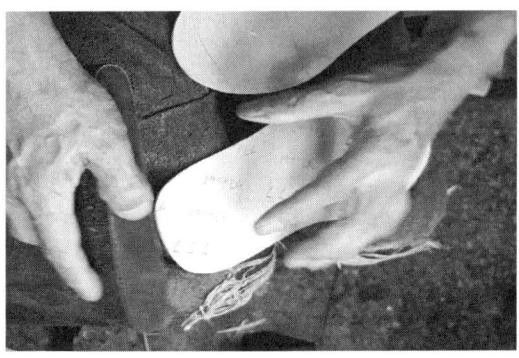
10. 구두칼로 자른 부분의 곡선이 자연스럽지 못하면 구두용 샌드 페이퍼를 이용하여 다듬는다.

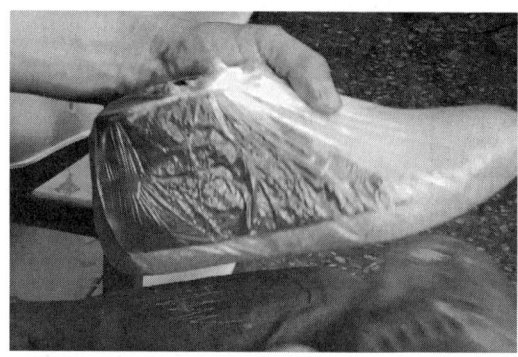

11. 코르크를 붙인 부분은 완성된 신발에서 탈골할 때 탈골이 어려울 수 있어 미끄러져 쉽게 빼낼 수 있도록 비닐을 붙이거나 비닐 봉투를 씌운다.

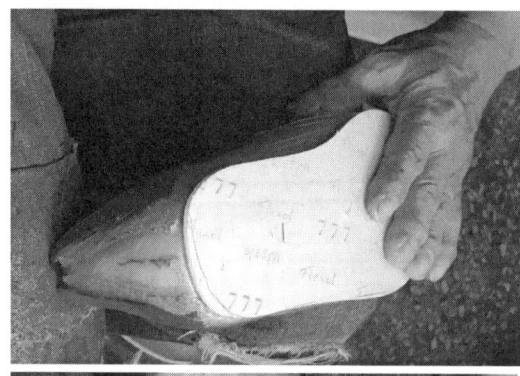

12. 비닐을 씌운 라스트에 중창을 에어타카로 또는 못으로 고정할 수 있다.

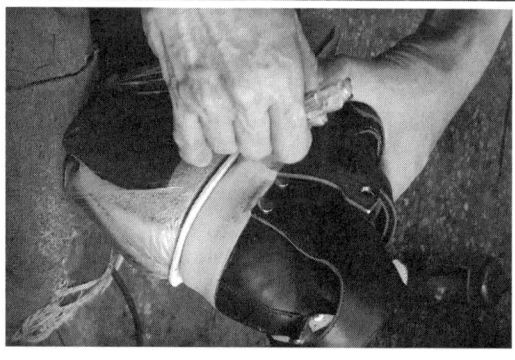

13. 덧대기를 위해 착용해야 할 보조기의 스터럽의 위치를 표시한다(스트럽 부착 필요시).

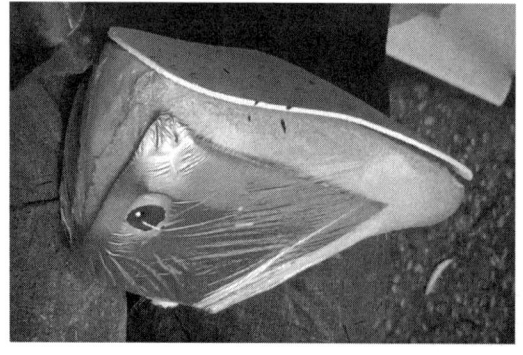

14. 표시한 스터럽의 위치를 확인한다(스트럽 부착 필요시)..

제8장. 중창(midsole) 만들기

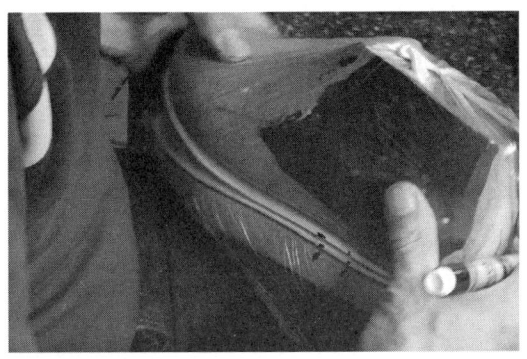

15. 표시된 위치를 반대쪽 라스트에도 표시한다.(스트럽 부착 필요시).

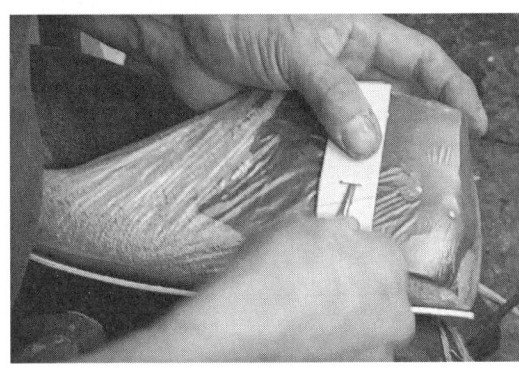

16. 스터럽의 두께와 너비를 참고하여 코르크 또는 패드를 만들어 라스트에 붙인다(스트럽 부착 필요시).

제2부. 신발보조기학 실습

수정한 라스트의 중창 제작 학습 평가

- 학습자가 평가항목을 성공적으로 수행하였는지를 평가해야 한다.
- 평가 사항
- 체크 리스트를 통한 평가

학습 내용	평가 항목	성취 수준		
		우수	보통	부족
수정 라스트 중창 만들기				
	- 수정 라스트의 중창 제작을 위한 준비물 준비 능력			
	- 순서에 따라 중창 제작 지식 숙지 사항			
	- 중창판에 수정된 라스트 외곽선 그리기 능력			
	- 중창판에 수정된 라스트 외곽선 디자인 능력			
	- 중창판에 디자인된 중창의 외곽선을 따라 자르기 능력			
	- 중창모양을 자른 끝 부분 마무리 능력			
	- 라스트 바닥 부분과 같이 오목하게 만들기 능력			
	- 제작된 중창을 라스트와 비교 평가하는 능력			
	- 수정한 라스트 중창의 완성도			

1. 체크 리스트를 통한 실습 평가
- 실습 수행 능력이 '부족(60점 미만)'인 경우 실습 재교육
- 평가 결과가 60점 미만(100점 만점)인 학생들에게는 추가 교육 및 재평가

제9장. 신발(갑피) 패턴 만들기

1. 라스트 위에 테이핑하기

신발 디자인과 신발 제작을 위한 패턴을 만들기 위해 우선 적합한 신발 형태와 굽 높이가 설정된 라스트를 선택하거나 제작한다. 신발 디자인이 바뀔 때마다 수시로 라스트를 제작하게 되면 상당한 비용과 시간이 요구되므로 유행을 잘 파악하여 유행에 적합한 라스트를 디자인하는 것이 비용 절감과 능률을 높이는 방법이다.

1) 라스트의 앞쪽 중심선과 뒷굽 중심선 그리기

갑피의 패턴은 안쪽 면과 가쪽 면으로 만들어진다. 이를 위하여 라스트에 중심선이 필요하다. 라스트의 중심선은 발목의 중심점과 앞코 끝점의 중심점과 연결하는 선이다. 선을 그을 때 앞코 끝점 앞에서 발목중심점까지 선을 긋고, 발목중심선에서 앞코 끝점까지 선을 긋는다. 이때 선이 두 개일 경우 선의 중앙으로 중심선을 긋는다.

※ 준비물
책상, 의자, 칼판, 라스트, 직각자, 연필, 30mm 조각, 지우개

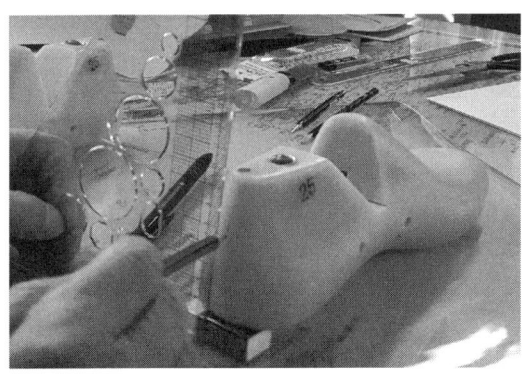

1. 굽 높이에 맞는 뒤꿈치 조각 선택하여 라스트 뒤꿈치 밑에 놓는다. 직각자를 사용하여 뒤꿈치 중앙에 중심선을 긋는다.

제2부. 신발보조기학 실습·

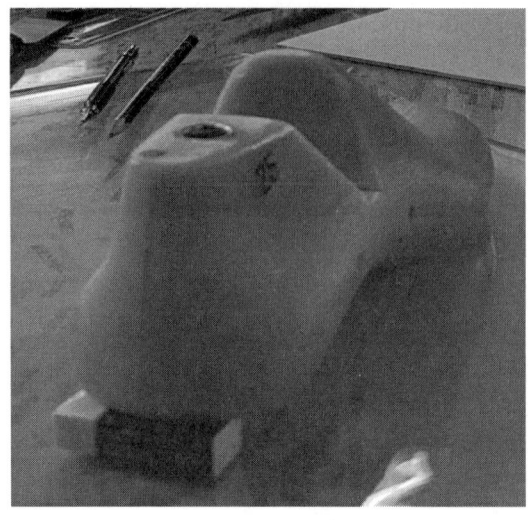

2. 그린 중심선이 뒤꿈치 윗부분의 중심과 뒤꿈치 바닥면의 중심점 사이를 연결하는지 점검한다.

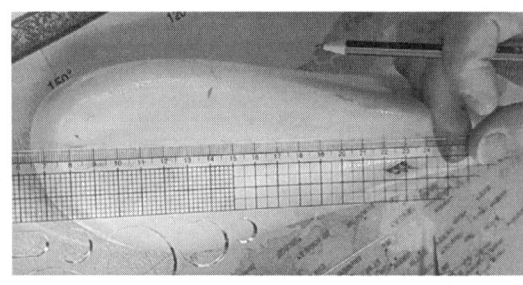

3. 앞코 끝점에서 발목의 중심점 사이의 중심선을 긋는다

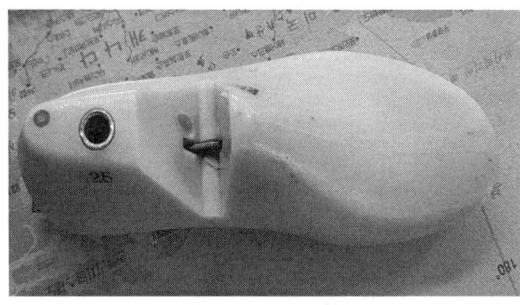

4. 앞코끝 점에서 발목중심점까지 선긋기

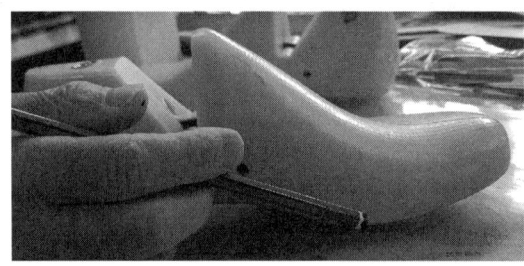

5. .앞코끝점과 발목의 중심점을 연결한 선이 중앙에 일직선인지 점검한다.

2) 라스트의 가쪽 테이핑하기

　마스킹테이프를 라스트의 길이만큼 준비하고, 라스트 가쪽이 바닥에 닿도록 올려놓는다. 그리고 라스트를 바닥에 눌려 닿는 부분이 붙도록 누른다. 앞코 끝 부분까지 덮이도록 마스킹테이프를 수직으로 올려붙인다. 붙어 있는 상태로 앞코 끝 부분보다 약간 길게 자른다. 발볼과 발등 부분의 오목한 곡면이 마스킹테이프가 찢어지지 않고 붙도록 가위로 3부분을 자르고 주름이 생기지 않도록 밀어서 붙인다. 앞코 끝부분은 라스트의 끝 선과 바닥으로 당겨 붙인다. 당길 때 찢어지지 않도록 붙이고 라스트의 옆면과 바닥 쪽에 주름이 같은 모양이 생기도록 붙인다. 가쪽 아치의 오목한 부분이 찢어지거나 주름이 생기지 않도록 가위로 2~3회 자르고 밀어서 붙인다. 뒤꿈치 부분의 마스킹테이프는 뒷꿈치 중심선으로 당겨 붙인다. 그리고 뒷굽 끝점 부분도 바닥 쪽으로 당겨 붙인다. 이때도 주름이 같은 모양이 되도록 붙이는 것이 좋다. 발등 부분의 가위질로 벌어진 부분은 마스킹테이프를 덧붙여 벌어진 부분을 완전하게 덮어 붙인다. 마스킹테이프가 서로 견고하게 붙도록 송곳의 손잡이 부분 또는 둥근 봉으로 문질러 붙인다. 앞부분의 중앙선과 뒤굽곡선을 따라 구두칼로 자른다. 자른 후 가쪽은 남겨두고 안쪽의 조각은 떼어내어 안쪽과 가쪽의 마스킹테이프만 남도록 한다.

※ 준비물
　10mm 마스킹테이프, 라스트, 가위, 구두칼, 커터칼, 연필, 송곳, 지우개

제2부. 신발보조기학 실습

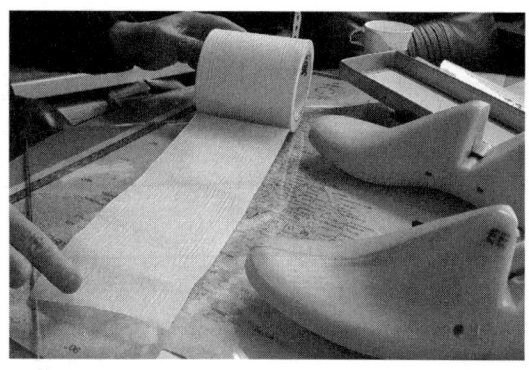

1. 앞부분과 뒤꿈치 부분의 중심선을 긋은 라스트와 폭 10cm 마스킹테이프 떼어 벌려 놓는다.

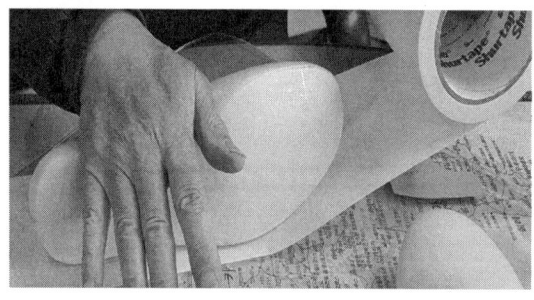

2. 라스트를 마스킹테이프에 올려놓고 견고하게 붙도록 누른다.

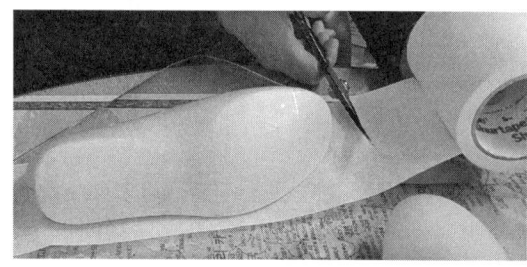

3. 라스트에 맞도록 마스킹테이프를 자른다.

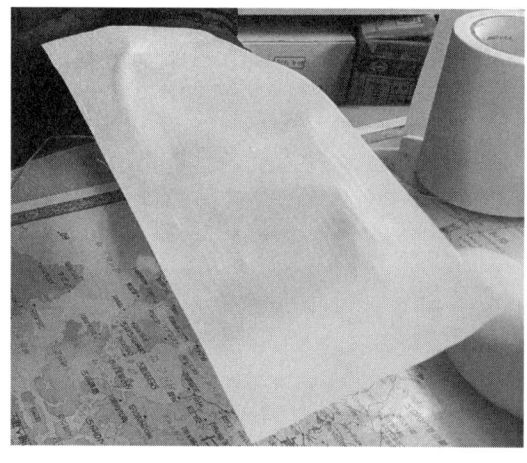

4. 붙인 테이프(라스트 가쪽)가 위로 향하도록 라스트를 돌려 잡는다.

제9장. 신발(갑피) 패턴 만들기

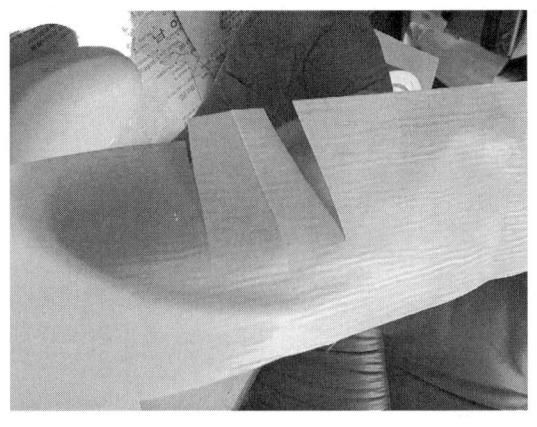

5. 발등의 곡면 부분을 그림과 같이 3회 가위질한다

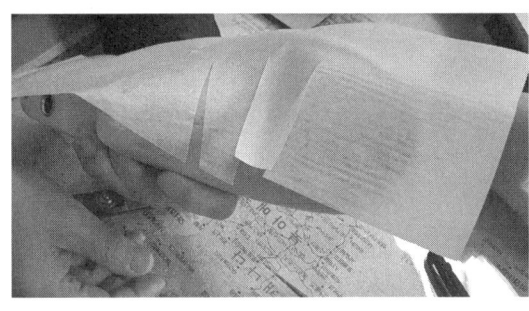

6. 앞부분의 중심선 방향으로 하나하나 당겨 붙인다.

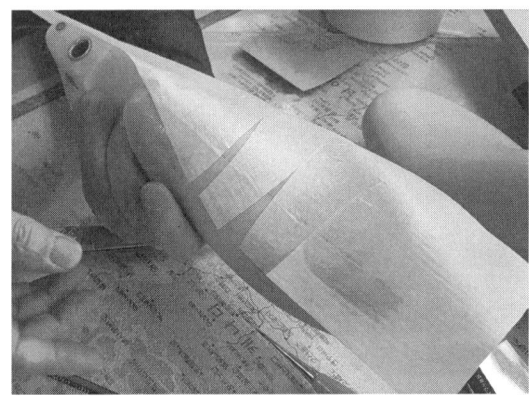

7. 앞부분의 중심선을 따라 밀어 견고하게 붙인다.

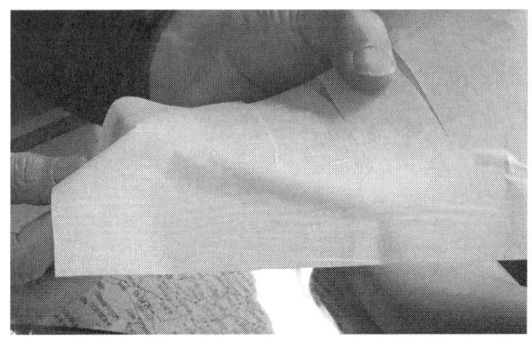

8. 앞코끝 부분은 중심선에서 앞으로 당겨 바닥 쪽으로 내려 붙인다.

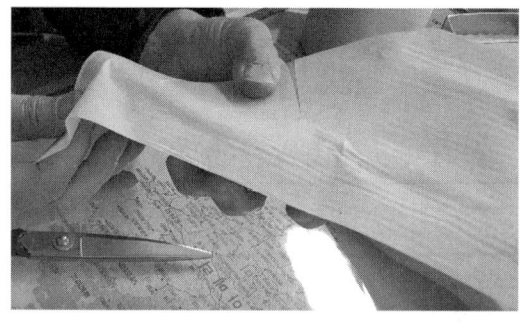
9. 앞코끝 부분은 주름이 일정한 모양이 되도록 아래로 당겨 붙인다.

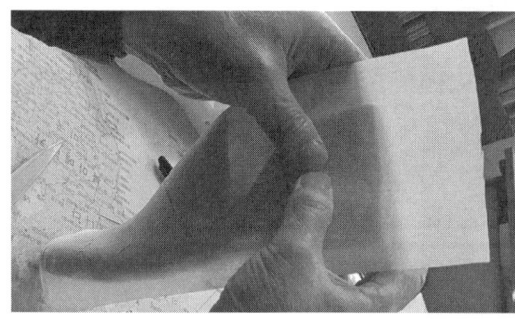
10. 뒤꿈치는 뒷굽 곡선 방향으로 밀어붙인다.

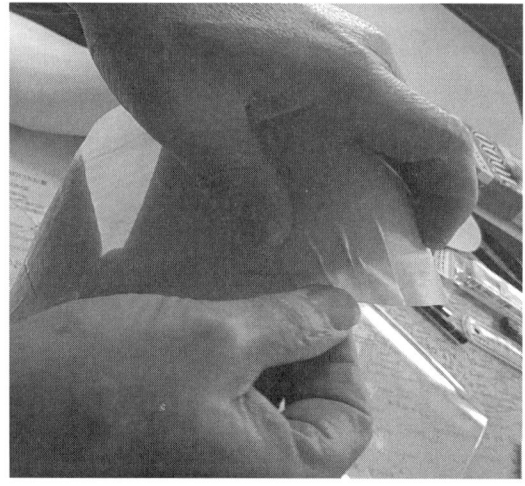
11. 뒤굽 끝점도 라스트의 바닥 쪽으로 당겨 주름이 일정한 모양이 되도록 붙인다.

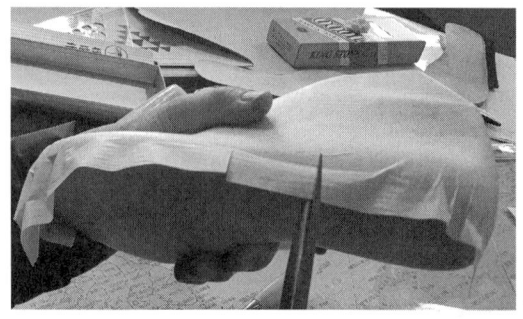
12. 가쪽 중앙의 아치 부분 곡면에 주름이나 찢어지지 않도록 가위질한다.

제9장. 신발(갑피) 패턴 만들기

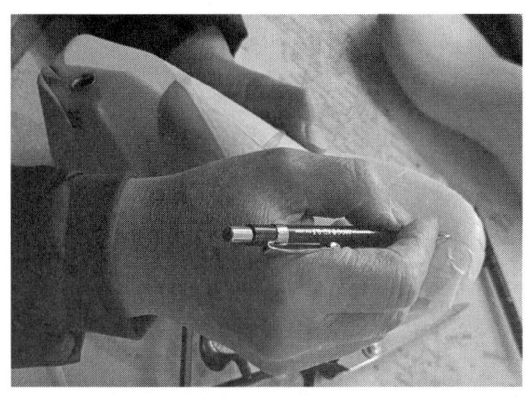

13. 앞부분의 발등과 볼의 중심선을 확인한다.

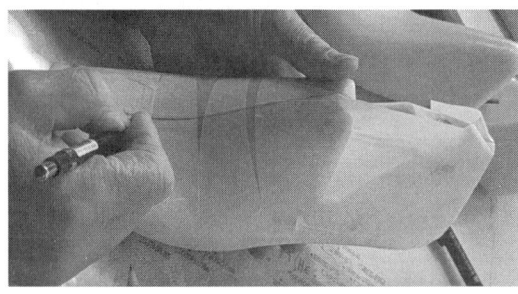

14. 앞부분의 중심선을 확인하고 마스킹테이프 위에 그린다.

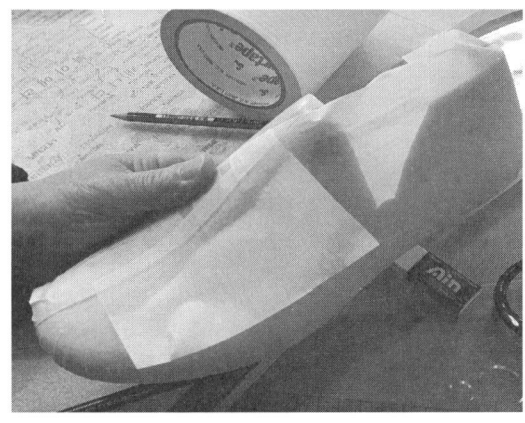

15. 발등 부분의 가위질하여 벌어진 부분을 마스킹테이프 조각으로 붙인다.

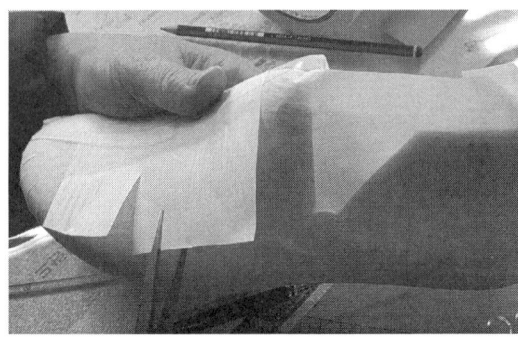

16. 마스킹테이프의 끝부분이 곡면에 밀착할 수 있도록 가위질한다.

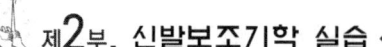 제2부. 신발보조기학 실습 •

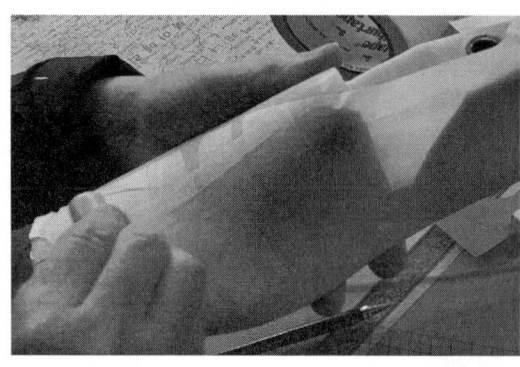

17. 마스킹테이프의 조각이 잘 붙도록 둥근봉으로 문지른다.

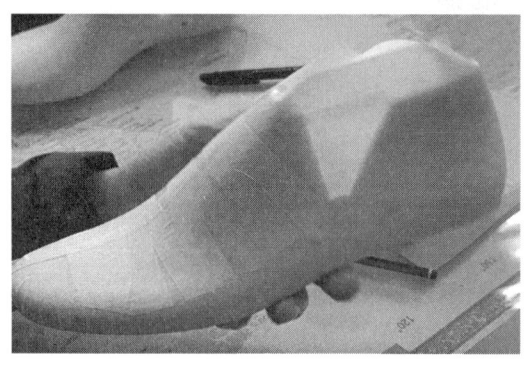

18. 가쪽 마스킹테이프 붙이기 완성한 모습

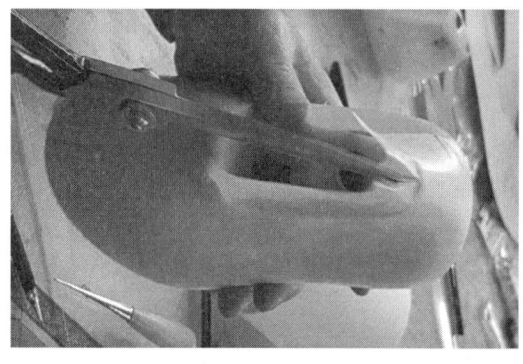

19 발목 부분에 벌어져 있는 윗부분을 라스트에 붙인다. 마스킹테이프 위에 디자인할 때 찢어지는 것을 방지한다.

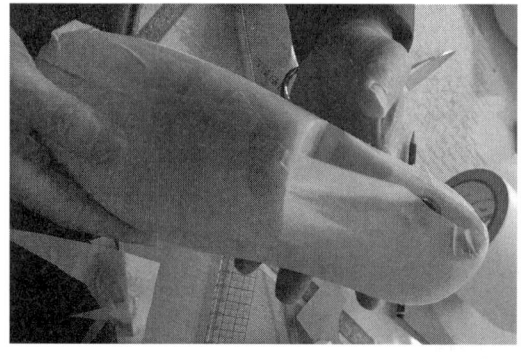

20. 라스트 윗면에 마스킹테이프를 밀어붙인다.

제9장. 신발(갑피) 패턴 만들기

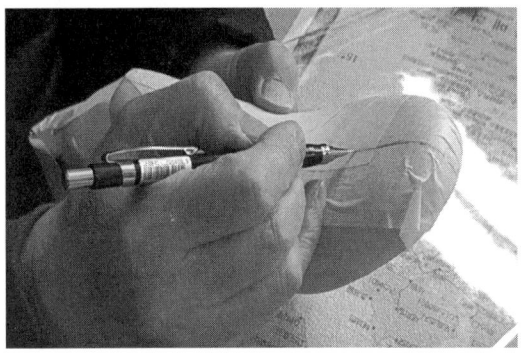

21. 라스트의 중심선을 따라 마스킹테이프 위에 그린다.

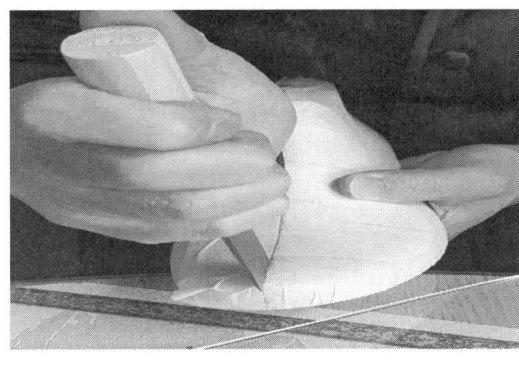

22. 그러진 선을 따라 구두칼로 자른다.

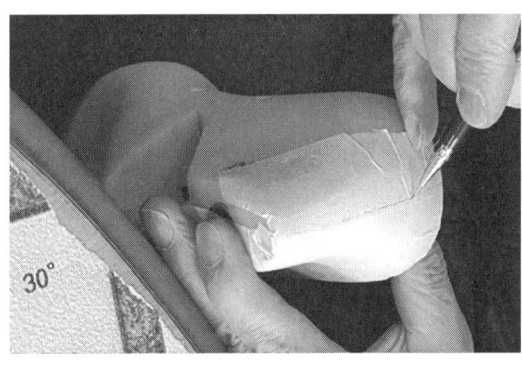

23. 라스트의 뒷굽 곡선을 따라 마스킹테이프에 그린다.

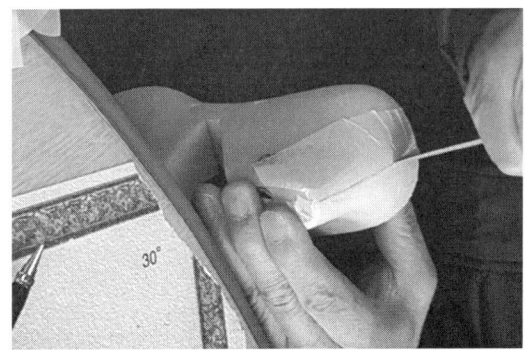

24. 뒷굽 곡선을 따라 구두칼로 자른다. 중심선과 뒷굽 곡선의 바깥 선의 조각은 떼어낸다.

3) 라스트(last)의 안쪽에 테이핑

가쪽의 마스킹테이프를 붙이는 것처럼 안쪽에 마스킹테이프를 붙이는 과정이다. 붙이는 방법은 동일하다.

※ 준비물
10cm 마스킹테이프, 가쪽 디자인된 라스트, 가위, 구두칼, 커터칼, 연필, 송곳

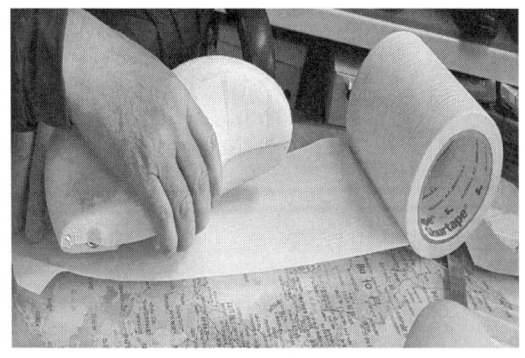

1. 테이프를 준비하고 라스트를 테이프 위에 올려 놓고서 라스트 안쪽 면에도 테이프를 붙인다.

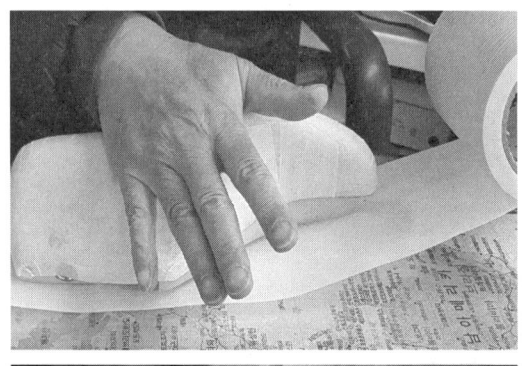

2. 테이프를 라스트 앞코 끝점 쪽으로 올려붙인다.

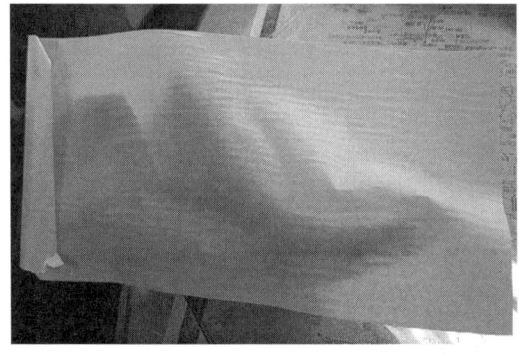

3. 라스트 안쪽면이 위로 향하게 위로 돌려 라스트를 견고히 붙잡는다.

제9장. 신발(갑피) 패턴 만들기

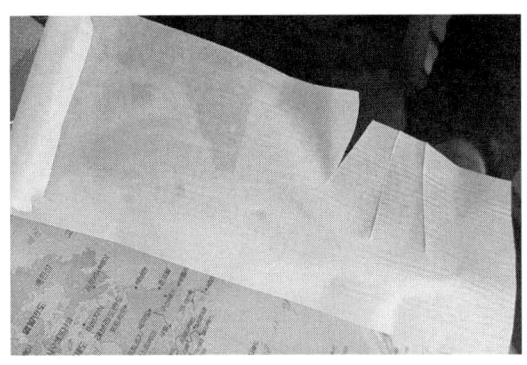

4. 발등 부위 곡면에 테이프가 찢어지지 않고 밀착되도록 그림과 같이 테이프를 약 3번 가위질한다.

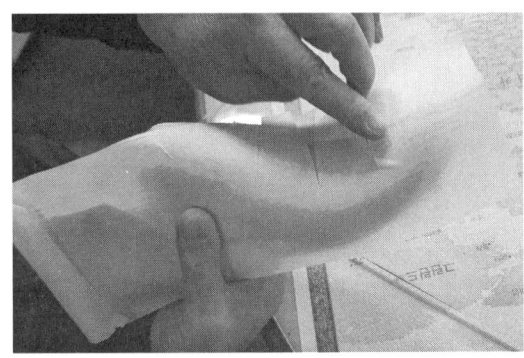

5. 테이프에 주름이 생기지 않도록 당겨서 붙인다.

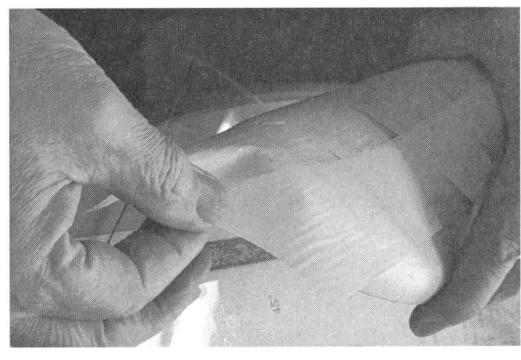

6. 앞코 끝점 부분은 중심선 앞쪽으로 당기고 아래로 내려 붙인다.

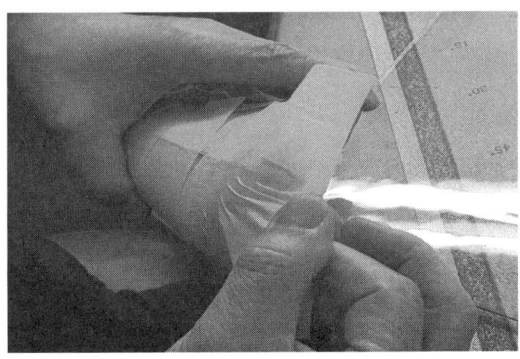

7. 앞코의 부분도 그림과 같이 주름이 일정한 모양이 되도록 조금씩 당겨서 붙인다.

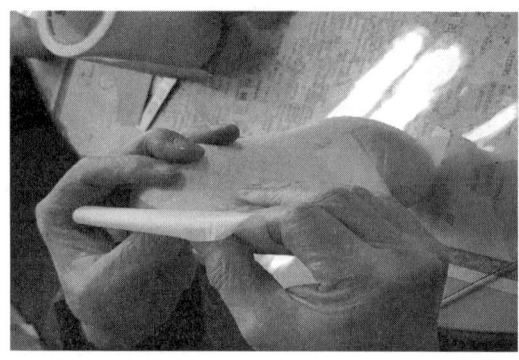

8. 라스트 뒤굽 부위도 뒷굽 곡선 방향으로 당겨 붙인다.

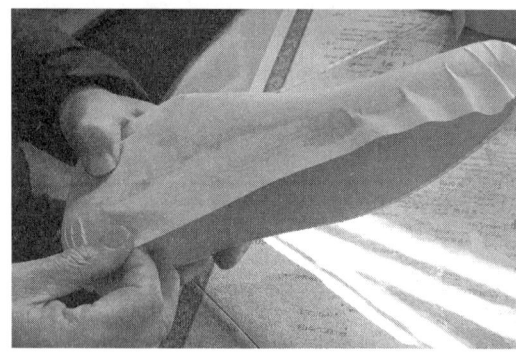

9. 뒷굽 끝점 부분도 아래도 당겨 붙인다. 그림과 같이 주름이 일정한 모양이 되도록 조금씩 당겨서 붙인다..

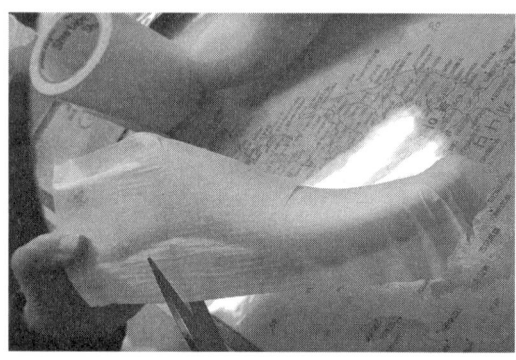

10. 안쪽 아치 부분이 찢어지거나 주름이 생기지 않도록 가위질 하여 붙인다.

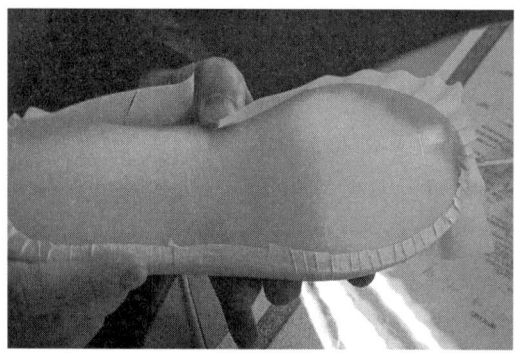

11. 바닥 부분은 라스트의 중심쪽으로 당겨 붙인다.

제9장. 신발(갑피) 패턴 만들기

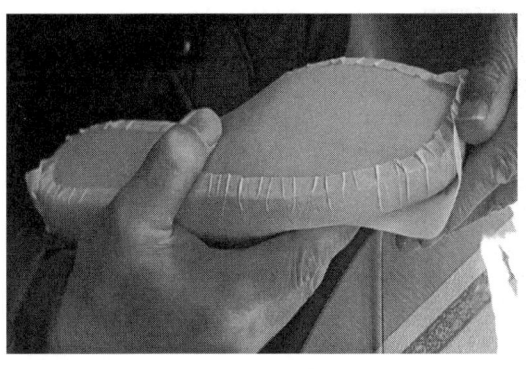

12. 라스트 바닥 부분에 마스킹테이프가 붙여진 모양이다.

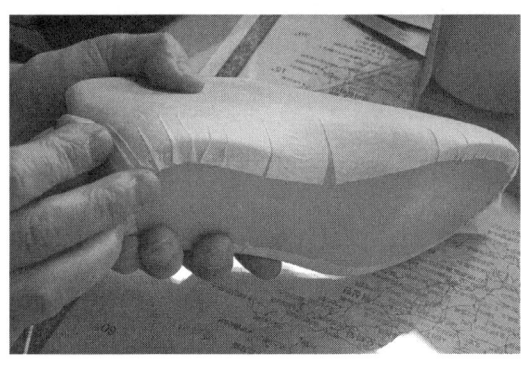

13. 마스킹테이프 전체를 둥근 봉 또는 송곳의 손잡이로 밀어 주름진 테이프가 견고하게 붙도록 문지른다.

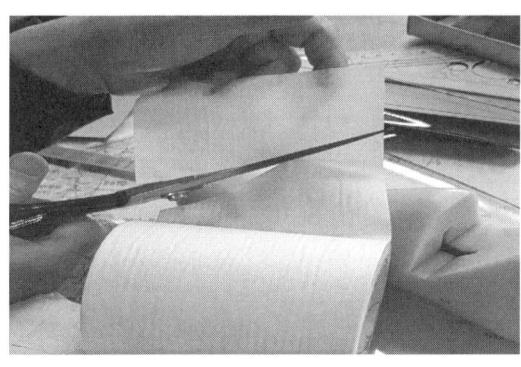

14 발등 부분을 가위질하여 벌어진 부분은 마스킹테이프를 잘라 위에 덧붙인다.

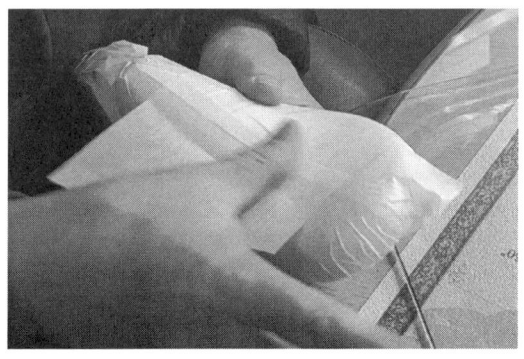

15. 마스킹테이프를 중앙선을 기준으로 안쪽으로 붙이고, 안쪽 끝에 가위로 자르고 라스트면에 붙인다.

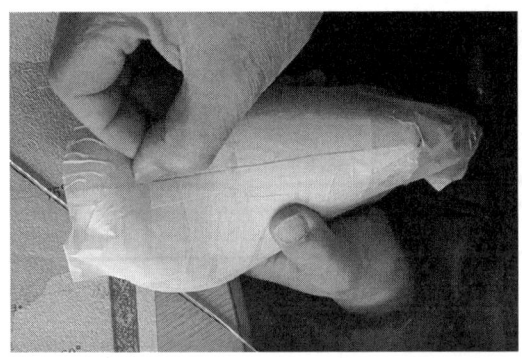

16. 중앙선과 가쪽의 중앙 절단선을 확인하고 표시한다. 표시한 부분을 구두칼로 자른다.

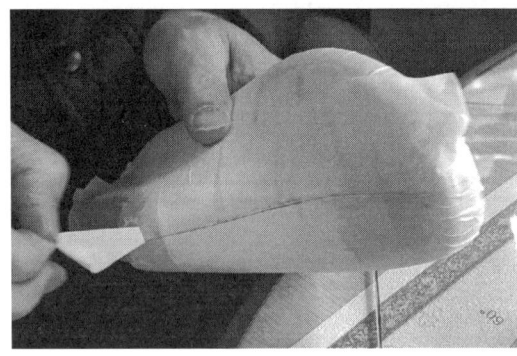

17. 가쪽에 조각은 떼어 정리한다.

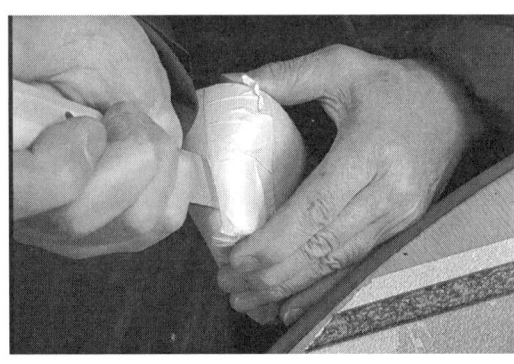

18. 발등 부분을 가위질하여 벌어진 부분은 마스킹테이프를 잘라 위에 덧붙인다.

제9장. 신발(갑피) 패턴 만들기

라스트 안쪽과 가쪽 마스킹테이프 붙이기 평가

- 학습자가 평가항목을 성공적으로 수행하였는지를 평가해야 한다.
- 평가 사항
- 체크 리스트를 통한 평가

학습 내용	평가 항목	성취 수준		
		우수	보통	부족
중심선 그리기				
	- 중심선 그리기 준비물 준비 능력			
	- 라스트 앞부분 일직선 그리기 능력			
	- 라스트 뒤굽곡선의 중심선 그리기 능력			
	- 라스트 앞부분 일직선 평가 능력			
	- 라스트 뒷부분 일직선 평가 능력			
	- 앞부분과 뒷부분 일직선 완성도			
라스트 안쪽과 가쪽 마스킹테이프 붙이기 평가				
	- 라스트 마스킹테이프 부착 준비물 준비 능력			
	- 라스트 가쪽 마스킹테이프 붙이기 능력			
	- 라스트 앞코싸게 부분 마스킹테이프 붙이기 능력			
	- 라스트 뒤꿈치 부분 마스킹 테이프 붙이기 능력			
	- 라스트 안쪽과 가쪽 아치 마스킹테이프 붙이기 능력			
	- 라스트 볼과 발등 부분 마스킹테이프 붙이기 능력			
	- 라스트 발등 벌어진 곳 마스킹테이프 덧붙이기 능력			
	- 앞부분과 뒤굽 부분의 중심선 일직선으로 자르는 능력			
	- 라스트 마스킹테이프 붙이기 완성도			

1. 체크 리스트를 통한 실습 평가
- 실습 수행 능력이 '부족'인 경우 실습 재교육
- 평가 결과가 60점 미만인 학생들에게는 추가 교육 및 재평가

2. 라스트 마스킹테이핑 위의 신발 디자인

라스트에 마스킹테이프를 붙이고 마스킹테이프 위에 신발의 디자인과 중창의 모양을 표시하고 앞날개와 뒷날개를 디자인하는 과정이다.

신발 디자인을 테이핑한 라스트에 발의 형태나 주요 부위의 골격을 고려하여 직접적으로 디자인한다. 디자인 과정에서 적합성과 기능성, 실용성을 살려 신발의 완성도를 높일 수 있도록 한다. 필요하다면 디자인을 그릴 때는 버클, 장식 등도 표시하여 완성된 형태와 흡사한 디자인이 되도록 한다.

※ 준비물
  마스킹테이프가 붙여진 라트스, 테이블, 의자, 연필, 샤프 펜, 지우개, 줄자, 20cm 철자

1) 라스트의 바닥 외곽선 디자인

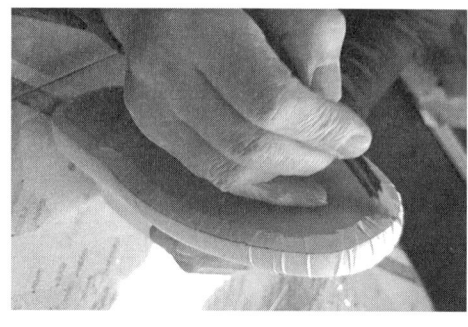 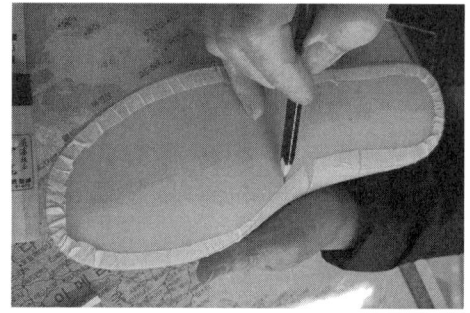

1. 안쪽과 가쪽의 마스킹테이핑을 완료한 후 바닥 쪽의 라스트 끝선을 그린다.
2. 라스트의 끝선 그리기는 연필심이 안쪽에서 가쪽 방향으로 향하게 하고 그린다.

제9장. 신발(갑피) 패턴 만들기

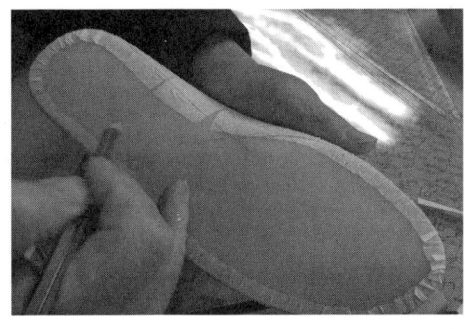
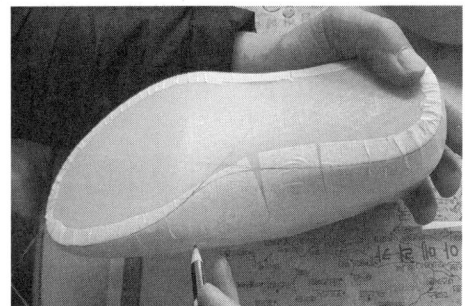

3. 안쪽 아치 부분의 라스트 끝선 그리기이다. 뒷굽 안쪽에서 이어지는 직선과 앞쪽 곡선에서 이어지는 직선을 그린다.

4. 뒷굽 안쪽에서 이어지는 직선과 앞쪽 곡선에서 이어지는 직선과 만나는 교차점을 기준으로 부드러운 곡선을 그린다.

2) 뒤축 높이 점 설정

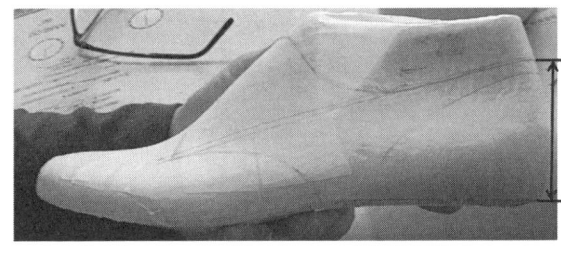
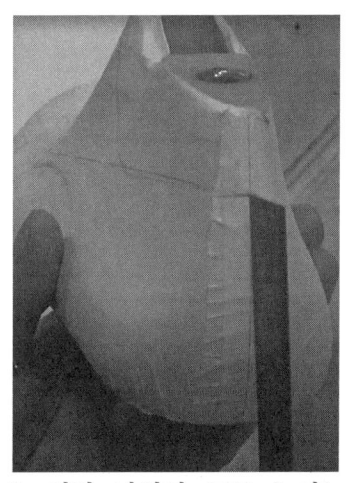

5. 신발 뒤굽의 높이로 신발이 벗겨지지 않도록 높이를 조절하고 너무 높으면 뒷굽에 상처가 생길 수 있으므로 주의해야 한다.

6. 일반 남성의 구두 높이는 보통 60mm로 한다.

제2부. 신발보조기학 실습 •

3) 줄자를 이용한 볼 너비선 위치를 설정

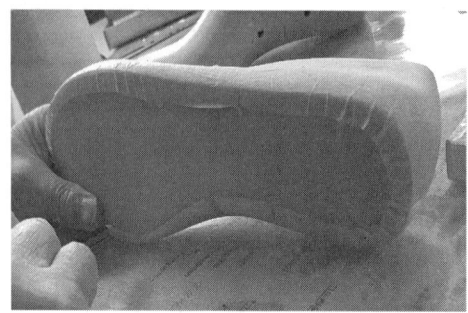 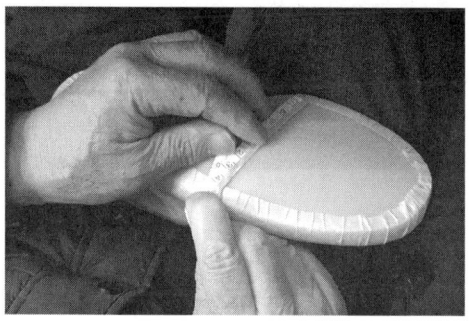

7. 평면에 안쪽 볼 부분과 뒤굽자리를 닿게하여 내측에 닿는 부분을 표시한다. 이 부분이 안쪽 점이 된다. 가쪽 볼 부분과 뒤굽 부분을 평면에 닿게 하고 앞쪽 볼 부분에 닿는 부분을 표시한다. 이 부분이 외측점과 내측점이 된다.

8. 내측점과 외측점을 연결한 둘레의 바닥 부분이다.

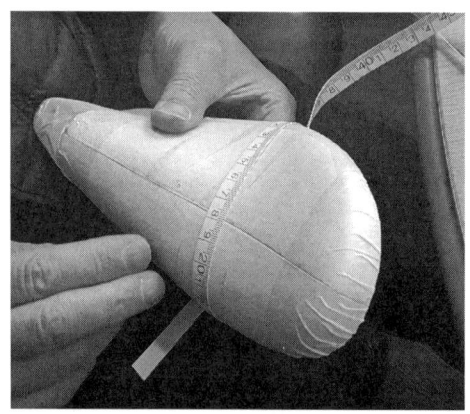

9. 내측점과 외측점을 연결한 발볼 부분이다.

4) 볼 둘레선 그리기와 볼 둘레의 안쪽과 가쪽 중심점 표시
   (중심점 및 4 등분점 표시하기)

구두용 줄자를 사용하여 내측점과 외측점을 줄자로 감고, 연결된 줄자의 끝선을 따라 연필로 선을 긋는다. 수정을 위해 연필을 사용한다.

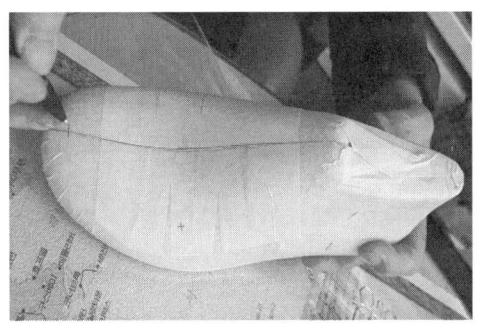
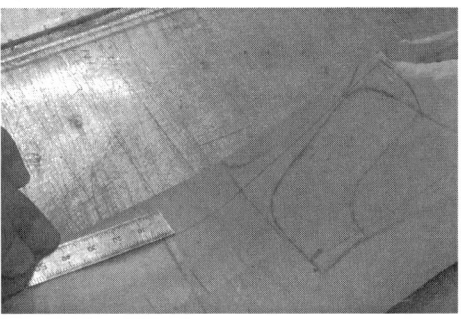

10. 앞코 끝선(앞코 변곡점) 그리기. 앞코 여분의 근위쪽으로 안쪽과 가쪽을 연결할 때 기준이 되는 선이다.

11. 앞코 싸개 끝 선을 표시한다.

5) 가쪽 옆선 설계 디자인하기

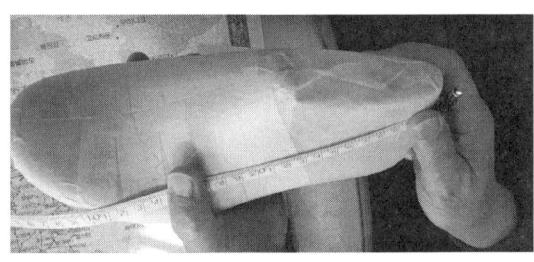
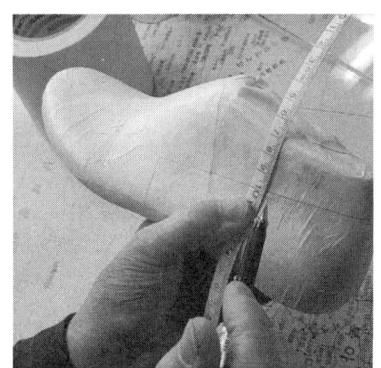

12. 뒤축 높이 점 60mm와 발볼 가쪽 1/2 지점에서 4mm 아래에 점을 표시하고 이점과 직선을 긋는다. 이때 그림처럼 줄자를 사용하는 것이 편리할 수 있다.

13. 복사뼈의 위치에서 약 50mm 위치 높이 확인한다. 신발 발목 높이의 끝이 복사뼈에 닿지 않도록 한다.

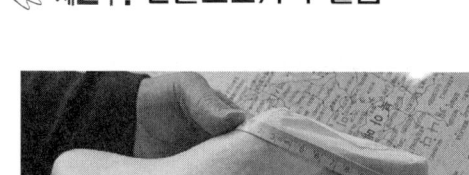
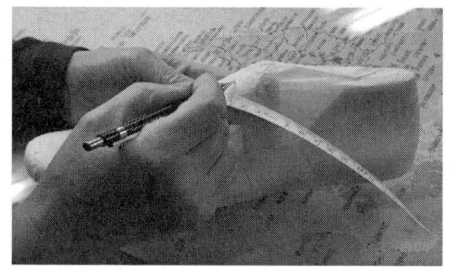

14. 발목 입구의 공간 디자인하기

    남자가 신발을 신을 때 발목의 크기는 128~140mm가 적당하고 편안하며, 사람에 따라 다를 수 있다. 보통 남자의 발이 편안한 것은 135mm이다. 제작된 라스트에서 뒤축 높이점 60mm 점과 앞부분 중심선에 135mm가 되는 지점에 표시한다. 이 점이 베라(발등 덮개 끝점) 끝이 된다

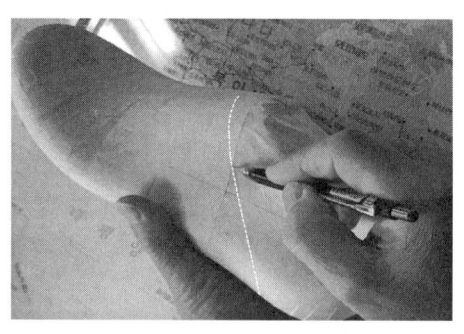

15. 발등덮개 끝점에서 뒤꿈치의 중앙점과 연결되는 점선을 그린다.

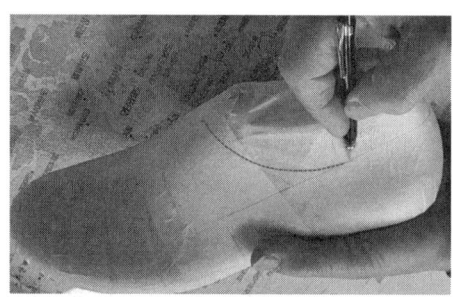

16. 삼각형의 모양을 복사뼈 위치까지 곡선을 그리고 전체적인 구도를 점검한다.

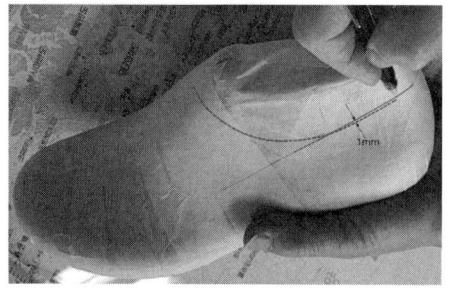

17. 복사뼈에서 뒤쪽은 발목선 보다 1mm 낮게 그려준다. 앞부분과 뒷부분 전체가 자연스러운 곡선이 되도록 한다.

제9장. 신발(갑피) 패턴 만들기

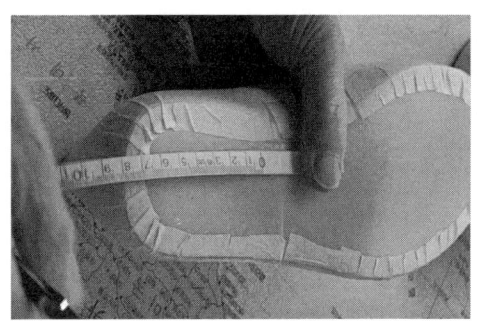

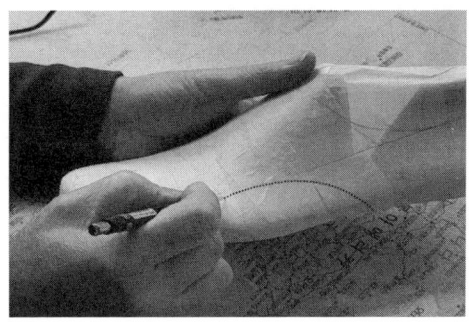

18. 남자의 더비 구두에서 뒷굽의 길이는 보통 80mm로 하고 표시한다.

19. 뒷굽 80mm 앞에서 시작하여 발볼 둘레 선과 가쪽의 중간점(1/2)에서 가쪽으로 4mm 점을 표시하고 점선 곡선을 그린다.

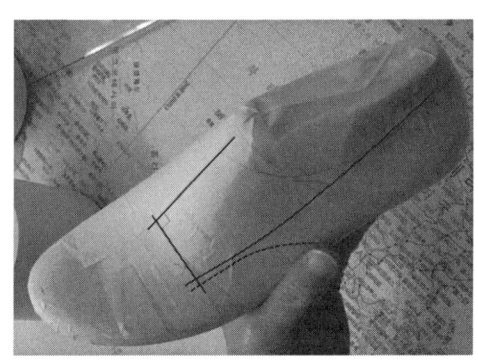

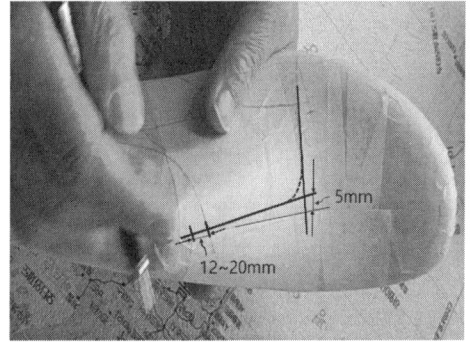

20. 패이싱 앞 끝부분 디자인하기

패이싱 부분이 넓고, 앞쪽의 토캡의 길이가 짧아도 신발이라고 할 수 있고 또는 발등 덮개를 많이 열어 착용이 편리하게 할 수 있다. 그러나 더비 디자인이므로 토캡과 패이싱 부분을 1/2로 한다. 모양에 따라 조정이 가능하다. 전면에서 보았을 때 패이싱의 가로선은 중심선에서 직각으로 긋는다.

21. 구두끈 부분의 설계

패이싱의 안쪽의 먼쪽 끝은 중심선에서 가쪽으로 약 5mm 위치에 점으로 표시한다.

또한 페이싱의 안쪽 가까운 쪽은 1mm 가쪽으로 점으로 표시한다.

발등 덮개의 길이는 패이싱의 끝보다 약 12~20mm 길게 한다.

제2부. 신발보조기학 실습

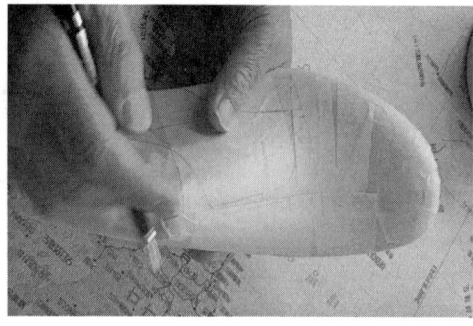

22. 점을 연결한 선은 각이 형성하게 되는데 이 부분을 곡선으로 연결하고, 전체적인 선의 모양을 갖게 한다.

23. 페이싱의 설계가 끝나면 구두 구멍의 위치를 선정하고 점으로 표시한다. 구두 구멍은 A는 10mm, B는 12mm, C는 10mm의 위치에 점으로 표시한다. 그리고 D는 간격이 넓으면 5개의 구멍 도는 4개의 구멍을 표시한다.

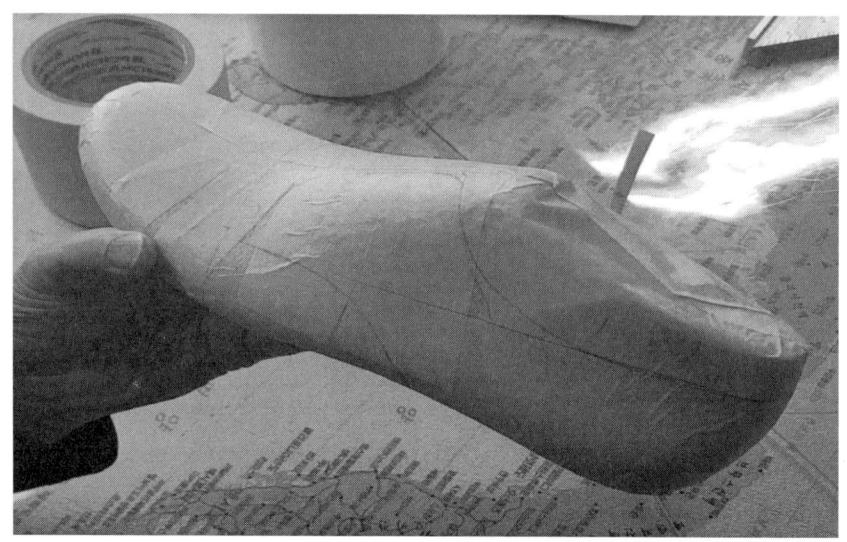

24. 이 모양이 더비 구두의 기본 디자인이다. 이 디자인에서 모양을 바꾸고 추가하고 높이고 낮게 만드는 변형을 가지게 된다.
안쪽도 동일한 방법으로 디자인한다. 그러나 안쪽은 가쪽보다 면적과 길이가 짧으므로 이를 고려하여 가쪽과 안쪽의 디자인을 합한 디자인의 바깥쪽 선으로 갑피를 제작한다.

제9장. 신발(갑피) 패턴 만들기

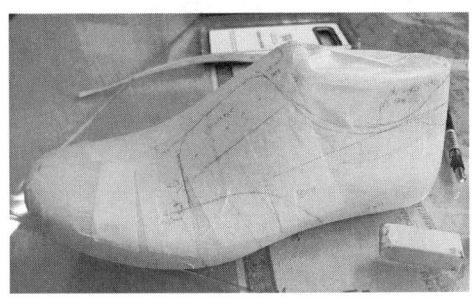

25. 마스킹테이프를 붙이고 라스트에 설계한 전체 구도이다.

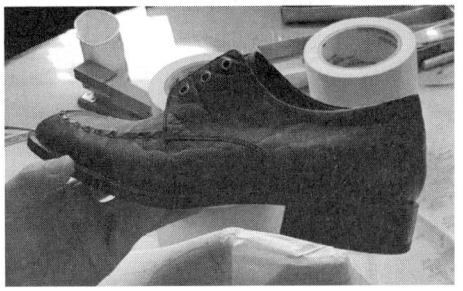

26. 기존의 디자인과 마스킹테이프에 디자인한 디자인을 비교하는 것도 디자인에 도움이 된다.

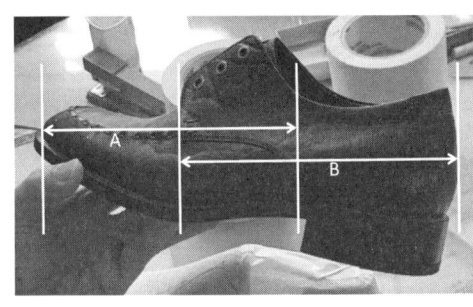

27. 기존 구두의 앞뒤의 간격과 균형을 비교해 본다.

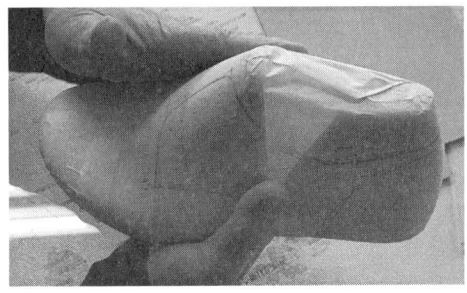

28. 라스트의 마스킹테이프에 디자인을 점검하고 확인한다.

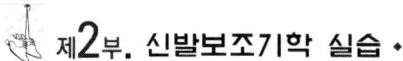

라스트 마스킹테이핑 구두 디자인 평가

- 학습자가 평가항목을 성공적으로 수행하였는지를 평가해야 한다.
- 평가 사항
- 체크 리스트를 통한 평가

학습 내용	평가 항목	성취 수준		
		우수	보통	부족
라스트 마스킹테이핑 구두 디자인 평가				
	- 마스킹테이프 바닥의 중창 디자인 능력			
	- 마스킹테이프 뒤축높이점 디자인 능력			
	- 마스킹테이프 볼둘레 위치 디자인 능력			
	- 마스킹테이프 앞날개 앞코 변곡점 디자인 능력			
	- 마스킹테이프 뒷날개 및 페이싱 디자인 능력			
	- 마스킹테이프 뒷날개 페이싱 구두끈 디자인 능력			
	- 마스킹테이프 뒷날개 발목둘레선 디자인 능력			
	- 마스킹테이프 뒷날개 페이싱 디자인 능력			
	- 마스킹테이프 디자인 완성도			

1. 체크 리스트를 통한 실습 평가
- 실습 수행 능력이 '부족' 인 경우 실습 재교육
- 평가 결과가 60점 미만인 학생들에게는 추가 교육 및 재평가

제9장. 신발(갑피) 패턴 만들기

3. 마스킹테이프 패턴지에 옮기기

라스트에 마스킹테이프를 붙인 후에 마스킹테이프 위에 신발의 디자인을 하였다. 입체적인 디자인을 평면 디자인으로 바꾸기 위하여 실시한다. 마스킹테이프를 라스트에서 떼어 패턴지에 옮겨붙이는 과정이다.

1) 초기 패턴 만들기

발의 안쪽과 가쪽의 모양이 동일하지 않으므로 라스트(last)에서 제작된 입체 패턴은 안쪽과 가쪽이 일치되지 않고 차이를 보이게 된다. 따라서 안쪽과 가쪽 패턴의 선들의 위치와 길이를 정리하여 안쪽과 가쪽 패턴을 하나로 일치시키는 과정이 필요하다. 기준이 되는 점들인 안쪽과 가쪽의 앞코 부분과 골 둘레, 저부면 뒤축 선들을 정리하여 앞날개의 윗부분과 발목 둘레선의 부분을 기준으로 바닥의 선들을 그리는 학습이다.

※ 준비물
테이블, 의자, 커터칼, 구두칼, 테이핑한 라스트, 송곳, 패턴지

(1) 가쪽 마스킹테이핑 패턴 옮기기

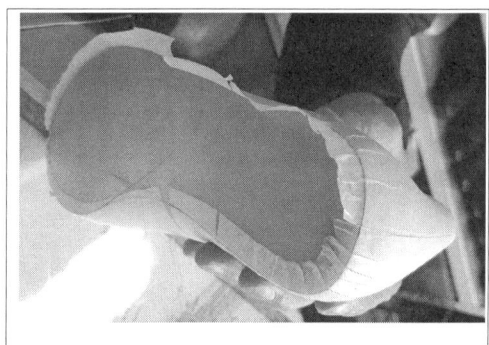 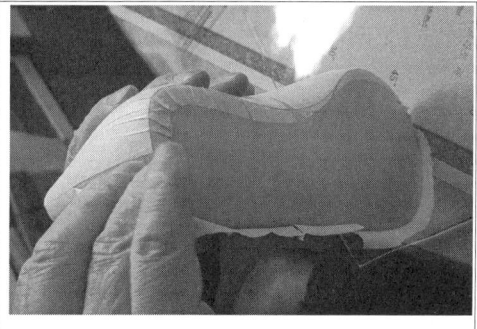

1. 라스트에 테이핑하고 디자인한 후 골 싸개 여분(골밥) 부분의 마스킹테이프를 떼어 벗겨 낼 수 있도록 한다.
2. 꿈치의 부분의 칼로 잘라놓은 부분을 조심스럽게 떼기 시작한다.

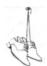 제2부. 신발보조기학 실습·

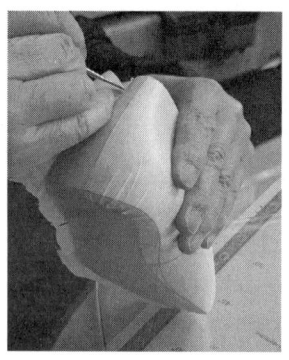
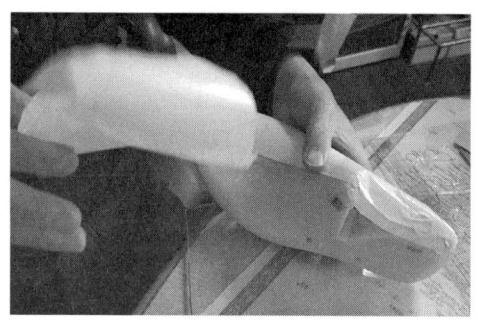

3. 테이프가 찢어지는 경우 송곳을 사용하여 떼어낸다.

4. 테이프가 찢어지지 않도록 조심스럽게 라스트에서 완전히 벗겨낸다.

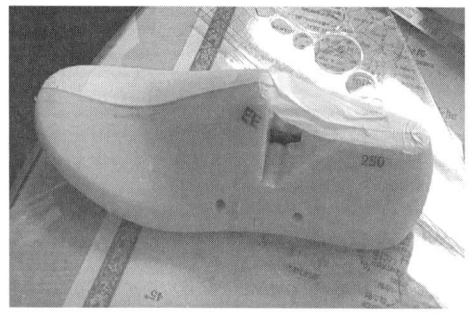
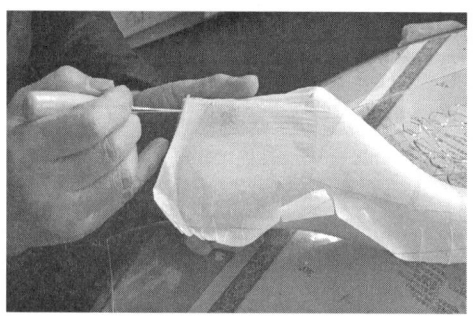

5. 가쪽 마스킹테이프를 떼어 낸 모습이다.

6. 안쪽의 마스킹테이프도 가쪽과 동일한 방법으로 떼어낸다.

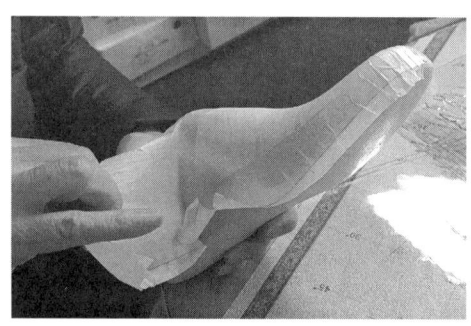
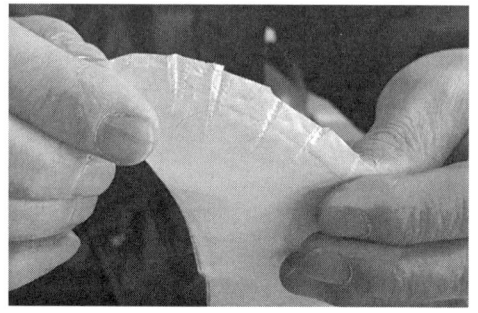

7. 아치 부분에 가위질하여 붙였던 곳이 찢어지지 않도록 조심스럽게 떼어낸다.

8. 벗겨낸 테이프의 앞부분 토캡 부분의 주름진 부분을 살짝펴서 붙일 준비를 한다.

제9장. 신발(갑피) 패턴 만들기

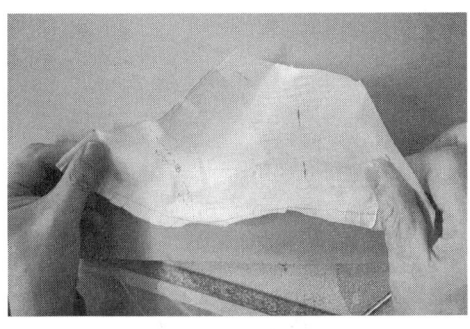
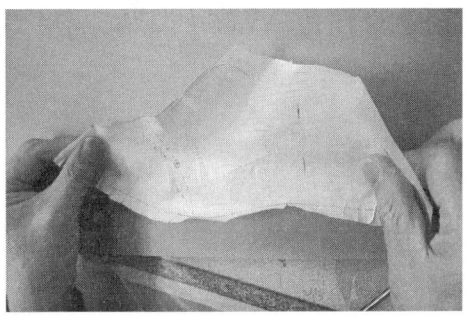

9. 앞부분의 끝부분과 뒷굽의 아래를 당겨 잡고 반듯하게 펴도록 잡는다.

10. 테이프를 당긴 상태로 패턴지에 붙인다.

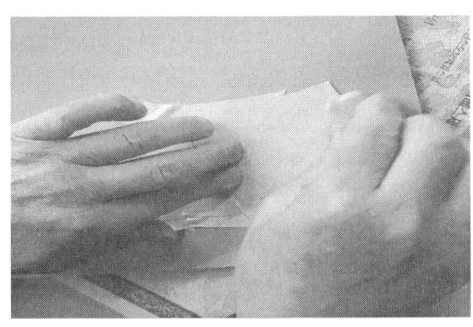
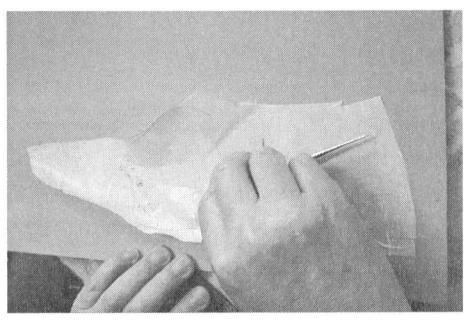

11. 뒤꿈치 상단은 수평 상방으로 밀어 패턴지에 단단하게 붙인다.

12. 아래쪽은 아래로 당겨 붙인다.

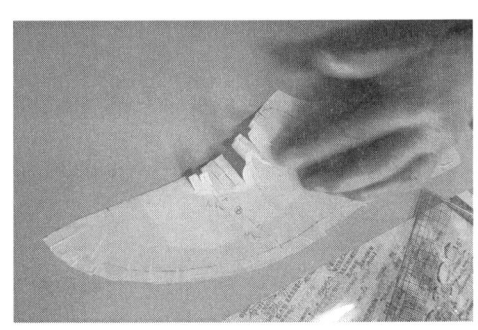
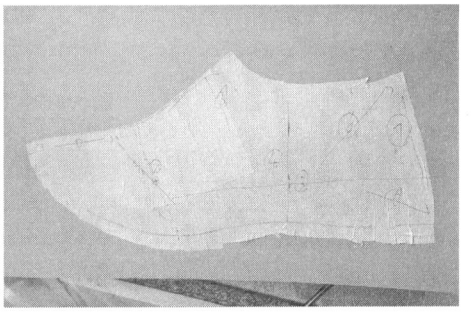

13. 발목 앞부분 상당은 발목선이 주름지지 않도록 앞쪽, 위쪽으로 당기며 붙인다. 발등 부분은 주름이 생기게 되는데 서로 겹쳐지며 붙도록 가위로 자른다. 그리고 가위질한 방향으로 밀어 견고하게 붙인다.

14. 라스트에서 떼어낸 테이프를 패턴지에 옮겨 붙여 완성한 모습이다. 번호 순서대로 밀어서 붙이도록 한다.

제2부. 신발보조기학 실습

(2) 안쪽 마스킹테이핑 패턴 옮기기

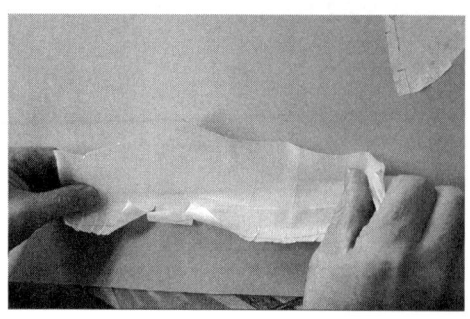
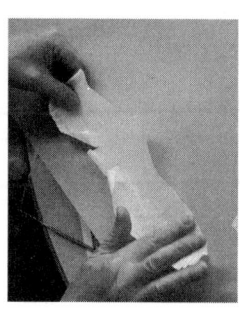

15. 안쪽의 테이프를 벗겨내어 가쪽의 패턴 붙이는 것과 같이 동일한 방법으로 붙인다.

16. 발볼점을 붙이고 상방으로 밀어 올리며 붙인다. 그리고 뒤꿈치 부분으로 당겨 뒤쪽으로 밀면서 붙인다.

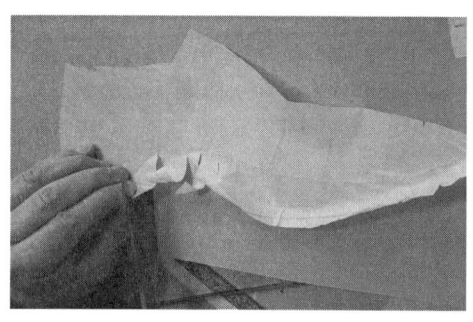
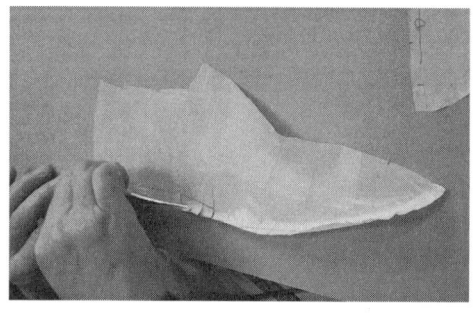

17. 뒤꿈치 상단은 뒤쪽과 위쪽으로 당기며 붙이고, 발목선 앞부분은 위쪽 앞으로, 발바닥쪽은 아래 방향으로 당겨 붙인다.

18. 발등 부분에 붙지 않는 부분이 생기게 된다.

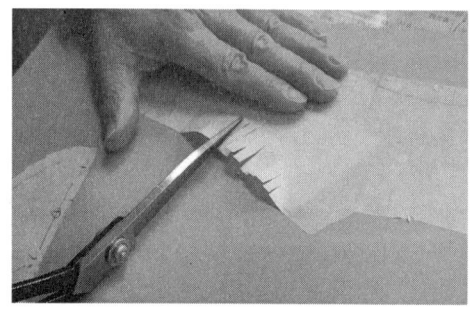
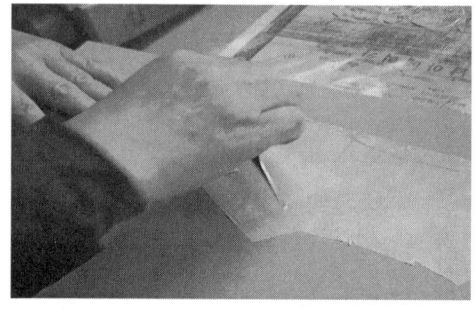

19. 발등의 붙지 않는 부분은 가위로 적당한 간격으로 자르고 위 방향으로 밀어붙인다.

20. 사용하는 도구는 둥근 봉이나 송곳의 손잡이 부분으로 누르면서 밀어붙이면 견고하게 붙일 수 있다.

제9장. 신발(갑피) 패턴 만들기

(3) 구두 패턴 디자인(갑피 여분 설계하기)

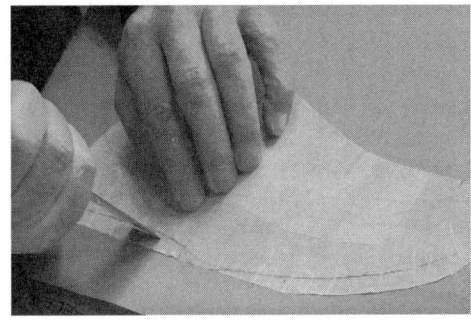

21. 갑피를 중창에 붙이는 부분을 골밥이라고 하는데 이 골밥 부분을 만들기 위하여 구두칼로 칼자국을 만든다.

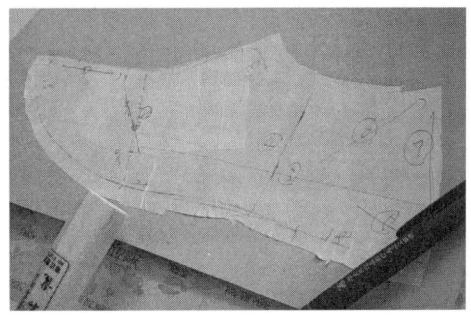

22. 마스킹테이프를 패턴지에 붙이는 순서이다. 방법은 다를 수 있다.

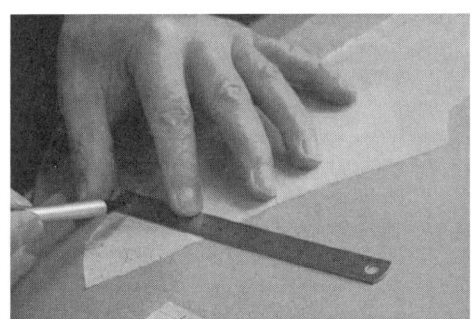

23. 컴퍼스를 사용하여 앞부분의 선심이 들어가는 부분의 골밥을 만든다. 컴퍼스의 간격을 18mm로 조절하여 고정한다.

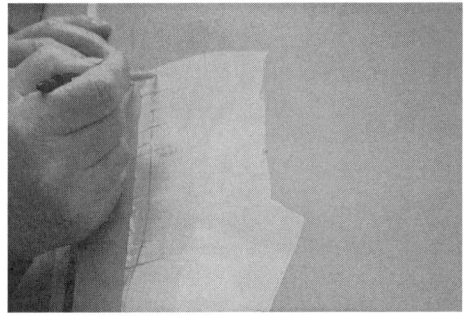

24. 컴퍼스로 월형이 들어가는 부분까지 간격을 긋는다. 선을 그을 때는 구두칼로 만든 칼자국을 따라 일정한 간격이 되도록 한다.

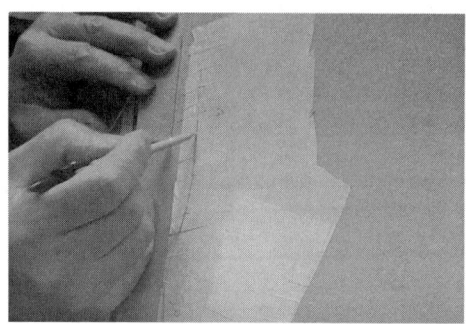
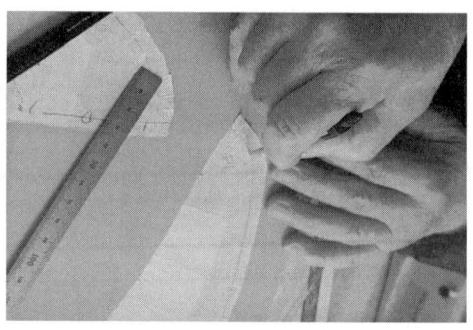

25. 앞쪽의 선심과 뒤쪽의 월형이 들어가는 부분을 제외한 나머지 부분은 20mm 간격으로 선을 긋는다. 앞뒤의 18mm와 중간의 20mm는 높이차는 서로 자연스럽게 연결하여 하나의 곡선이 되도록 연결하여 선을 긋는다.

26. 선심이 들어갈 부분까지 18mm 간격으로 준비한 컴퍼스를 사용하여 간격을 일정하도록 선을 긋는다.

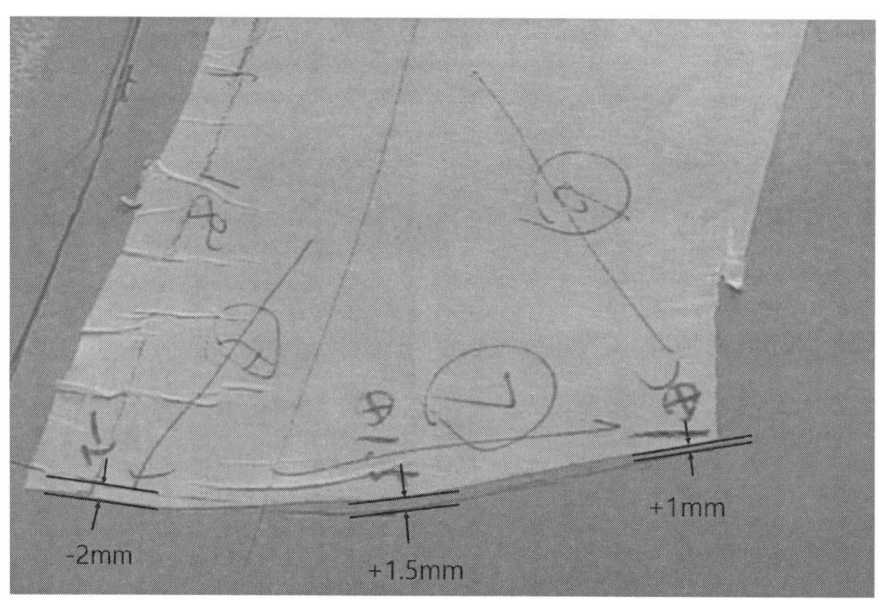

27. 발뒤꿈치 부분의 설계는 신발이 발을 감싸게 하여 벗겨지지 않도록 하기 위해서이다. 발뒤꿈치 상단을 1mm를 밖으로 연장하여 표시한다. 중간부분은 1.5mm 연장하여 표시한다. 발뒤꿈치 아래 부분끝은 -2mm 안쪽에 표시한다. 이 점을 곡선이 되도록 연결하여 선을 긋는다.

제9장. 신발(갑피) 패턴 만들기

(4) 안쪽과 가쪽의 패턴 합치기

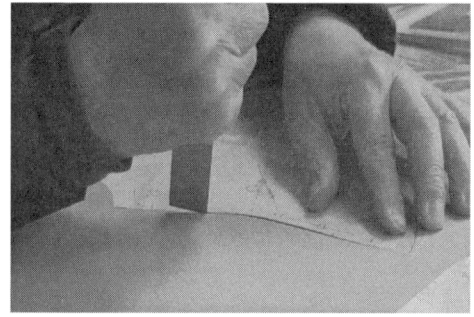
28. 토캡과 발목 부분을 구두칼 또는 커터칼로 자른다.

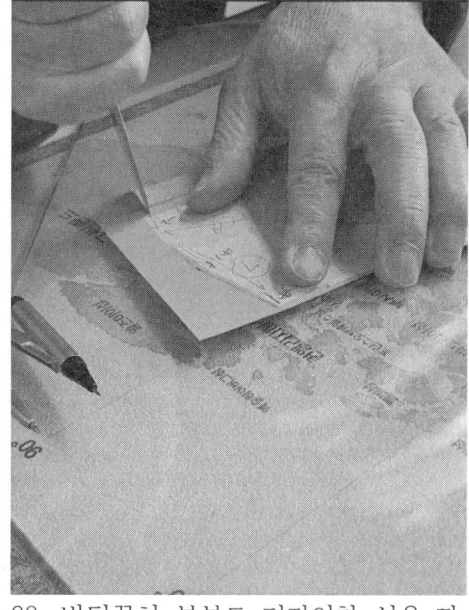
29. 발뒤꿈치 부분도 디자인한 선을 따라 자른다.

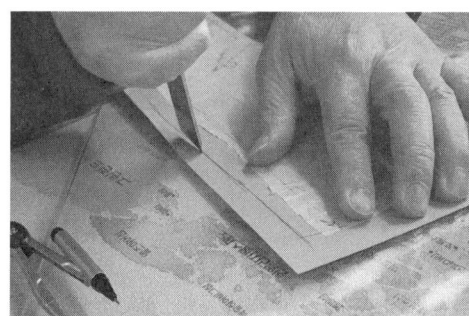
30. 디자인해 놓은 골밥 부분도 선을 따라 잘라낸다.

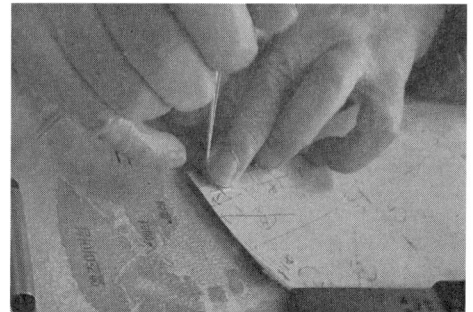
31. 뒤꿈치와 골밥이 만나는 부분을 송곳으로 구멍을 뚫어 표시한다.

제2부. 신발보조기학 실습·

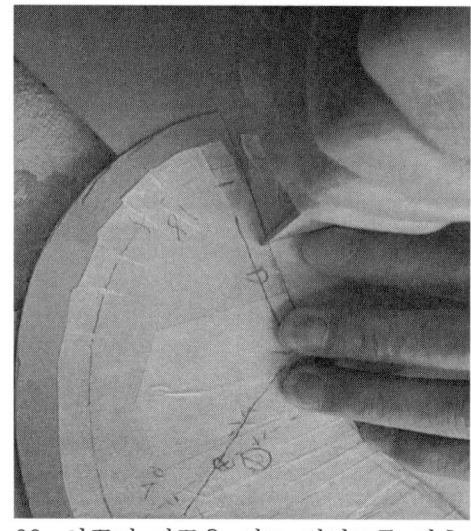

32. 안쪽과 가쪽을 서로 겹치도록 맞추어 붙이고 토캡의 곡선 끝부분을 표시한다.

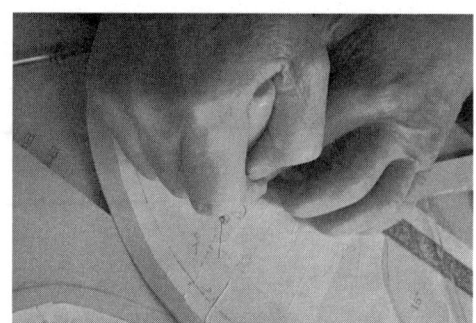

33. 송곳으로 가쪽의 발볼 둘레에서 1/2에 표시했던 부분을 송곳으로 구멍을 뚫어 표시한다.

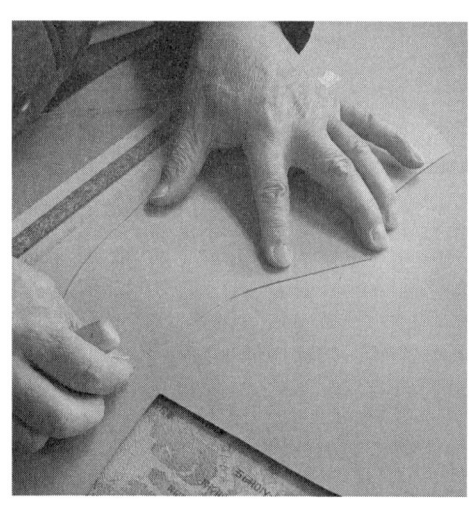

34. 가쪽의 패턴지를 뒤집어 안쪽의 패턴지 위에 올려놓는다. 발허리 곡선 부분과 토캡의 표시한 부분과 선이 일치하도록 맞춘다.

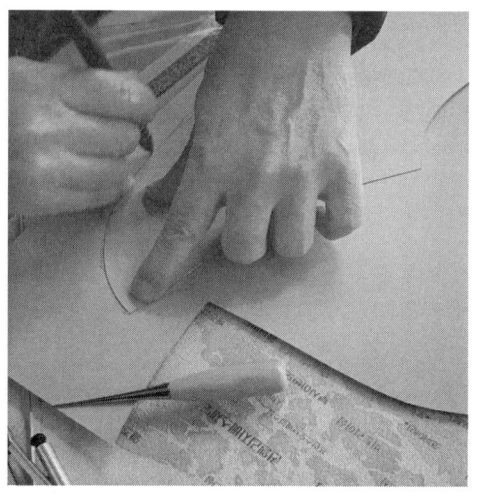

35. 선심이 들어가는 부분과 발볼 둘레까지 외곽선을 따라 그린다.

제9장. 신발(갑피) 패턴 만들기

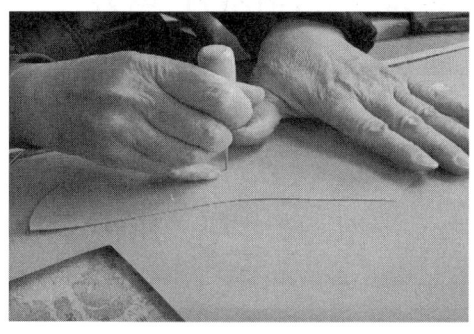

36. 발볼 둘레 1/2지점에 표시한 부분을 송곳으로 누르고 축이되게 회전할 수 있도록 한다.

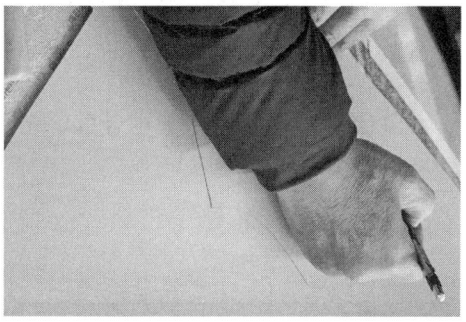

37. 송곳은 계속 유지하고 발꿈치 아래와 골밥 사이에 표시한 부분이 안쪽과 가쪽이 서로 일치하도록 맞춘다.

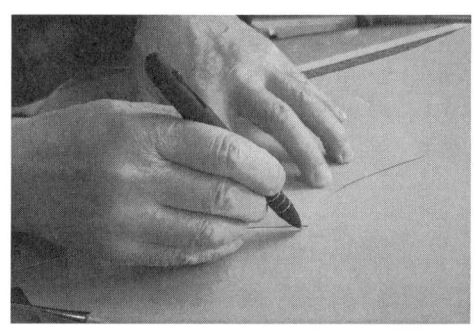

38. 일치하게 되면 패턴지가 고정되도록 누르고 발목둘레(발목선)과 뒤꿈치부분, 그리고 발바닥 쪽의 골밥선까지 전체를 외곽선을 따라 그린다.

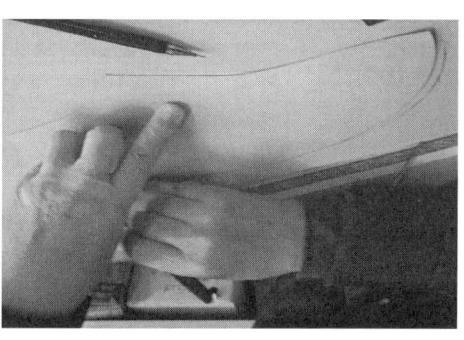

39. 갑피여분(골밥)의 차이을 확인한다.

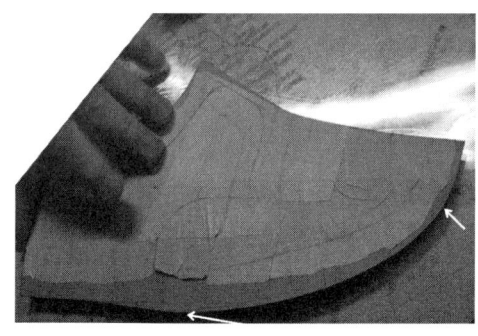

40. 화살표로 표시된 부분이 차이를 보이는 부분으로 안쪽이 약간 크게 표시된다. 차이가 있지만 사용하는데 큰 문제가 되지 않으므로 외곽선을 따라 자르게 된다.

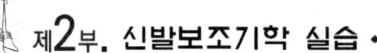

마스킹테이프 패턴지에 옮겨 디자인하기 평가

- 학습자가 평가항목을 성공적으로 수행하였는지를 평가해야 한다.
- 평가 사항
- 체크 리스트를 통한 평가

학습 내용	평가 항목	성취 수준		
		우수	보통	부족
마스킹테이프 패턴지에 옮겨 디자인하기 평가				
	- 라스트에서 안쪽 마스킹테이프 떼어내기 능력			
	- 안쪽 마스킹테이프 패턴지에 옮겨 붙이기 능력			
	- 라스트에서 가쪽 마스킹테이프 떼어내기 능력			
	- 안쪽 마스킹테이프 패턴지에 옮겨 붙이기 능력			
	- 가쪽 마스킹테이프 골밥(갑피여분) 디자인 능력			
	- 안쪽 마스킹테이프 골밥(갑피여분) 디자인 능력			
	- 가쪽 마스킹테이프 뒤꿈치 디자인 능력			
	- 안쪽 마스킹테이프 뒤꿈치 디자인 능력			
	- 안쪽과 가쪽 디자인과 발등덮개 디자인 능력			
	- 패턴지에 복사된 마스킹테이프 디자인 완성도			
1. 체크 리스트를 통한 실습 평가 - 실습 수행 능력이 '부족'인 경우 실습 재교육 - 평가 결과가 60점 미만인 학생들에게는 추가 교육 및 재평가				

제9장. 신발(갑피) 패턴 만들기

4. 외피와 내피 패턴 디자인하기

1) 라스트에서 떼어낸 마스킹테이프 선 정리와 기본 패턴 제작하기

마스킹테이프 위에 그려진 디자인의 정리는 패턴을 만들기 위한 준비 과정이다. 라스트에서 디자인한 곡선과 직선을 다시 그리는 작업이다. 마스킹테이프를 라스트에서 떼어내 패턴지에 옮겨 붙이고, 마스킹테이프에 그려진 곡선과 직선을 바르게 정리한다. 정리된 마스킹테이프 디자인의 외곽선을 따라 자르고 앞날개와 뒷날개를 구분하도록 선에 홈을 만드는 과정이다. 그러나 분리되지 않고 붙어 있도록 한다.

※ 준비물

재단판, 패턴지, 라스트에서 디자인하고 떼어낸 마스킹테이프, 철자, 곡선자, 지우개, 송곳, 연필(샤프 펜), 구두칼

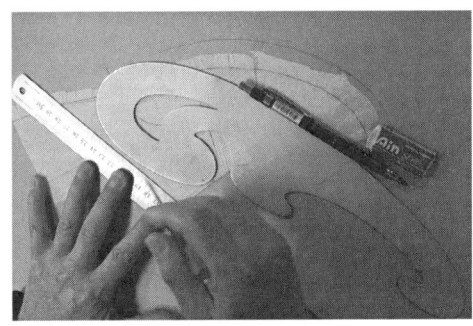 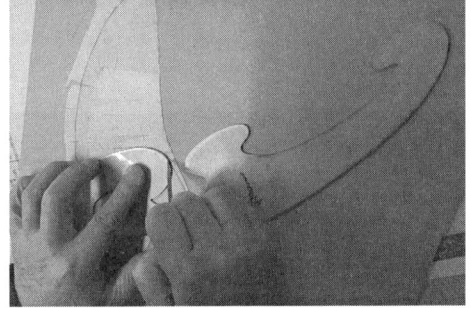

1. 선의 디자인은 철자를 사용하여 직선으로 정리한다.
2. 곡선이 되어야 하는 부분은 직선과 만나는 모서리를 곡선자를 사용하여 균형을 이루도록 맞추고 곡선을 긋는다.

제2부. 신발보조기학 실습 •

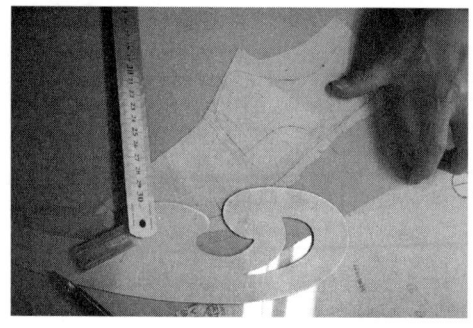

3. 곡면을 평면화하고 직선과 곡선으로 패턴을 정리한다.

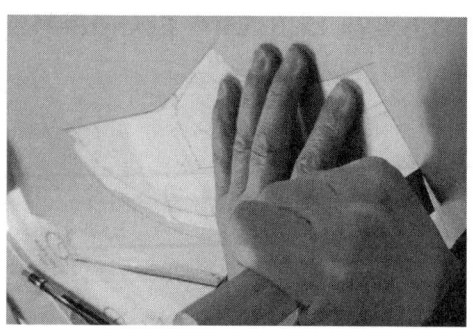

4. 마스킹테이프의 외곽선을 따라 자른다.

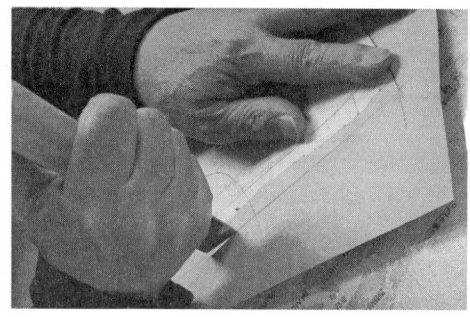

5. 패턴 디자인의 외곽선을 따라 구두칼로 잘라낸다.

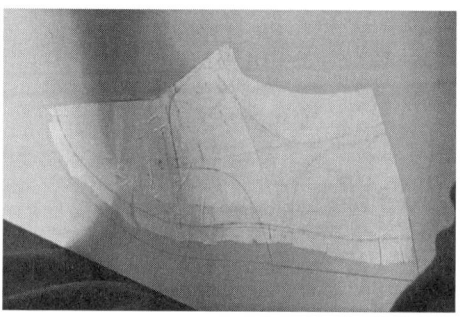

6. 잘라낸 패턴의 안쪽의 패이싱 부분과 발목 부분 등을 구두칼로 중간은 남기고 자른다. 이때 완전히 잘려 떨어지지 않고 연결되어 있어야 한다.

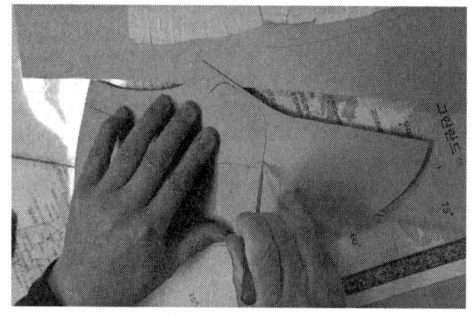

7. 패턴을 뒤집어 안쪽 윤곽선을 따라 칼로 자른 부분을 송곳, 볼펜 또는 연필이 들어갈 수 있도록 공간을 만든다.

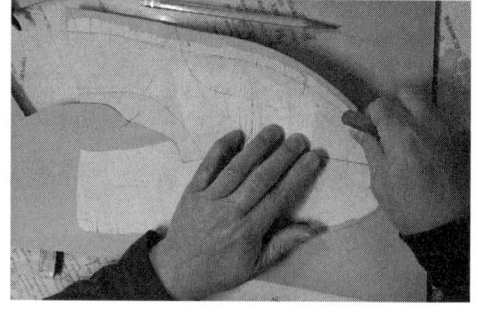

8. 라스트에서 디자인할 때 표시한 앞코 변곡점(토캡 변곡점) 부분을 일치시킨다.

제9장. 신발(갑피) 패턴 만들기

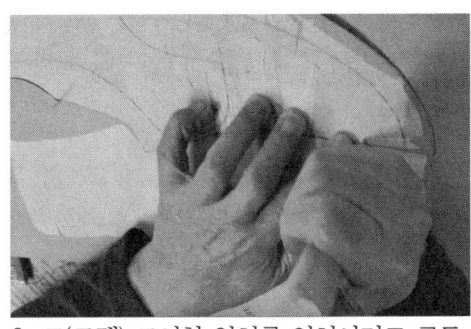

9. 코(토캡) 표시한 위치를 일치시키고 구두 칼로 칼자국을 만들어 뒷면에 표시되도록 한다. 설계할 때 발볼 둘레의 1/2지점, 발뒤꿈치의 아래 끝부분에도 칼자국 또는 송곳으로 구멍을 뚫어 표시한다.

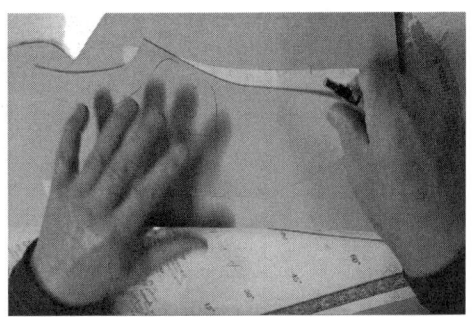

10. 패턴 디자인의 앞코변곡점으로 안쪽과 가쪽을 맞추고 하나로 조합하기 위하여 진행한다.

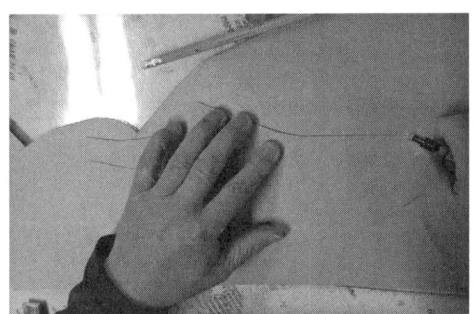

11. 발등의 발 중심점과 앞코(토캡)의 표시된 부분을 일치시킨다.

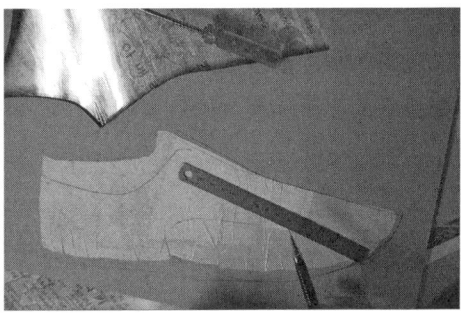

12. 발등덮개 근위부 끝부분을 2~3mm 더하여 표시하고 발볼싸개 오목한 부분과 연결선을 긋는다.

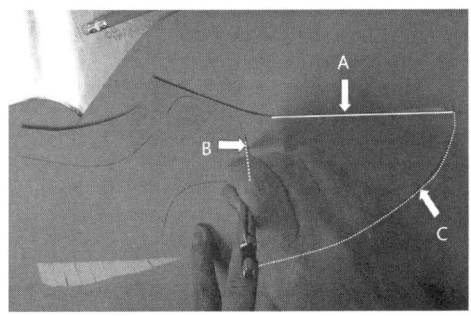

13.. 앞코에서 발등 선을 맞추고(A), 페이싱 부분의 먼쪽 끝부분(B)과 발다닥의 외곽선(C)을 그린다.

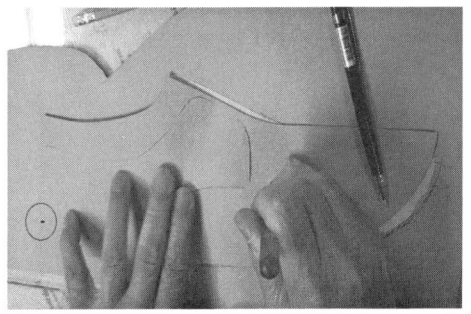

14. 설계할 때 발볼 둘레의 가쪽 1/2지점에 찍었던 점에 송곳으로 고정하고 발뒤꿈치 높이를 맞춘다(원안).

제2부. 신발보조기학 실습

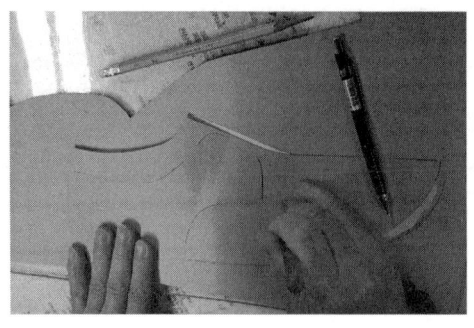

15. 곳을 누른 곳을 회전 중심으로 발꿈치 뒤쪽 아래 끝부분에 표시한 부분이 일치하도록 맞춘다.

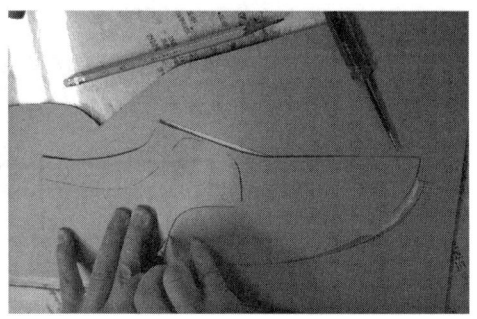

16. 가쪽과 안쪽의 뒷굽과 발목 모양을 일치시킨 후 누르고 움직이지 않도록 손으로 고정한다.

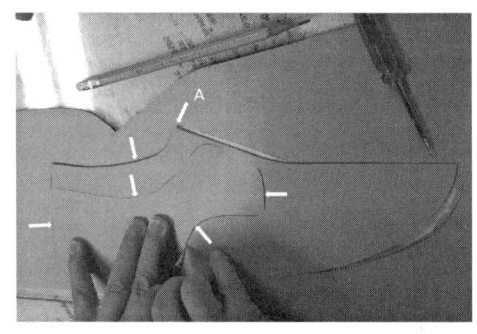

17. 화살표 표시된 A점과 맞추고 화살표 선을 모두 그린다. 샤프 펜을 사용하여 안쪽 패턴지에 복사되도록 그린다.

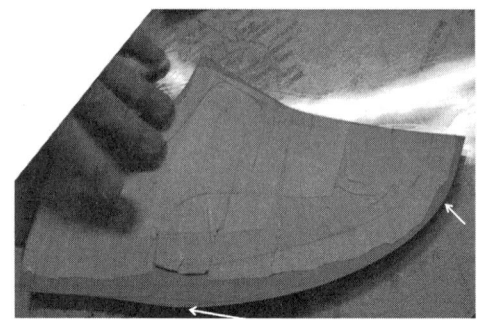

18. 라스트의 안쪽과 가쪽의 패턴을 합하여 하나로 제작된 패턴이다. 화살표처럼 가쪽의 패턴이 안쪽의 패턴보다 약간 크다. 합한 패턴의 가장 바깥쪽 선을 사용하면 오른쪽 신발과 왼쪽 신발에 모두 적용할 수 있다.

제9장. 신발(갑피) 패턴 만들기

외피와 내피를 위한 기초 패턴 만들기 평가

- 학습자가 평가항목을 성공적으로 수행하였는지를 평가해야 한다.
- 평가 사항
- 체크 리스트를 통한 평가

학습 내용	평가 항목	성취 수준		
		우수	보통	부족
외피와 내피를 위한 갑피 패턴 만들기 평가				
	- 안쪽과 가쪽 디자인 패턴 곡선과 직선 재정리 능력			
	- 안쪽과 가쪽 디자인 하나로 디자인하기 능력			
	- 앞날개 발등덮개 디자인 능력			
	- 앞날개 디자인하기 능력			
	- 뒷날개 디자인하기 능력			
	- 앞날개와 뒷날개의 분리선 만들기 능력			
	- 안쪽과 가쪽 하나의 디자인 완성도			

1. 체크 리스트를 통한 실습 평가
- 실습 수행 능력이 '부족'인 경우 실습 재교육
- 평가 결과가 60점 미만인 학생들에게는 추가 교육 및 재평가

제2부. 신발보조기학 실습

5. 신발의 앞날개 뒷날개 외피 패턴 만들기

외피 패턴은 안쪽과 가쪽의 디자인을 하나로 만든 원형의 디자인의 정리된 선에서 앞날개, 뒷날개 또는 발등덮개 등을 만든다. 가죽과 가죽을 연결하는 것과 가죽의 끝을 접어 모양을 만드는 것, 라스트에 덮여져 중창과 연결되는 부분을 위하여 조각에 이음여분(이음밥)과 접음여분(접음밥), 골덮음여분(골밥)을 추가 적용하여 만드는 것을 패턴이라고 한다.

1) 신발 패턴 선 정리하기

마스킹테이프에 그려진 디자인을 직선자와 곡선자를 이용하여 직선과 곡선 그리고 구두 구멍의 위치 등 균형과 모양을 구두의 디자인에 맞도록 정리한다. 그리고 앞날개와 뒷날개의 경계 부분을 구분하여 이용할 수 있도록 부분 부분을 잘라내는 과정이다.

※ 준비물
  재단판, 라스트 원본 디자인, 철자, 곡선자, 송곳, 커터칼 또는 구두칼, 연필(샤프펜), 지우개

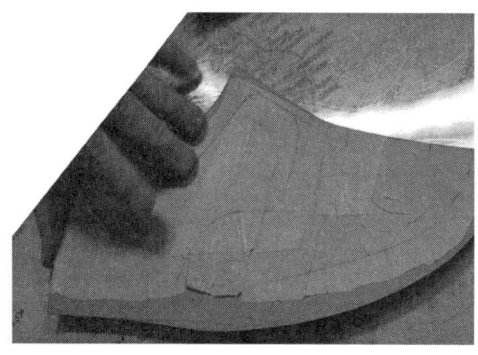 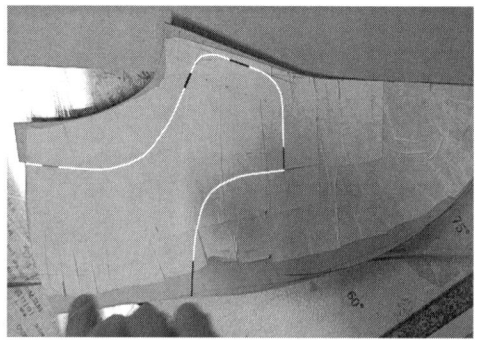

1. 감피를 만들기 위해서 라스트에서 떼어낸 마스킹테이프로 제작된 원본 디자인이다.
2. 구두칼(커터칼)을 사용하여 힌색 부분만 자른다.

제9장. 신발(갑피) 패턴 만들기

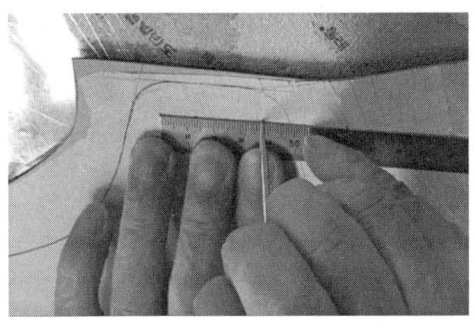

3. 페이싱(뒷날개 앞면)에 구두끈 구멍의 자리를 표시 한다

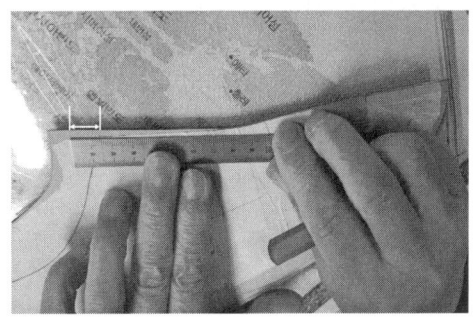

4. 발등덮개를 페이싱의 발목둘레선에서 약 12mm로 발목 쪽으로 연장한다 (힌색 화살표).

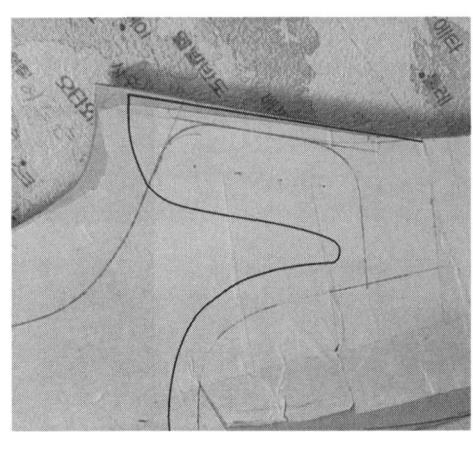

5. 검정색 선이 앞날개의 경계선이다.

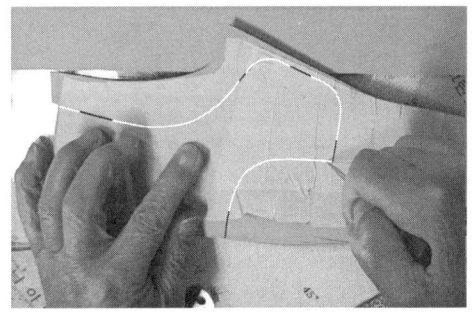

6. 뒷날개의 패턴 경계선이다. 구두칼로 칼자국을 만들고 송곳으로 사이를 벌려 연필 또는 샤프 펜으로 그릴 수 있도록 사이를 벌려 놓는다. 검정색 실선은 칼로 자르지 않도록 한다. 이는 패턴에서 분리되지 않도록 하기 위함이다.

2) 뒷날개 패턴 만들기

뒷날개의 디자인 패턴은 가죽을 자르기 위한 세분화하는 과정이다. 뒷날개 뒤꿈치와 조립되는 재봉 덧붙임을 고려하여 디자인한다. 그리고 발목선 부분을 접어 절단면이 보이지 않도록 접음여분을 추가하여 덧붙임을 설계한다.

※ 준비물
　　패턴지, 원본 패턴, 재단판, 연필, 샤프 펜, 20cm 철자, 지우개, 구두칼, 커터칼, 송곳, 컴퍼스, 곡선자

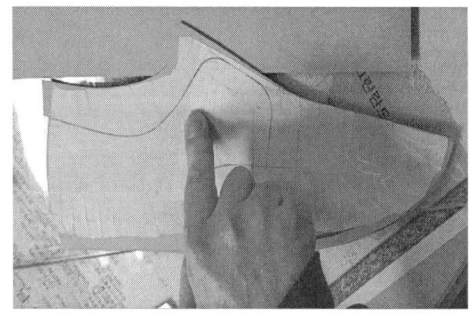

7. 앞날개 위에 뒷날개가 재봉이 되므로 뒷날개부터 본뜨기한다.

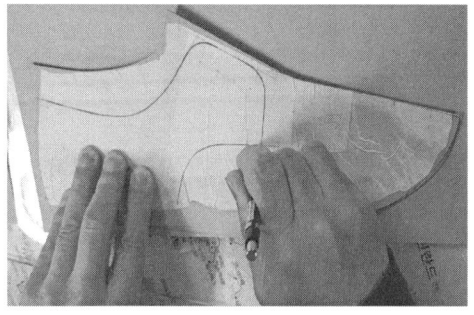

8. 송곳으로 공간을 넓혀놓은 선을 따라 샤프 펜으로 아래에 있는 패턴지에 복사한다. 뒤꿈치, 발목 선, 페이싱을 따라 선을 그린다.

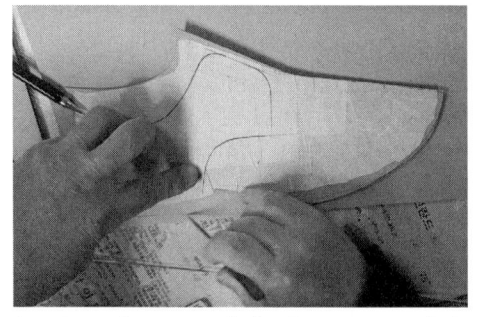

9. 샤프 펜으로 그린 후 송곳으로 그렸던 선을 똑같이 그린다. 그리고 구두끈 자리도 아래 패턴지에 복사되도록 한다.

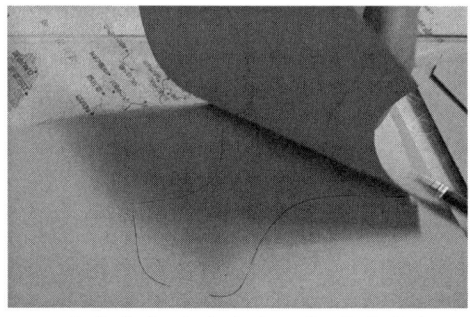

10. 패턴지에 복사되었는지 확인한다.

제9장. 신발(갑피) 패턴 만들기

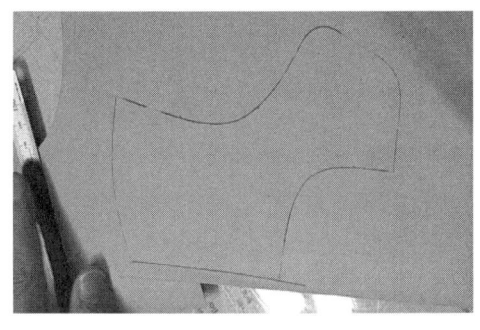
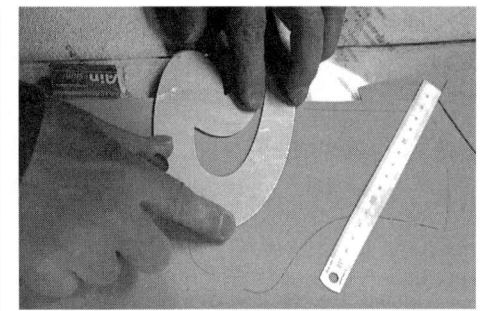

11. 곡선과 직선의 연결되지 않은 부분과 전체적인 곡선을 곡선자를 이용하여 정리한다.

12. 복사된 패턴지의 선을 직선자와 곡선자를 사용하여 자연스럽게 연결되도록 그린다.

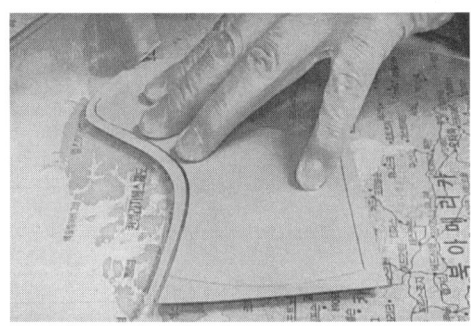
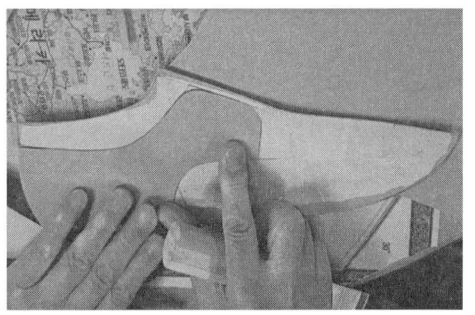

13. 뒷날개의 패턴을 정리하고 구두칼 또는 커터칼로 외곽선을 따라 자른다.

14. 자른 뒷날개의 패턴을 원본 패턴과 비교하여 점검한다.

3) 앞날개 패턴 만들기

앞날개의 모양과 뒷날개와 조립하기 위하여 만나는 부분으로 재봉을 위하여 덧붙이는 앞날개 여분을 고려하여 디자인한다.

※ 준비물

패턴지, 원본 패턴, 재단판, 연필, 샤프 펜, 20cm 철자, 지우개, 구두칼, 커터칼, 송곳, 컴퍼스, 곡선자

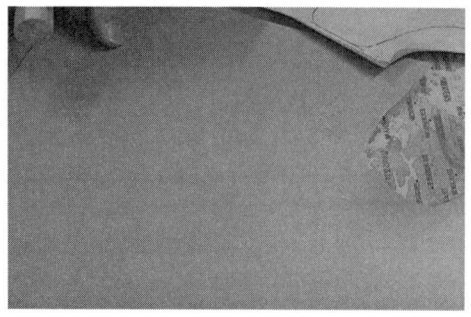

15. 패턴지를 준비한다.

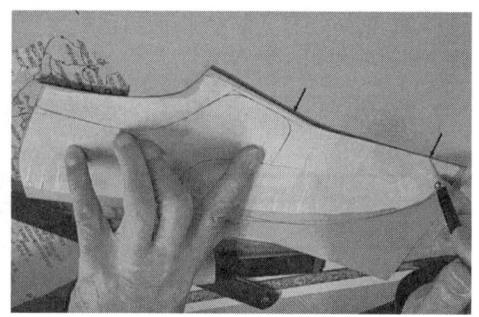

16. 원본 패턴을 패턴지에 올린다. 바닥의 골밥의 끝부분을 패턴지 끝 가까이 위치시킨다. 화살표 부분에 연필로 표시한다.

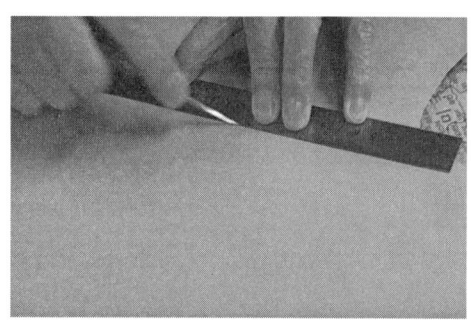

17. 연필로 표시한 점을 따라 선을 긋는다. 연필로 선을 긋고, 송곳으로 홈을 만들어 접기 쉽게 한다.

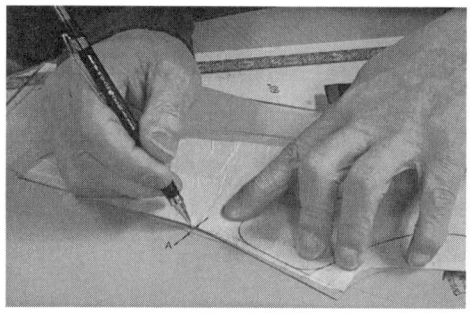

18. 원본 패턴을 직선 위에 올려놓는다. 발볼 변곡점 A의 화살표 간격을 약 5~6mm 유지한다.

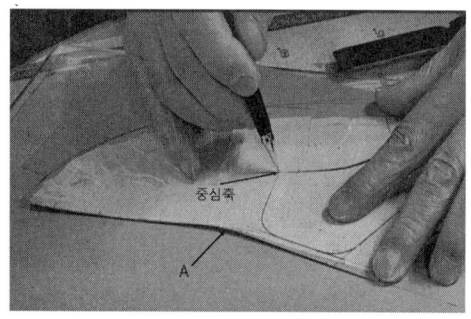

19. 중심축을 중심으로 회전하여 A부분이 패턴지에 그려진 직선을 넘어가지 않도록 한다.

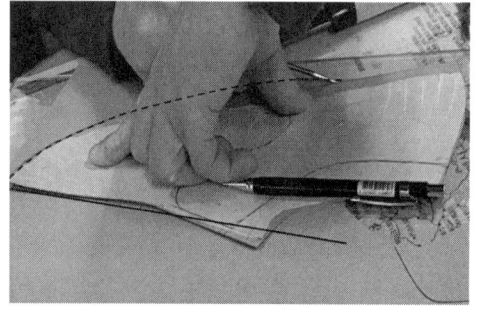

20. 페이싱 꼭지점을 축으로 앞코끝점을 패턴지의 직선과 일치시킨다. 그리고 앞날개의 앞코끝점에서 발바닥 쪽으로 앞날개 끝까지 외곽선을 그린다(점선).

제9장. 신발(갑피) 패턴 만들기

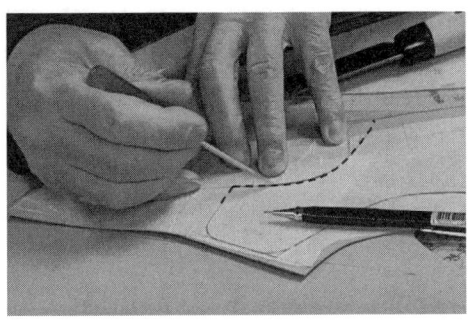

21. 사진의 점선처럼 앞날개의 발볼싸개 옆면 곡선과 페이싱과 겹치게 되는 중간 부분까지 직선과 곡선을 그린다 (점선).

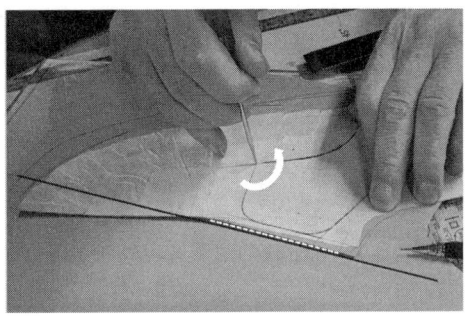

22. 중심축을 회전시켜 발등덮개의 선과 일치시킨다. 이때 발등덮개의 선이 패턴지의 직선을 넘어가지 않아야 한다. 힌색 점선은 발등덮개 선이고 검정색 직선은 패턴지에 그린 선이다.

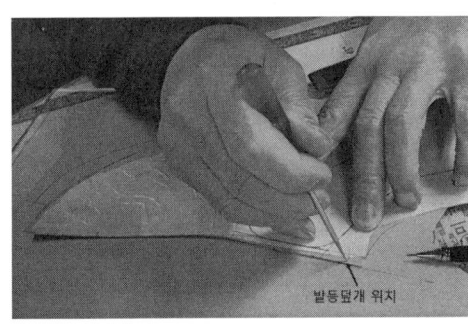

23. 회전한 후 발등덮개 약 12~20mm 위치에 표시한 부분을 페턴지에 표시한다.

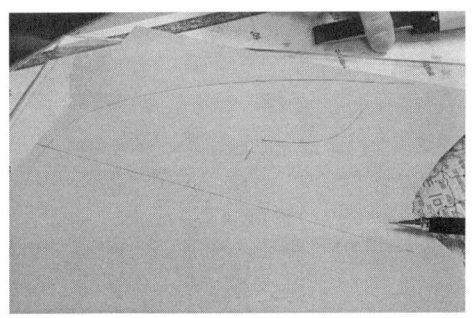

24. 패턴지에 그려진 앞날개 외곽선 형태이다.

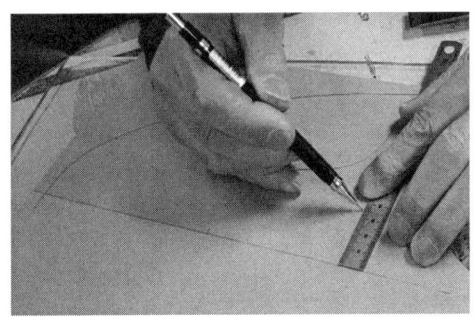

25. 발등덮개(베라) 70~75, 80mm도 좋으나 너무 크면 디자인 측면에서 좋지 않아 신발의 크기에 조절하는 것이 좋다. 발등덮개의 너비는 70mm를 기준으로 디자인했다.

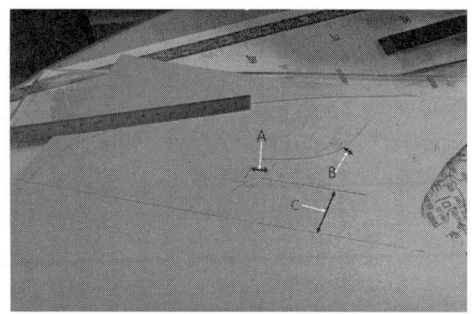
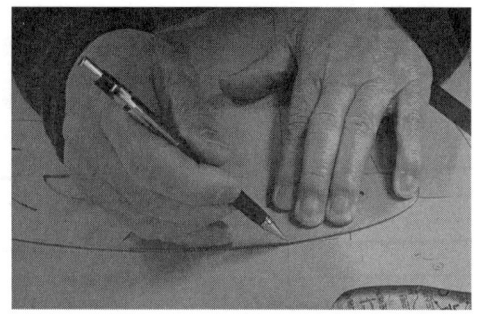

26. 발등덮개와 발볼싸개 A의 앞-뒤 간격은 13mm로 하고, B의 발볼싸개의 덧붙임은 10mm, C의 발등덮개(베라) 너비는 35mm로 선을 표시한다. 앞날개를 좌우 같은 모양으로 디자인을 위하여 반을 접음으로 70mm에서 ½인 35mm로 한다(C).

27. 발등덮개는 가장 윗부분은 원만한 곡선에 모서리는 곡선을 보기 좋은 모양으로 만든다. 곡선을 곡선자를 사용한다.

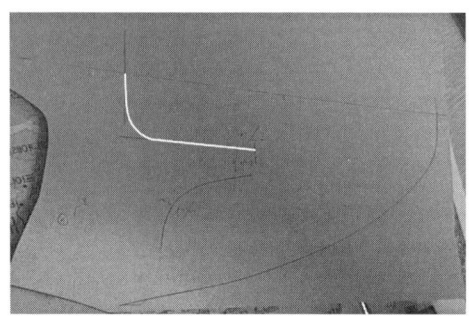
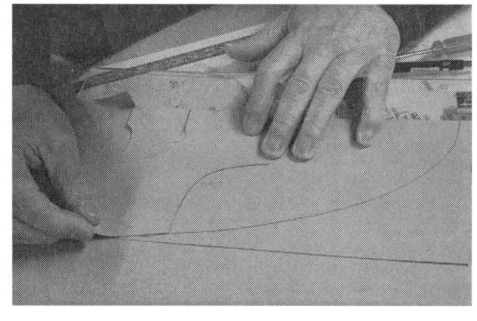

28. 발등덮개의 모양을 그린 모양이다.

29. 뒷날개와 앞날개를 조립하여 점검한다.

30. 뒷날개와 앞날개의 조립된 부분의 외곽선을 다시 그려 확인하고 표시한다.

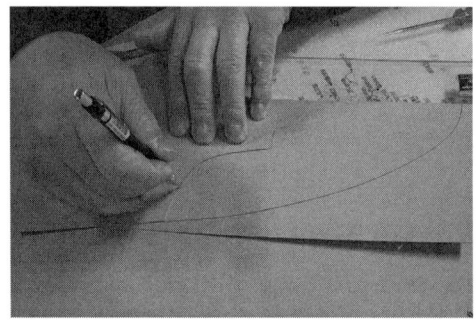

제9장. 신발(갑피) 패턴 만들기

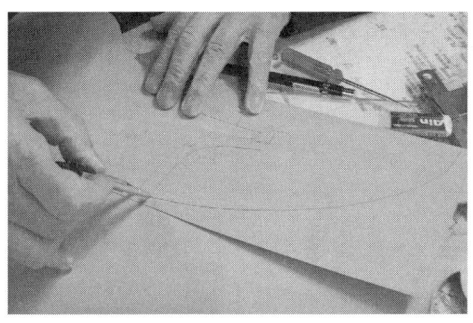

31. 앞날개의 볼감싸개 부분의 재봉을 위하여 컴퍼스로 재봉 여분을 10mm 간격으로 그려준다.

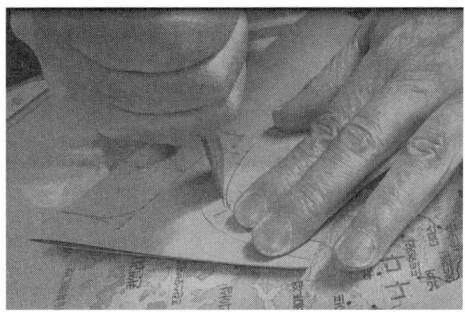

32. 조립할 선과 재봉 여분 10mm의 선을 확인하고 조립할 선은 중간을 부분 부분을 남기고 잘라 연필 또는 샤프 펜이 들어갈 긴 홈을 만든다.

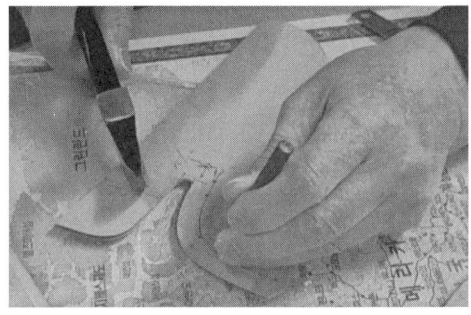

33. 재봉 여분의 끝 선과 발등덮개 부분의 재봉 여분의 끝 선을 따라 잘라내고, 조립선은 중간 중간을 남기고 2mm 간격으로 자른 후 끝부분을 2mm 편치를 사용하여 구멍을 뚫고 긴 선의 홈을 만든다.

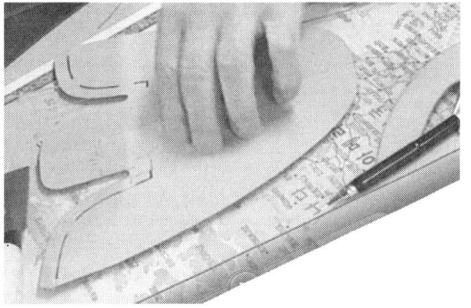

34. 잘라 내고, 구멍을 뚫고, 2mm 간격의 홈을 만들어 앞날개를 완성 모양이다. 홈의 선과 외곽선을 그리고 홈의 선과 패턴 외곽선 사이의 10mm는 재봉을 위한 여분이다.

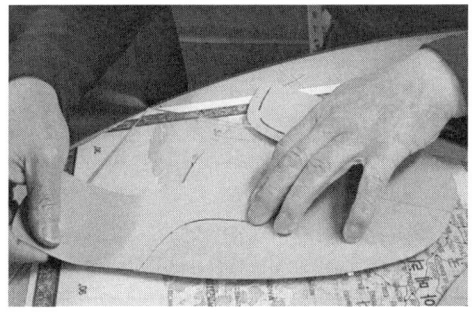

35. 앞날개와 뒷날개의 조립 부분을 서로 연결하여 일치하는지 점검한다.

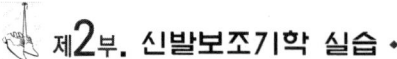제2부. 신발보조기학 실습

갑피의 외피 패턴 완성하기 평가

- 학습자가 평가항목을 성공적으로 수행하였는지를 평가해야 한다.
- 평가 사항
- 체크 리스트를 통한 평가

학습 내용	평가 항목	성취 수준		
		우수	보통	부족
갑피의 외피 패턴 만들기 평가				
	- 마스킹테이프의 곡선과 직선 재정리 능력			
	- 뒷날개와 앞날개를 구별하고 디자인하는 능력			
	- 뒷날개와 앞날개를 구별하고 절개하는 능력			
	- 뒷날개 패턴 디자인하는 능력			
	- 뒷날개 재봉 여분 덧붙임 설계 능력			
	- 앞날개 패턴 디자인하는 능력			
	- 앞날개 재봉 여분 덧붙임 설계 능력			
	- 갑피 앞날개와 뒷날개 디자인 완성도			

1. 체크 리스트를 통한 실습 평가
- 실습 수행 능력이 '부족'인 경우 실습 재교육
- 평가 결과가 60점 미만인 학생들에게는 추가 교육 및 재평가

6. 신발 앞날개 뒷날개 내피 패턴 만들기

 내피는 외피 안쪽의 거친 면과 재봉한 딱딱한 부분을 덮어 발과 양말을 보호하기 위하여 안쪽에 넣는 부드러운 가죽 또는 천이다. 내피 디자인은 갑피의 가죽 조각에 재봉 여분 길이를 추가하여 만들어진다. 재봉을 위한 여분의 길이는 외피의 외곽선에서 8mm를 더한다. 더 길게 할 수 있으나 잘라서 버리는 것이기 때문에 재료 낭비가 될 수 있으며, 너무 짧으면 잡고 자르기 불편할 수 있다.

 내피의 뒷날개에는 지활재(갑보)가 있다. 지활재란 발뒤꿈치 부분으로 신발을 신었을 때 뒤꿈치에서 신발이 벗어지지 않도록 표면이 거칠게 되어있는 부분이며, 이 갑피와 내피 사이에 뒤꿈치 부분의 모양을 유지하는 월형이 들어가기 때문에 월형이 들어가는 만큼 공간이 만들어져야 한다. 내피와 외피의 간격을 조절하여 만들지 않으면 안쪽의 내피 즉 지활재에 주름이 생기게 된다. 갑보의 재료는 사용되는 돈(돼지)내피 또는 천 등으로 만드는데 이 돈내피의 거친 안쪽 면이 겉면이 되도록 돌려서 거친 부분이 발뒤꿈치에 닿도록 한다.

1) 뒷날개 내피 디자인

※ 준비물
   테이블, 볼펜, 컴퍼스, 외피 패턴, 철자, 곡선자, 커터칼, 구두칼, 재단판(칼판)

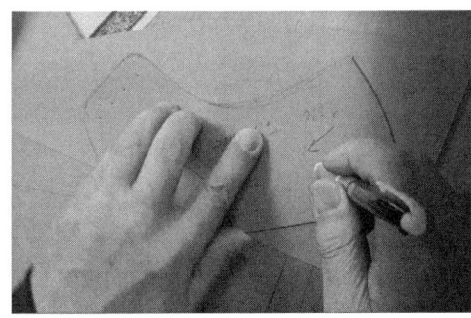
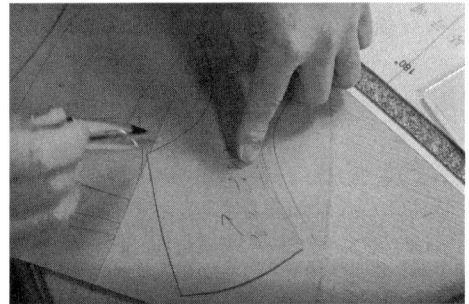

1. 갑피 뒷날개 디자인 전체를 패턴지에 그린다.
2. 갑피 뒷날개 패턴 전체를 패턴지에 그린 후 발목 둘레선과 패이싱과 앞날개와 연결되는 부분에 8mm의 길이를 더하여 준다. 뒤꿈치 바닥 부분과 발바닥 쪽은 추가하지 않는다.

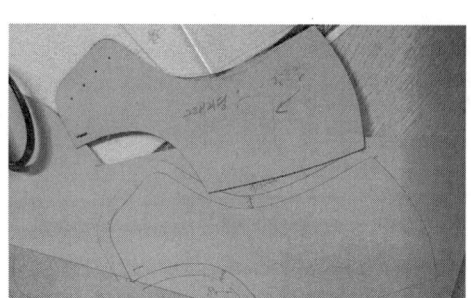
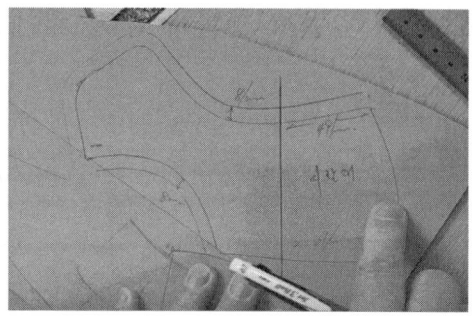

3. 완성한 갑피 패턴에 대한 내피 패턴 디자인이다.

4. 완성한 내피 패턴에서 갑보(지활재)를 디자인한다. 발목둘레선 부분에서 49mm, 발바닥부분에서 61mm의 위치에 점을 찍어 표시한다. 내피의 갑보를 위해 표시한 점을 철자를 사용하여 선을 긋는다.

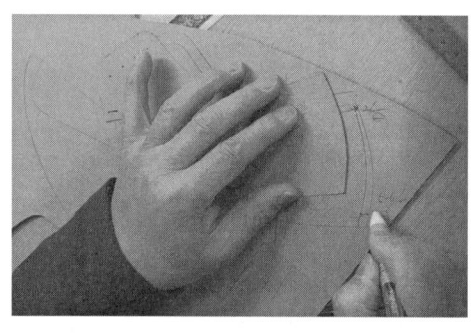
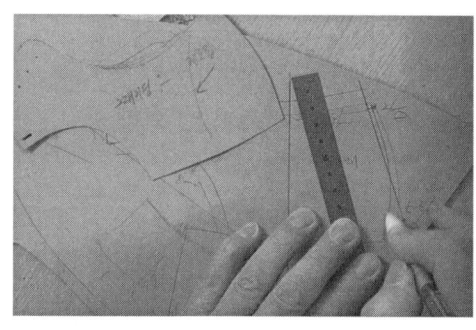

5. 지활재(갑보)의 뒷부분 디자인은 발목둘레선의 뒤꿈치 끝부분에서 안쪽으로 2mm, 발바닥 끝부분에서 안쪽으로 5~6mm 위치에 표시한다. 그리고 갑피의 뒷날개의 뒤꿈치 곡선 부분과 모양이 같도록 그린다.

6. 곡선을 그린 후 다시 발목둘레선의 뒤꿈치 끝부분에서 안쪽으로 2mm의 위치에 표시하고, 아래에서 1/3지점을 표시한다. 표시된 두 점 사이를 철자를 사용하여 선을 긋는다. 직선 아래의 곡선 부분은 재봉할 부분이 된다.

제9장. 신발(갑피) 패턴 만들기

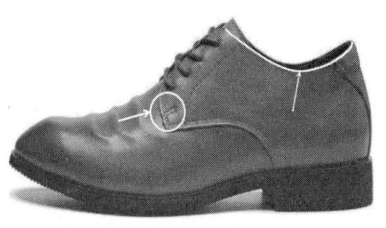
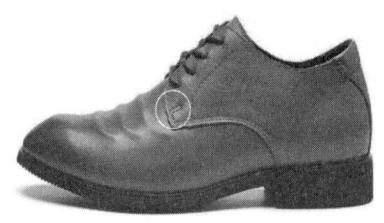

7. 원안의 재봉이 도메이며, 힌색 곡선 부분은 발목 둘레선이다.

8. 도메 위치 표시

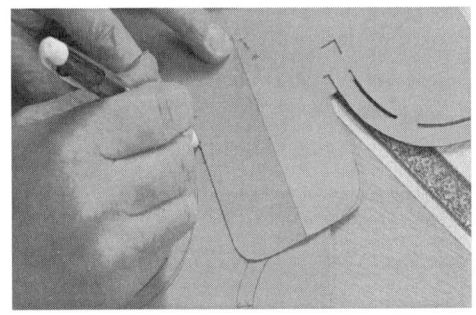
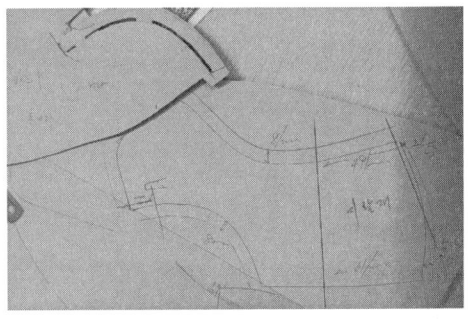

9. 뒷날개 위에 앞날개를 올려 위치를 맞추고 발등덮개(베라)와 앞날개 사이의 곡선 부분을 그린다.

10. 뒷날개와 앞날개를 조립할 때 도메 부분을 디자인한다.

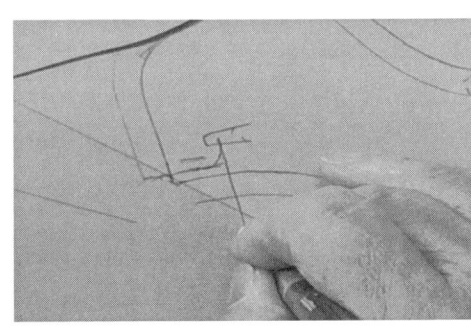
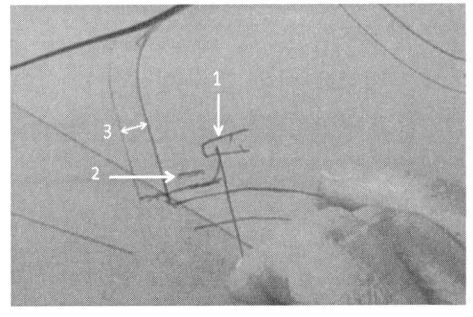

11. 도메 부분은 뒷날개의 접어지는 부분과 내피가 붙게 되고, 앞날개와 내피가 붙게 되어 4겹의 두께가 되어 이 부분이 두꺼워지게 되므로 두겹이 되도록 얇게 만들어지도록 디자인한다.

12. 1번은 발등덮개(베라)와 발볼싸개 사이의 곡선이고, 2번은 도메이며, 3번은 재봉 여분()이다.

제2부. 신발보조기학 실습 •

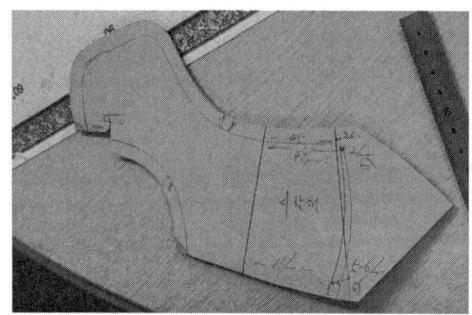

13. 뒷날개 내피 디자인이다.

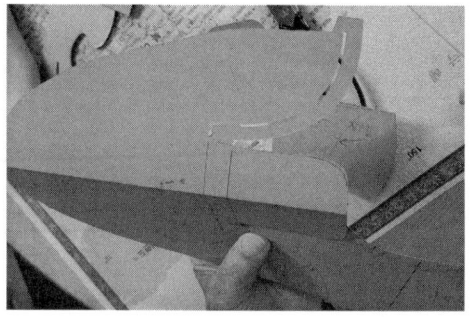

14. 앞날개가 뒷날개를 덮고 발등덮개 즉 신발 끈 부분이 위로 올라오도록 조립하여 신발의 디자인과 일치하는지 점검한다.

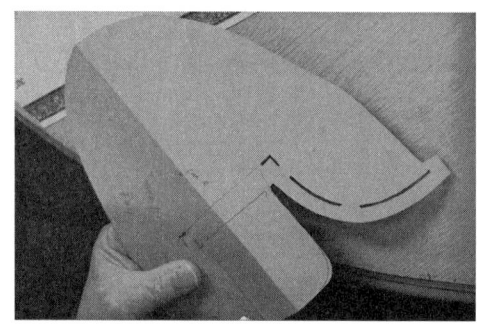

15. 끝부분의 홈과 여유로 남겨진 부분은 가죽에 선을 그릴 때 끝까지 그려 뒷날개와 일치하도록 하기 위함이다.

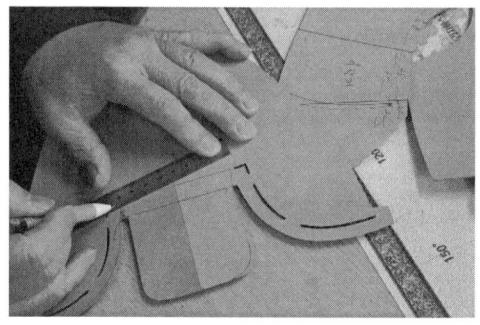

16. 앞날개에 천으로 내피를 만드는 경우 1번까지 천으로 만들고 2번까지는 가죽으로 덮어 천이 보이지 않도록 한다.

제9장. 신발(갑피) 패턴 만들기

2) 뒷날개의 지활재(갑포) 패턴 디자인

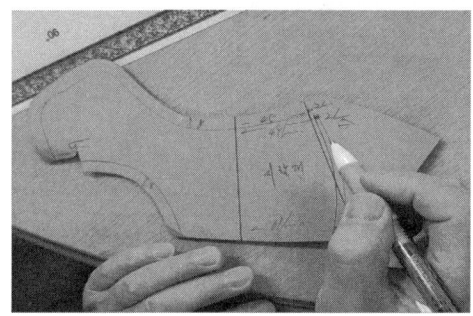

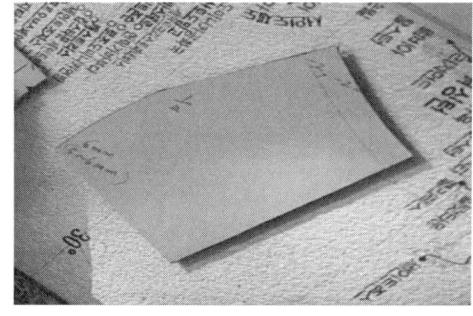

17. 지활재 디자인 부분을 확인하고 정리한다. 위쪽은 뒤축 높이점에서 전방으로 2mm 줄인다. 아래 뒷굽 끝점에서 전방으로 5~6mm 줄여 표시한다. 윗점과 굽곡선 1/2 지점을 직선으로 긋는다. 굽곡선은 뒤축 높이점과 뒷굽 끝점을 발뒤꿈치의 곡선으로 그린다.

18. 지활재 1/2을 디자인한 부분을 구두칼 또는 커터칼로 자른다. 커터칼도 유용하지만 흔들리지 않는 구두칼이 자르기에는 편리할 수 있다.

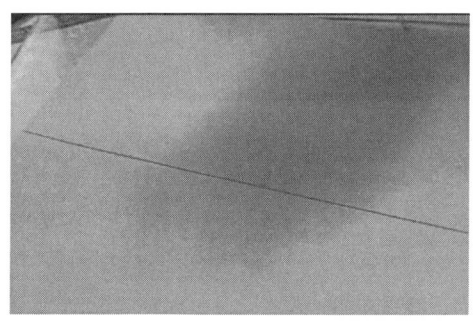

19. 지활재의 세로 크기의 공간을 두고 철자를 사용하여 직선을 샤프 펜으로 긋고 송곳으로 약간의 홈을 만들어 반으로 접을 때 정확하고 쉽도록 패턴지를 준비한다.

20. 패턴지의 직선에 곡선과 직선이 있는 뒷꿈치 중앙 부분이 일치하도록 맞춘다.

제2부. 신발보조기학 실습

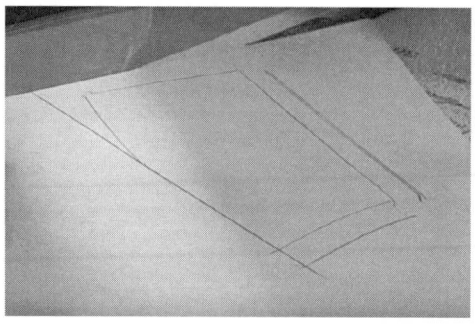
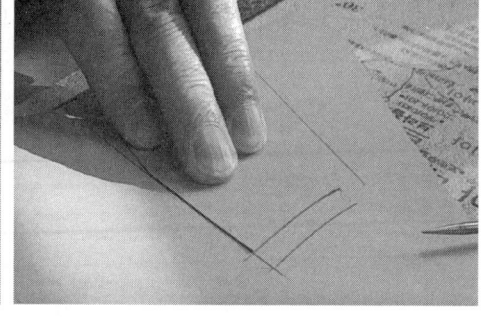

21. 만들어진 지활재의 외곽선을 긋고 접음 연분을 컴퍼스를 사용하여 8mm 간격으로 그린다.

22. 원본 패턴의 지활재와 내피 지활재의 디자인 패턴을 비교한다.

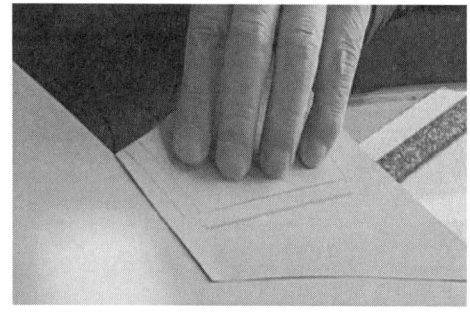
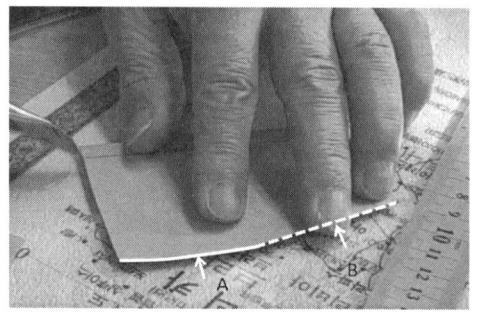

23. 표시한 직선을 기준으로 절반을 접는다.

24. 외곽선을 따라 커터칼로 자른다. 이때 뒤꿈치 직선인 점선 B는 자르지 않고 화살표 A 부분의 곡선만 자른다.

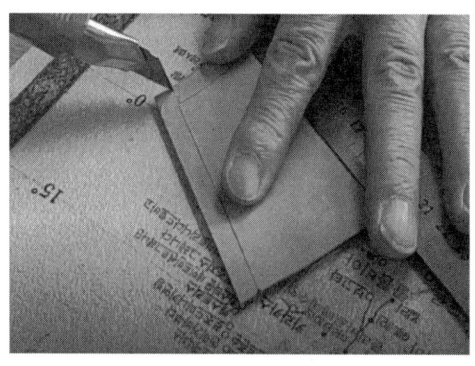

25. 지활재의 선을 확인하기 위하여 양쪽 선의 끝과 중심선의 끝을 V자로 홈을 만들어 위치를 확인할 수 있도록 한다. 표시가 없으면 길이가 짧아지거나 길어질 수 있다.

제9장. 신발(갑피) 패턴 만들기

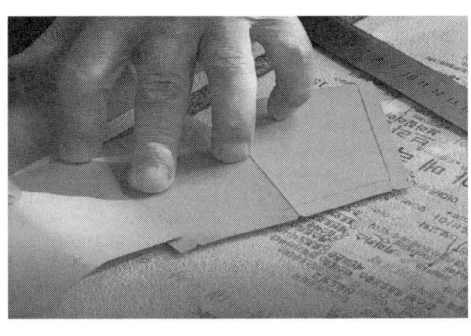
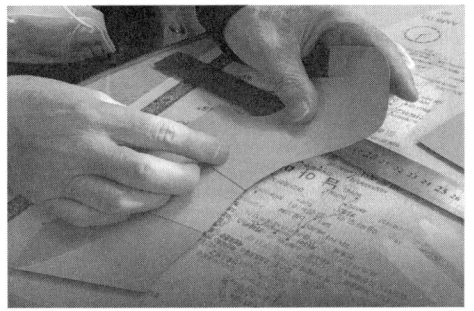

26. 뒷날개 뒷부분과 지활재를 점검하고 맞지 않는 경우는 수정한다. 뒷날개에서 재봉 여분을 생각하고 제작하였고, 지활재 디자인할 때 재봉 여분을 또 넣어 크기가 커진 것을 수정해야 한다.

27. 높이가 길어진 지활재를 수정하여 자르고 다시 뒷날개 옆부분과 맞추어 점검한다. 뒷날개의 뒷부분의 끝 선과 지활재의 V자 홈의 선과 일치시켜 맞는지 확인한다.

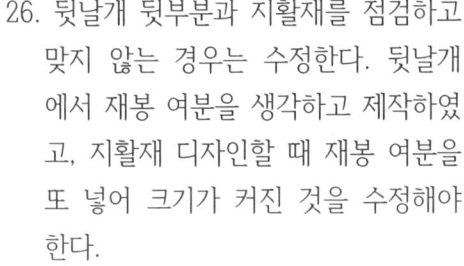
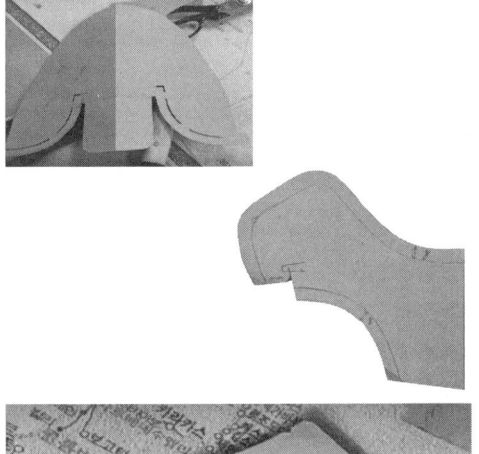

28. 준비된 내피는 앞날개 내피와 뒷날개 옆 부분의 내피와 발뒤꿈치 부분의 지활재이다. 앞날개 내피는 디자인을 위하여 많은 조각이 있으나 최초의 디자인에서 만드는데 더비의 디자인에서는 앞날개 갑피와 내피는 동일하게 사용한다

제2부. 신발보조기학 실습 •

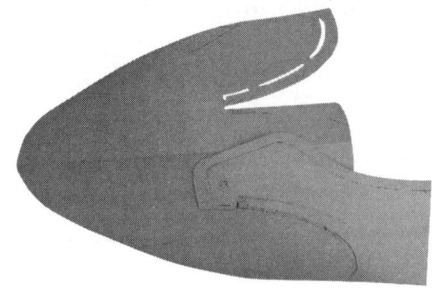

29. 지활재가 없는 내피 패턴이다.

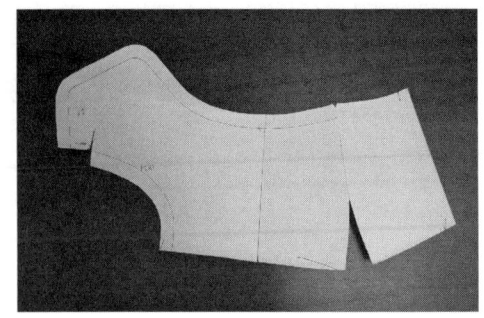

30. 뒷날개와 지활재(갑보)를 연결하고 점검한다.

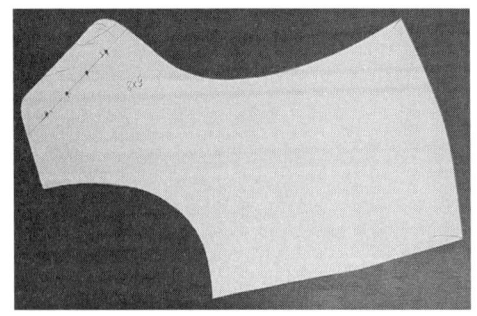

31. 갑피의 패턴이다.

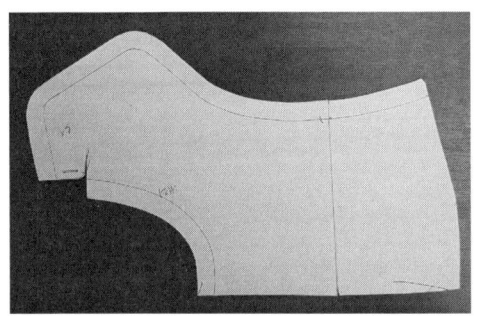

32. 내피의 패턴으로 지활재와 연결하여 점검한다.

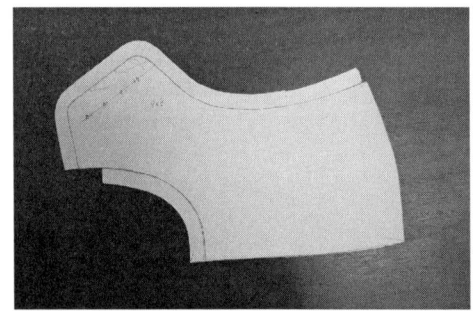

33. 외피를 내피 위에 올려 크기와 모양을 점검한다.

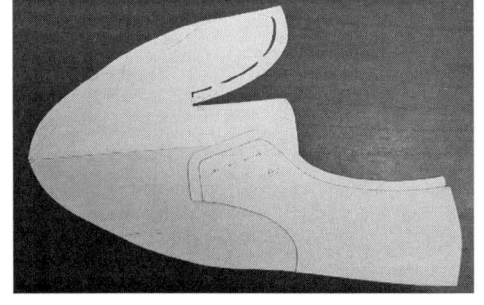

34. 완성된 앞날개와 뒷날개와 뒷날개 내피를 연결한 모양이다. 연결 부분이 맞는지 확인한다(더비 내피 패턴).

제9장. 신발(갑피) 패턴 만들기

3) 완성된 구두 내피 패턴(하이탑 신발(high top shoes) 내피 패턴)

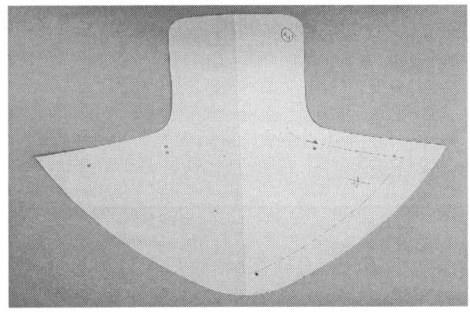

35. 앞날개의 내피의 패턴을 함께 사용한다. 크기와 모양 모두 같다.

36. 뒷굽이 높은 내피의 뒷날개 부분으로 지활재를 연결할 부분은 곡선 부분이 있다.

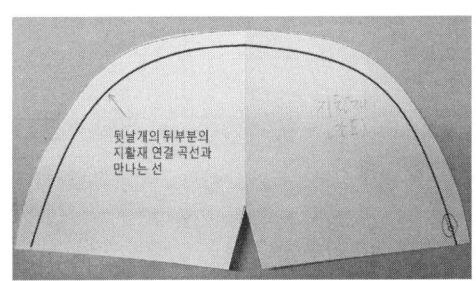

37. 위의 사진은 지활재와 지활재 여분이며, 뒷날개의 뒷부분의 곡선과 연결되는 부분이다. 이 선이 뒷날개와 조립하게 된다.

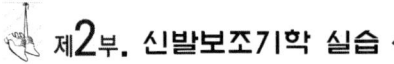
제2부. 신발보조기학 실습

신발의 내피 패턴 완성하기 평가

- 학습자가 평가항목을 성공적으로 수행하였는지를 평가해야 한다.
- 평가 사항
- 체크 리스트를 통한 평가

학습 내용	평가 항목	성취 수준		
		우수	보통	부족
갑피의 내피 패턴 만들기 평가				
	- 뒷날개 내피 구별 능력			
	- 뒷날개 내피 패턴을 복사하고 재봉 덧붙임 디자인 능력			
	- 뒷날개 내피 갑포 디자인 능력			
	- 앞날개 내피 구별 능력			
	- 앞날개 내피 패턴을 복사하고 재봉 덧붙임 디자인 능력			
	- 앞날개와 뒷날개 내피 디자인 완성도			

1. 체크 리스트를 통한 실습 평가
- 실습 수행 능력이 '부족'인 경우 실습 재교육
- 평가 결과가 60점 미만인 학생들에게는 추가 교육 및 재평가

제10장. 외피와 내피 패턴을 이용한 가죽 재단하기

외피와 내피의 패턴을 사용하여 가죽에 은펜으로 패턴 모양대로 그리고 커터칼 또는 구두칼, 가위로 가죽을 자른다. 이때 가죽을 점검하고 흠집이 있거나 두께의 차이가 있는 부분은 피할 수 있도록 가죽에 표시한다.

※ 준비물 : 테이블, 의자, 재단판, 패턴, 가죽, 가위, 구두칼, 커터칼, 은펜

1. 패턴을 이용한 가죽 자르기

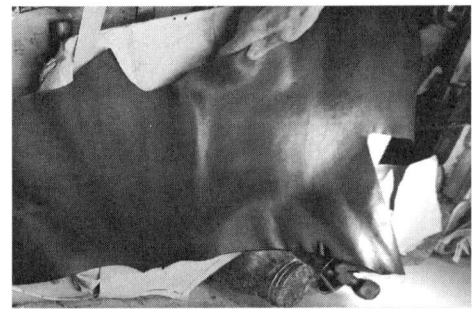
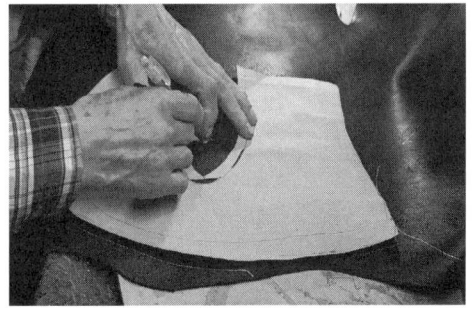

1. 패턴과 가죽을 준비한다. 가죽의 흠집이 있는 곳은 표시하여 둔다. 이때 패턴을 따라 그릴 때 은색 펜을 사용한다.

2. 흠집이 없는 가죽 부분에 패턴의 모양대로 그린다. 앞코 부분과 뒷날개 가쪽 부분 그리기이다. 구두는 오른쪽과 왼쪽이 있어 두 개의 가죽 조각이 필요하다. 하나는 바르게 그리고 다른 하나는 뒤집어서 그린다.

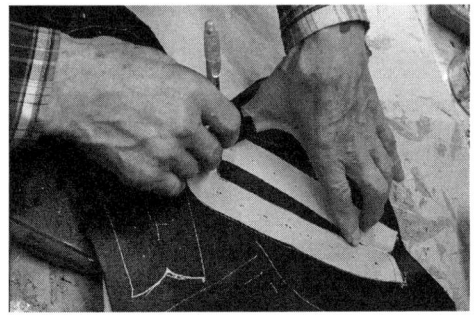

3. 페이싱 부분의 구두끈 테두리와 구두끈 구멍이 있는 패턴이다. 2개가 필요하다.

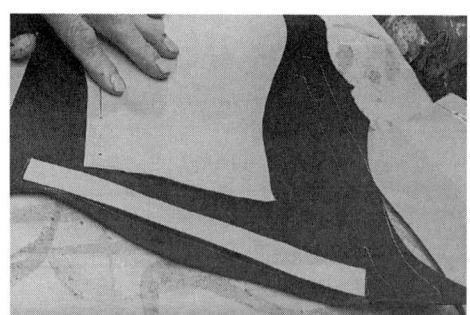 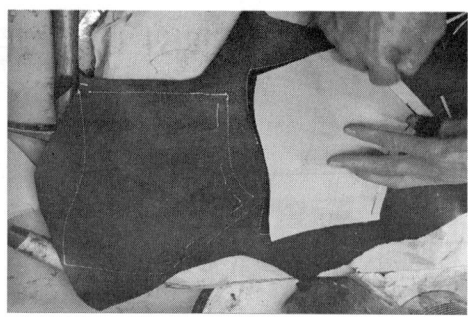

4. 뒷날개 안쪽 부분의 패턴 그리기이다. 2개의 조각을 위하여 패턴의 앞쪽을 사용하여 그린다.

5. 뒷날개 안쪽 부분의 패턴 그리기이다. 왼쪽발 오른발 2개의 조각을 위하여 뒤집어 그린다.

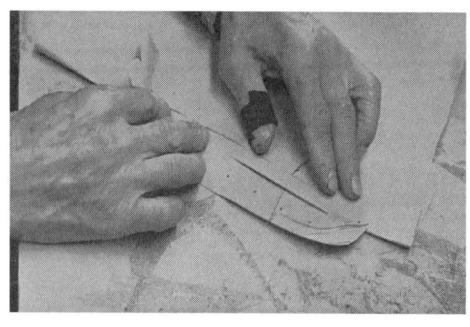 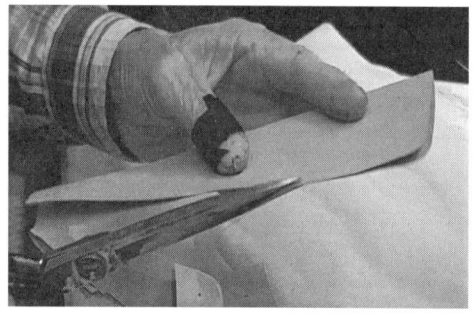

6. 발등 덮개는 구두끈 테두리에서 12mm 길게 제작하고 한다. 앞날개 발볼 덮개와 연결할 부분도 고려되어야 한다.

7. 발등 덮개를 길이와 너비를 점검한 후 다시 수정한다.

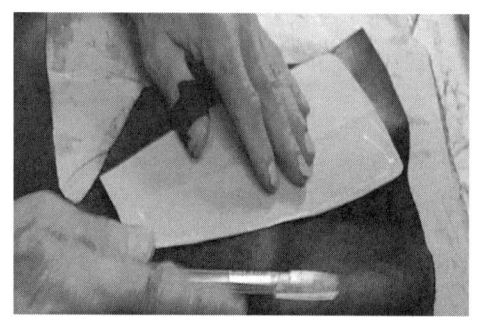 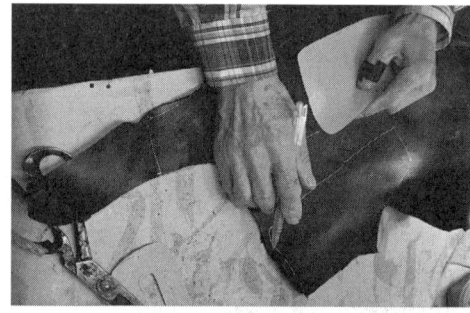

8. 발등 덮개 패턴을 가죽 위에 올려 그린다.

9. 발등덮개도 양쪽 발 두 개가 필요하다.

제10장. 외피와 내피 패턴을 이용한 가죽 재단하기

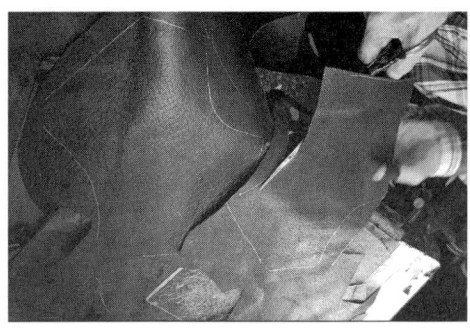

10. 돈내피 위에 그려진 내피를 가위를 사용하여 자른다.

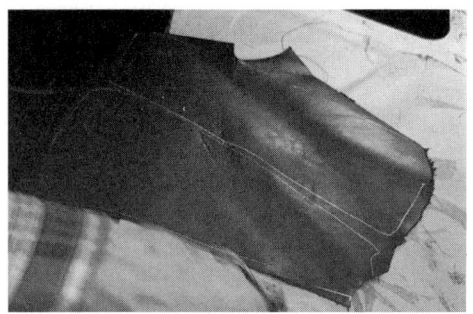

11. 발등덮개를 패턴을 사용하여 은펜으로 그린다.

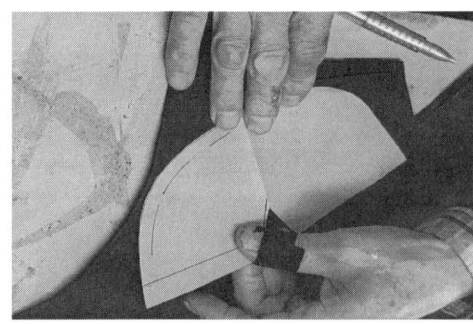

12. 내피의 발목이 긴 지활재에서는 뒤굽 하단 부분에 원형의 지활재를 사용한다. 오른쪽 왼쪽 신발을 위해 2개가 필요하다. 돈내피를 사용하며 뒤집어 거친 부분이 보이도록 만든다.

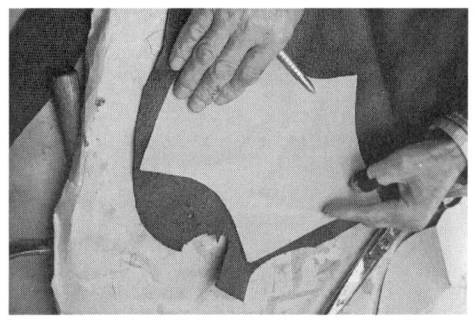

13. 내피의 뒷날개 패턴을 돈내피 또는 기타의 재료를 사용하여 그린다. 오른발 왼발 안쪽과 가쪽 4개가 필요하다.

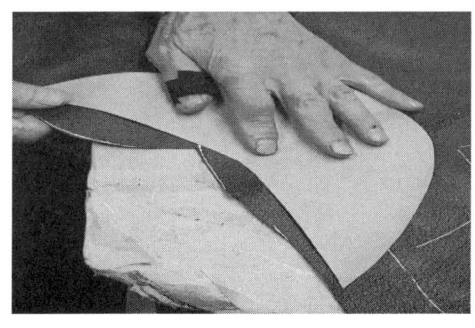
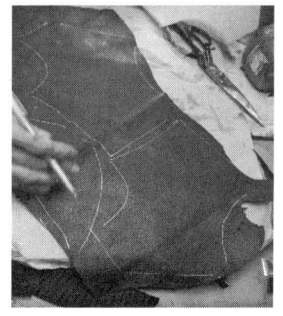

14. 앞날개 부분이다. 앞날개 부분도 오른발, 왼발 두 개가 필요하다. 앞날개 1개와 뒷날개 2개의 조각이 그려진 내피로 가죽은 돈내피 가죽이다.

제2부. 신발보조기학 실습

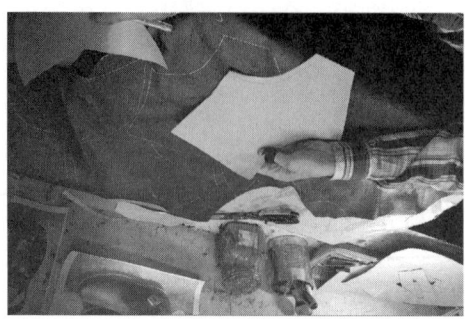

15. 내피의 뒷날개 안쪽를 그린다.

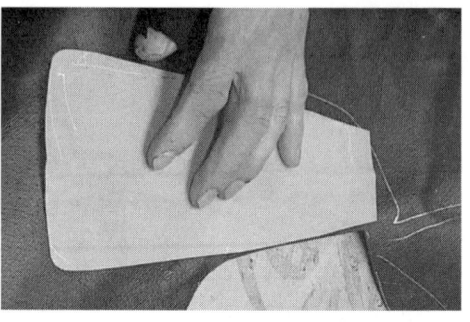

16. 내피의 발등 덮개 부분을 그린다.

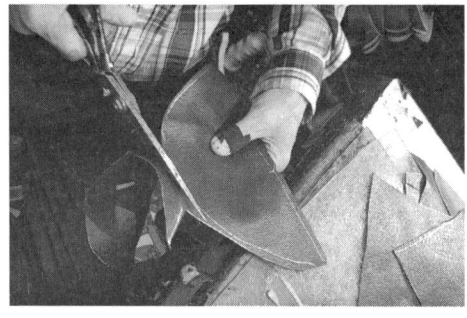

17. 내피 앞날개 부분을 그려진 모양대로 그린다.

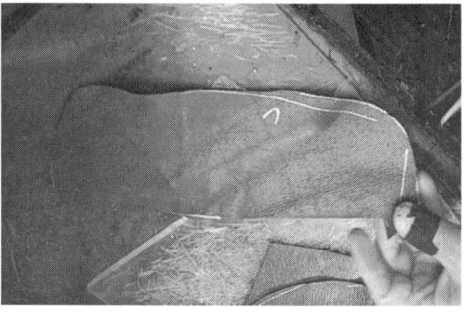

18. 발등 덮개 내피도 외곽선을 따라 자른다.

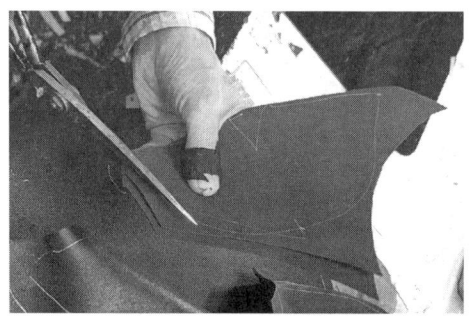

19. 내피 재료에 그려진 지활재의 선을 따라 자른다.

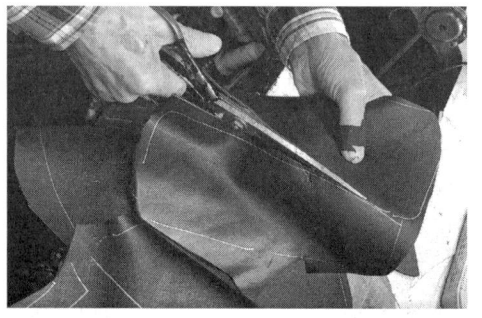

20. 외피(갑피) 발등 덮개 부분의 외피(갑피)을 자른다.

제10장. 외피와 내피 패턴을 이용한 가죽 재단하기

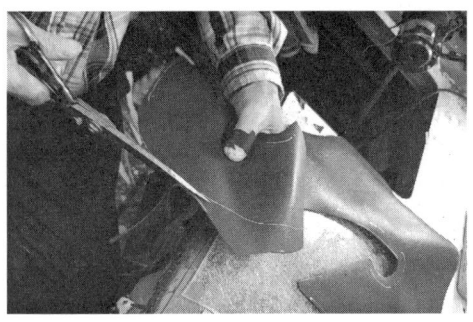

21. 외피(갑피) 앞날개와 뒷날개의 가쪽면을 한 개의 디자인으로 한 외피(갑피)의 선을 따라 자른다.

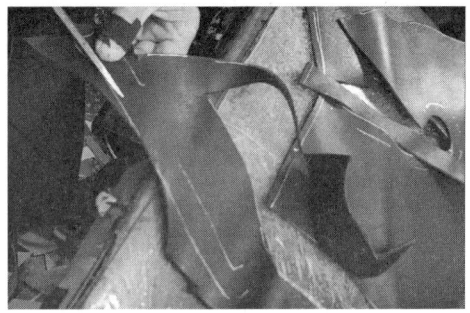

22. 외피(갑피) 뒷날개 재봉선을 덮는 도꾸리를 선을 따라 자른다.

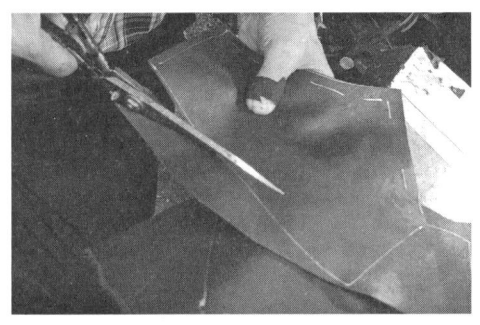

23. 외피(갑피) 뒷날개 오른쪽 안쪽면을 선을 따라 자른다.

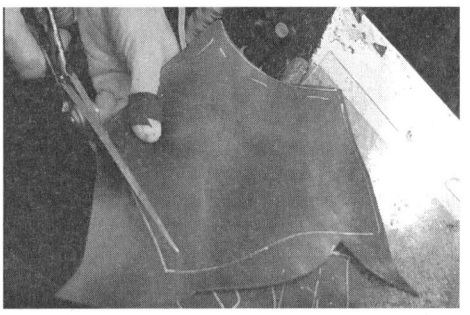

24. 외피(갑피) 뒷날개 오른쪽 가쪽면을 선을 따라 자른다.

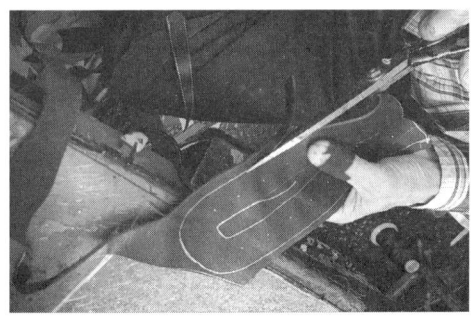

25. 외피(갑피) 뒷날개 앞면(페이싱)의 가죽끈 테두리를 디자인 선을 따라 자른다.

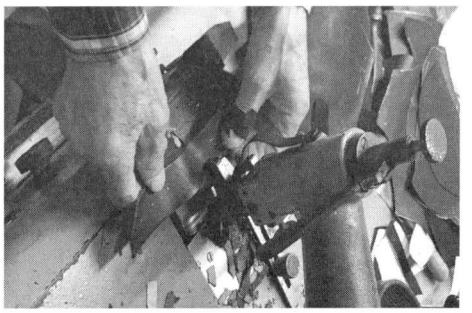

26. 구두끈 테두리의 가장자리를 스카이빙한다. 스카이빙은 가죽이 두겹이 되어 두껍게 되지 않도록 하기 위함이다.

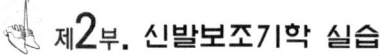 제2부. 신발보조기학 실습

2. 가죽 피할(스카이빙)

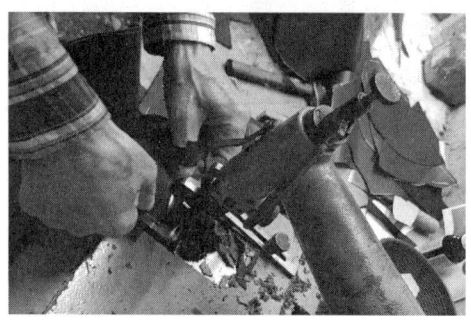

27. 앞날개와 뒷날개 연결 부위를 스키이빙하여 두꺼워지지 않도록 한다.

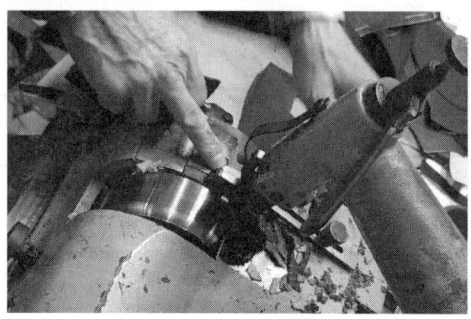

28. 스카이빙(피할)할 가죽의 너비에 따라 조절한다.

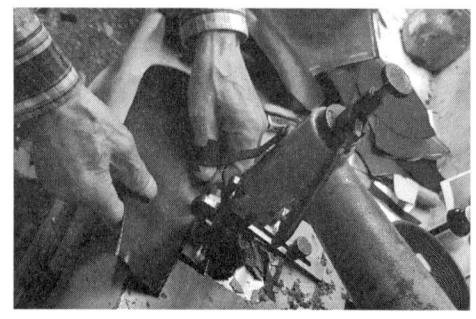

29. 발등덮개의 가장자리를 스카이빙 한다. 발등덮개 가장자리가 발등을 압박하지 않도록 한다.

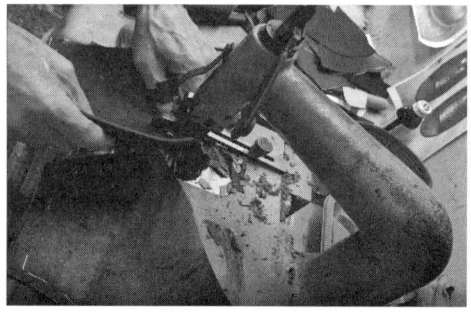

30. 앞날개와 뒷날개의 연결하는 부분을 스카이빙하여 두꺼워지지 않도록 한다.

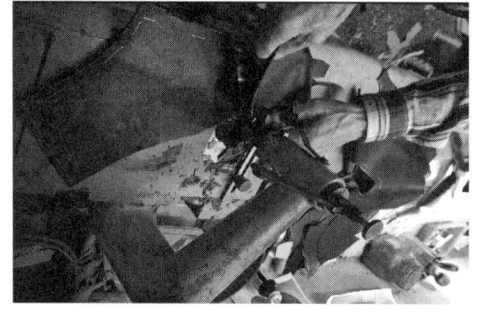

31. 뒤꿈치 재봉할 부분 스카이빙 한다. 이때는 너무 얇게 하지 않는다. 재봉한 부분이 찢어지지 않는 두께로 한다.

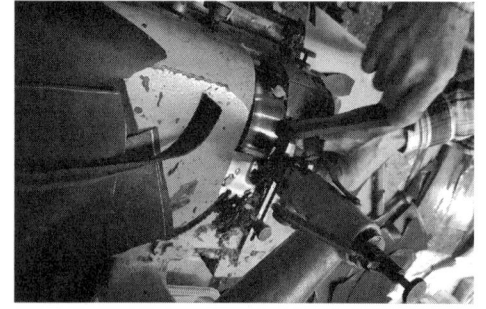

32. 뒤꿈치 재봉한 부분을 보강하기 위하여 도꾸리를 스카이빙 한다.

제10장. 외피와 내피 패턴을 이용한 가죽 재단하기

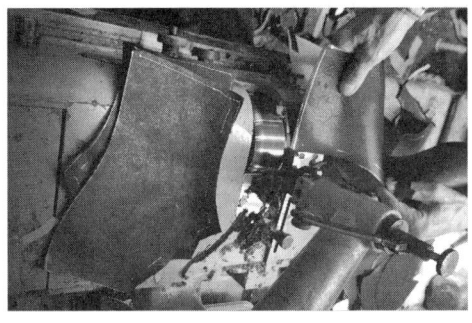
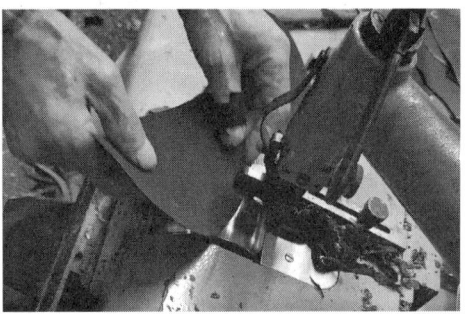

33. 접음여분(접음밥) 부분을 스카이빙 한다. 접음 여분은 6mm로 하고 접었을 때 가죽의 두께가 동일하게 되도록 한다.

34. 내피의 근위부로 너무 얇지 않도록 스카이빙 한다. 라스트에 싸여지는 골싸개 여분(골밥)은 스카이빙 하지 않는다.

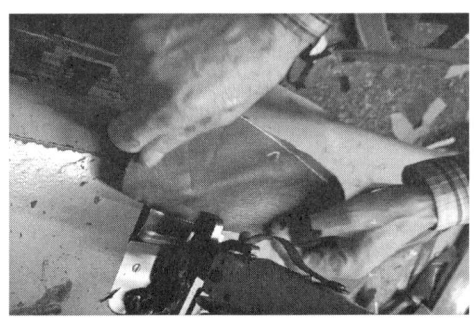
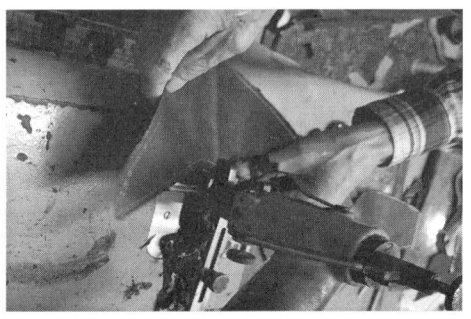

35. 발등 덮개 내피도 양쪽 옆을 스카이빙 한다.

36. 내피의 앞날개 근위부도 스카이빙하여 발볼 쪽이 두꺼워지지 않도록 한다.

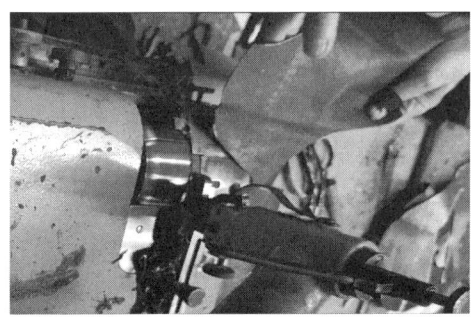
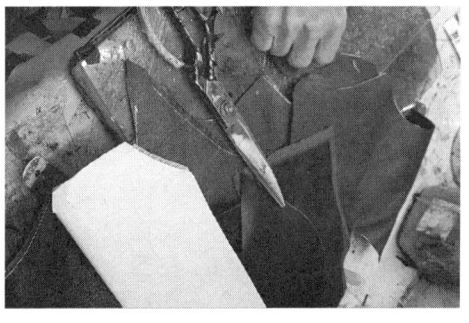

37. 앞날개와 뒷날개의 안쪽면이 뒷날개와 연결되는 부분은 스카이빙 한다.

38. 스카이빙(피할기)으로 가죽 끝을 점점 얇게 피할하여 준비한다.

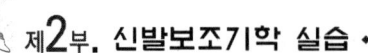

가죽 재단하기 평가

- 학습자가 평가항목을 성공적으로 수행하였는지를 평가해야 한다.
- 평가 사항
- 체크 리스트를 통한 평가

학습 내용	평가 항목	성취 수준		
		우수	보통	부족
가죽 재단 평가				
	- 가죽 외피 내피 선택 능력			
	- 뒷날개 외피 패턴의 선택과 가죽에 옮겨 그리는 능력			
	- 뒷날개 외피 자르기 능력			
	- 앞날개 외피 패턴의 선택과 가죽에 옮겨 그리는 능력			
	- 앞날개 외피 자르기 능력			
	- 뒷날개 내피 패턴 선택과 가죽에 옮겨 그리는 능력			
	- 뒷날개 내피 자르기 능력			
	- 앞날개 내피 패턴 선택과 가죽에 옮겨 그리는 능력			
	- 앞날개 내피 자르기 능력			
	- 갑포(지활재) 제작 및 완성 능력			
	- 앞날개, 뒷날개, 갑포(지활재) 자르기 완성 능력			

1. 체크 리스트를 통한 실습 평가
- 실습 수행 능력이 '부족'인 경우 실습 재교육
- 평가 결과가 60점 미만인 학생들에게는 추가 교육 및 재평가

제11장. 어퍼(갑피) 조립 및 재봉하기

제11장. 어퍼(갑피) 조립 및 재봉하기

갑피의 제작은 구두 패턴을 사용하여 가죽 위에 그린 모양을 따라 자르고, 조각을 서로 연결하여 재봉하는 것이다. 그리고 이 외피 가죽에 내피를 조립하여 재봉한 것을 갑피라고 한다. 갑피를 제작하기 위해 자른 가죽을 조립하고 서로 밀리거나 어긋남 없이 재봉하기 위해서 재화용 본드를 칠하고 붙여 재봉한다. 구두끈을 사용하는 구멍 부분을 보강하기 위하여 와리테이프를 덧붙이게 되고 앞코 부분도 선심으로 마무리하지만 저부할 때 가죽이나 재봉 부위가 찢어지는 것을 예방하고 단단하게 하고 모양을 유지하기 위하여 넓은 와리 테이프로 보강하여 구두의 앞코 부분을 튼튼하게 한다. 순서에 따라 본드를 칠한 조각들을 조립하여 붙이고 재봉한다. 쟈크를 사용하는 경우 쟈크를 넣을 부분과 재봉이 필요하다. 가죽은 약간의 신축성이 있으나 너무 짧게 제작하면 저부 작업에 강하게 당겨야 하는 어려움이 있다.

※ 준비물
본드칠용 나무판, 구두패턴 조각, 가죽용 본드, 본드 솔, 보강천, 재봉틀, 제화용 망치, 대리석판(쇠판), 쟈크재료, 아일렛, 일자형펀치, 아일렛공구, 구두끈

1. 어퍼(갑피) 연결 및 재봉하기

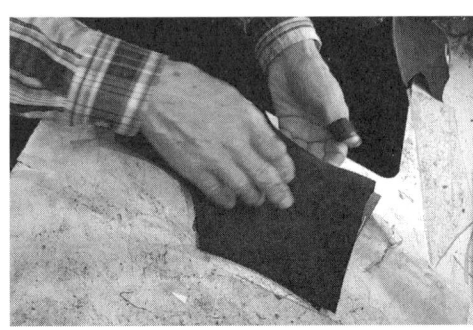 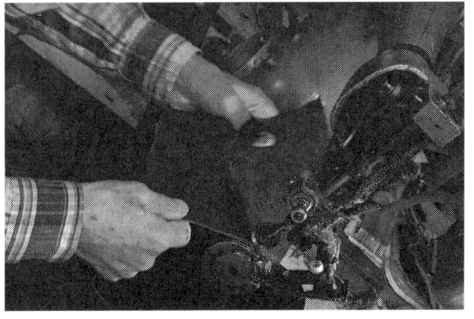

1. 내피의 뒷날개 안쪽과 가쪽의 뒷굽 곡선을 맞춘다.
2. 뒷날개 안쪽과 가쪽의 뒤굽 곡선을 맞추어 내피를 재봉한다.

제2부. 신발보조기학 실습

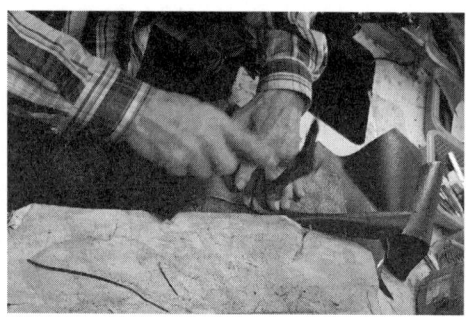 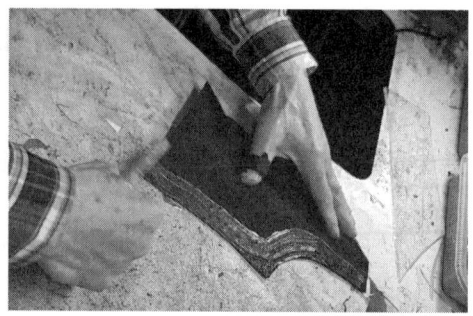

3. 재봉한 후 뒷굽 곡선 재봉 부분을 당겨 펴고 제화용 망치로 두들겨 얇게 다듬는다.

4. 내피의 테두리와 지활재 연결 부위에 본드를 칠한다.

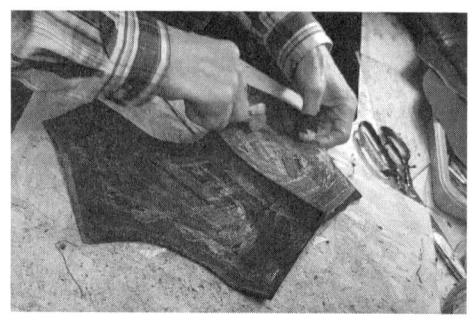 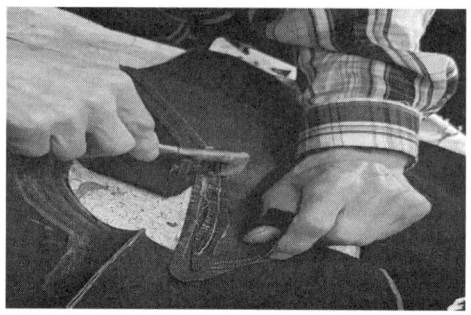

5. 내피와 외피가 바르게 재봉될 수 있도록 전면에 본드를 칠한다.

6. 앞날개의 앞부분의 내피도 뒷날개 앞쪽, 패이싱 부분과 연결할 수 있도록 본드를 칠한다.

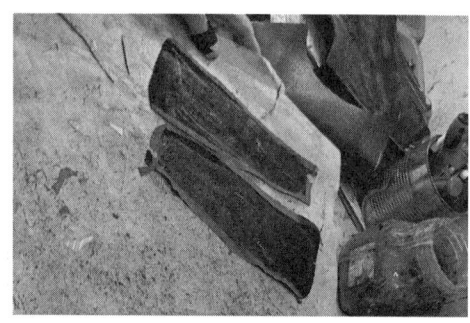 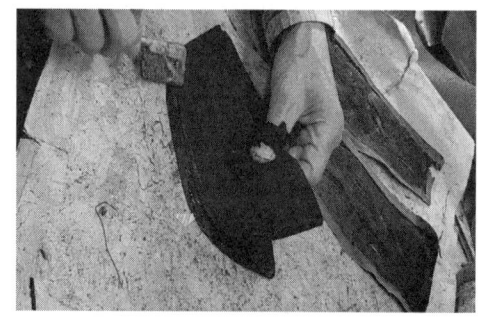

7. 발등 덮개 내피도 본드를 칠하여 준비한다.

8. 지활재 발꿈치 곡선 부분에 본드를 칠한다.

제11장. 어퍼(갑피) 조립 및 재봉하기

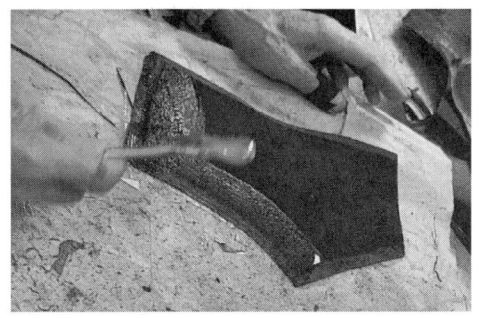

9. 뒷날개 가쪽면의 외피에 본드를 칠한다.

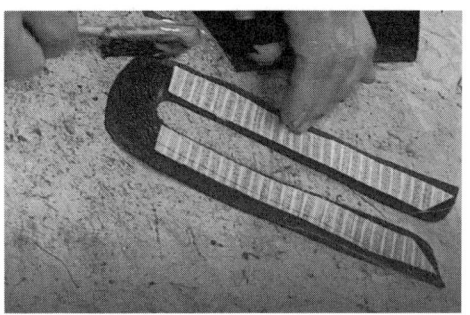

10. 구두끈 패드에 보강천을 붙여 가죽을 튼튼하게 한다. 보강천은 시중 제품으로 한쪽면에 접착제가 있어 쉽게 사용할 수 있다. 뒷날개 패이싱 부분의 구두끈 패드에 제화용 본드를 칠한다.

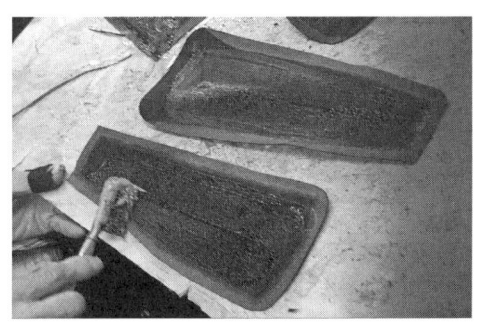

11. 발등덮개 외피에 제화용 본드를 칠한다.

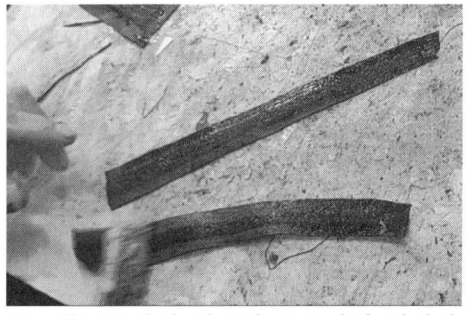

12. 발굽곡선에 덧붙일 도꾸리의 외피에 본드를 칠한다.

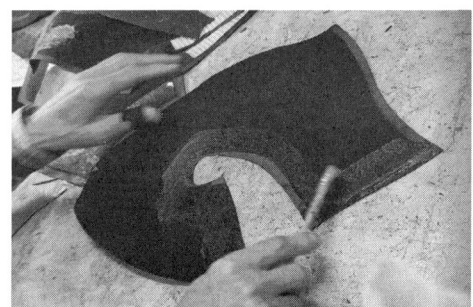

13. 앞날개와 뒷날개 가쪽을 하나로 연결한 외피에 발목 입구 부분과 내피를 붙일 부분에 본드를 칠한다.

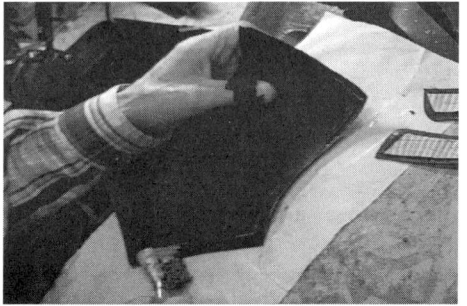

14. 앞날개와 뒷날개 가쪽을 하나로 연결한 외피에 발목입구 부분과, 구두끈패드가 조립될 부분, 뒷날개 안쪽과 조립될 부분에 본드를 칠한다.

제2부. 신발보조기학 실습

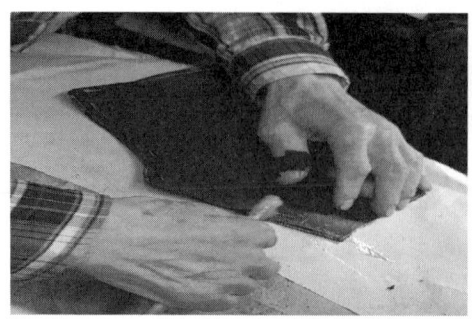

15. 뒷날개 뒤굽곡선 부분에 제화용 본드를 칠한다.

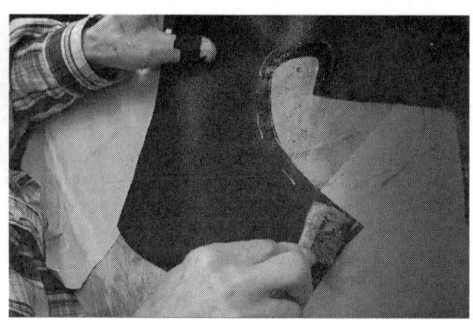

16. 뒷날개와 구두끈 패드를 붙일 부분에 본드를 칠한다.

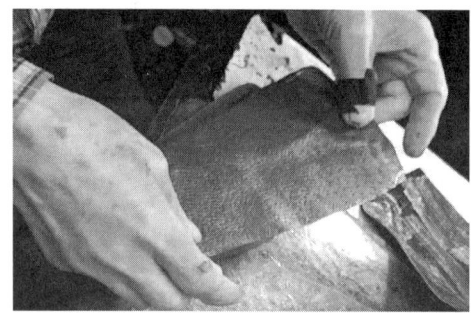

17. 발등 덮개 외피에 내피를 붙인다.

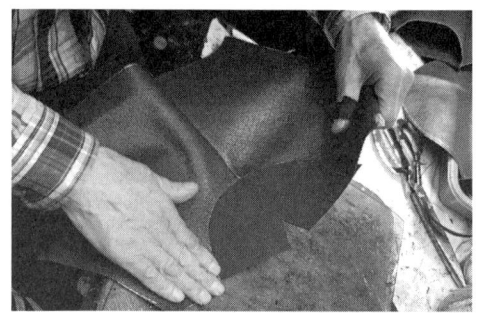

18. 뒷날개의 안쪽과 가쪽를 연결하여 재봉한 후 발꿈치 부분의 지활재(slip stop)를 은색 팬 선을 따라 붙인다.

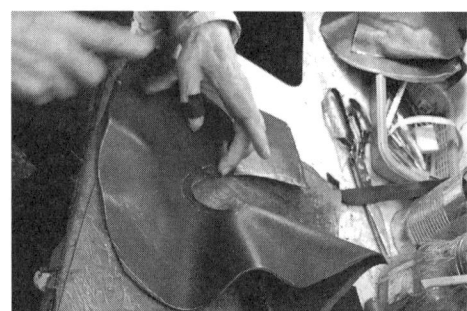

19. 외피의 앞날개 가쪽 부분과 뒷날개의 가쪽 부분을 연결하여 붙인다.

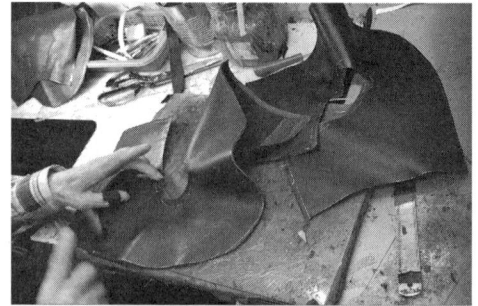

20. 외피의 앞날개 가쪽 부분과 뒷날개의 가쪽 부분을 연결하여 붙인 후 떨어지지 않도록 재화용 망치로 두들겨 견고하게 붙인다.

제11장. 어퍼(갑피) 조립 및 재봉하기

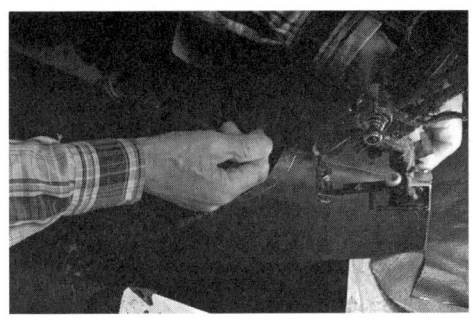

21. 외피의 앞날개 부분과 뒷날개의 가쪽 부분을 서로 연결하여 붙인 부분들을 재봉한다. 이 부분은 서로 떨어지지 않도록 견고하게 2줄로 재봉한다.

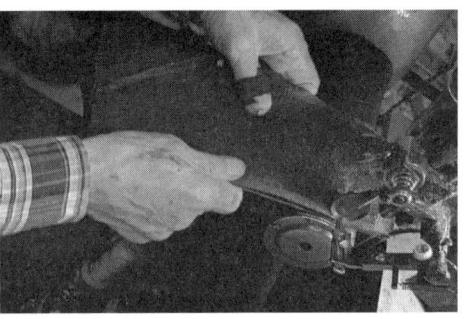

22. 뒤굽 곡선 부분을 맞추어 재봉한다. 재봉은 끝부분에서 2mm 안쪽에 재봉하도록 한다.

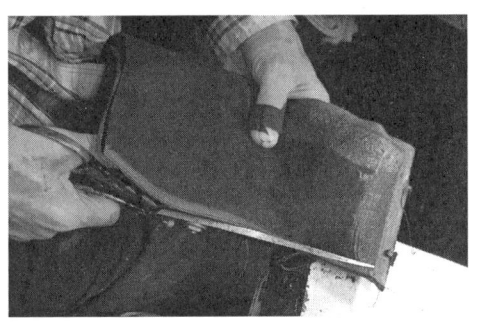

23. 재봉한 끝부분을 잘라 정리한다.

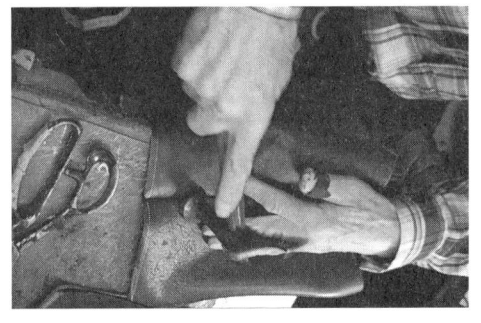

24. 뒤굽 곡선 부위를 재봉한 후 재봉 부위를 펼쳐 놓고 망치를 사용하여 두들겨 평편하게 한다.

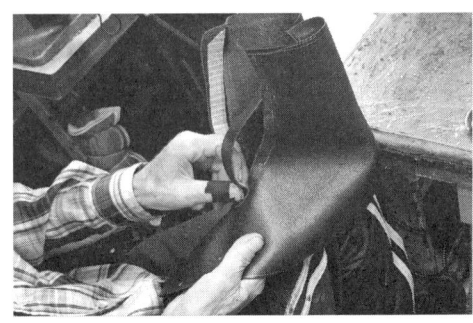

25. 외피의 앞날개와 뒷날개의 패이싱 부분에 구두끈 패드를 붙인다.

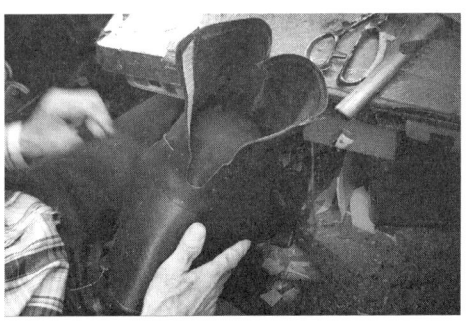

26. 앞에서 봤을 때 바르게 붙여졌는지 점검한다.

제2부. 신발보조기학 실습

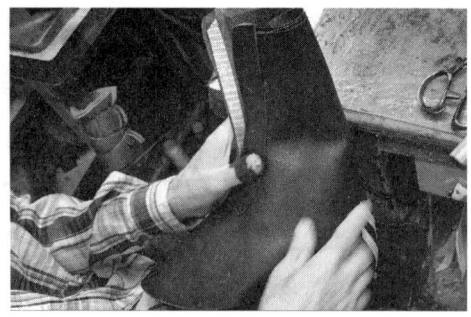

27. 측면에서 점검한다.

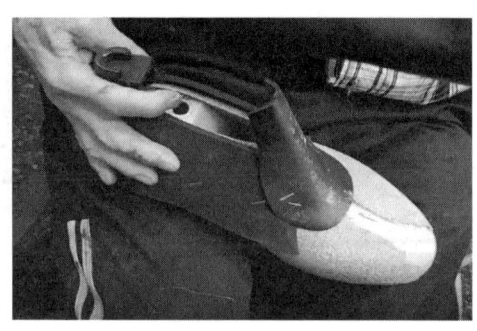

28. 수정 준비된 라스트의 겉모양을 다시 점검한다.

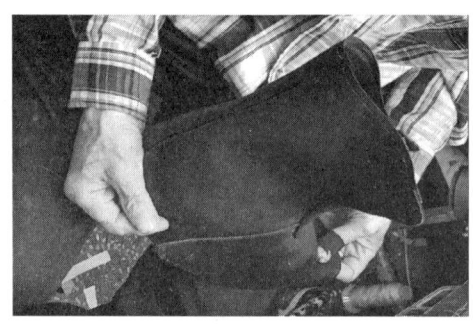

29. 준비된 라스트에 외피를 씌워 길이와 너비와 모양을 점검한다.

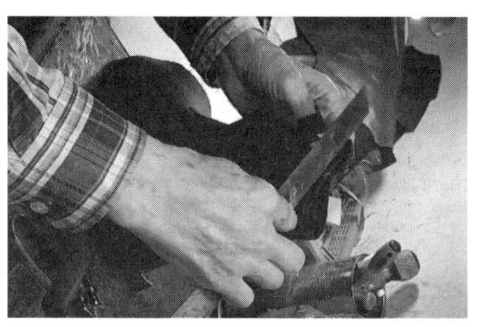

30. 발목의 너비와 둘레를 점검하여 기록한 사항과 비교하고 확인한다.

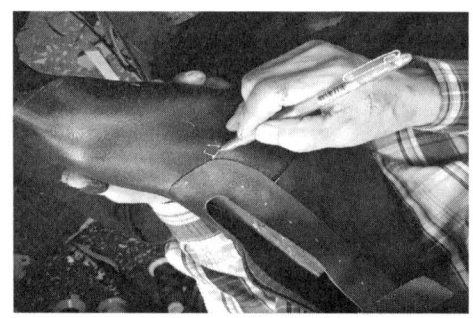

31. 쟈크의 위치를 표시한다. 최대한 앞 코 부위까지 열어 보조기를 넣고 감싸기 편리하도록 위치를 정한다.

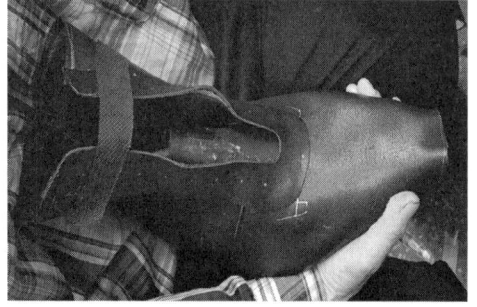

32. 양쪽에 쟈크의 위치를 표시하고 점검한다.

제11장. 어퍼(갑피) 조립 및 재봉하기

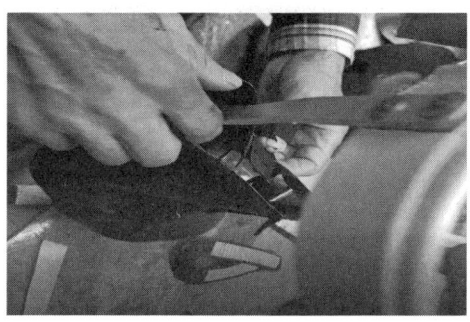

33. 보조기와 비교하여 발목의 너비와 발 부분의 크기를 점검한다.

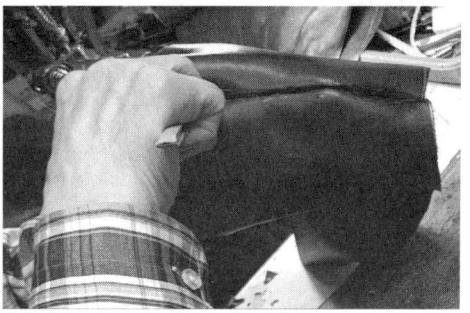

34. 구두 뒷굽에 재봉 부위가 찢어지지 않도록 뒤꿈치 외피 보강패드(도꾸리)를 붙인다. 도꾸리를 붙이기 위하여 발꿈치 부분에 본드를 칠한다.

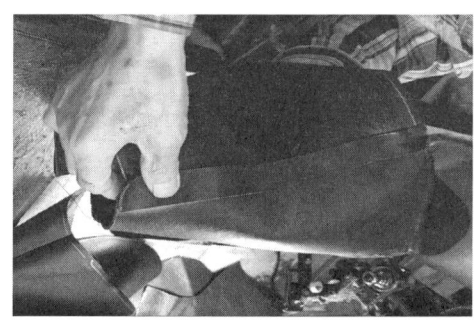

35. 뒤꿈치 보강외피(도꾸리)를 붙이고 점검한다.

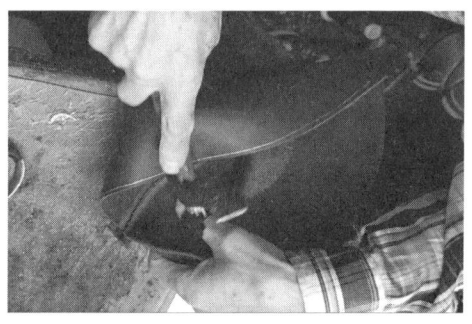

36. 붙인 후 떨어지지 않도록 망치로 두들겨 견고 부착한다.

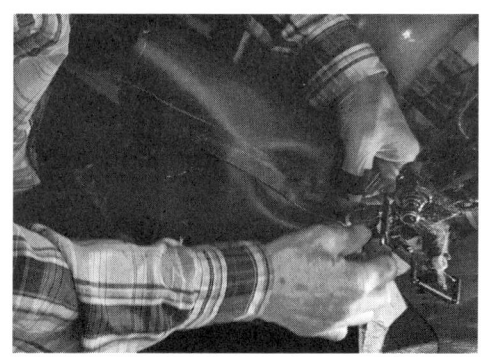

37. 붙인 뒤꿈치보강외피(도꾸리)의 가장자리를 재봉한다.

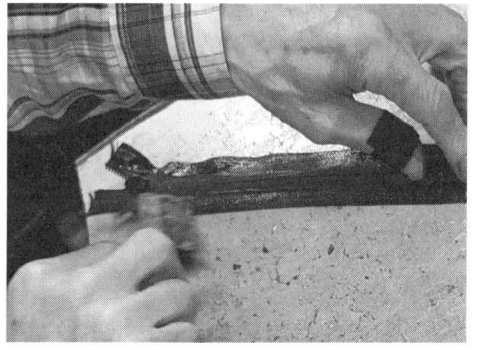

38. 쟈크를 길이만큼 잘라 준비하고 앞 뒤에 본드를 칠한다.

제2부. 신발보조기학 실습

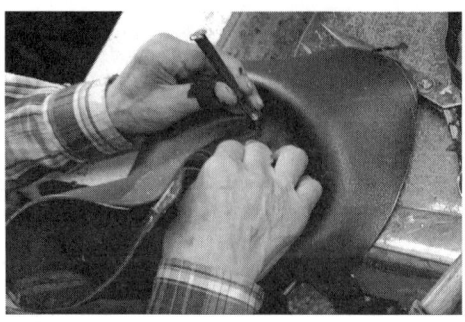

39. 타원형 10mm 펀치로 쟈크을 부착할 아래의 위치에 구멍을 뚫는다.

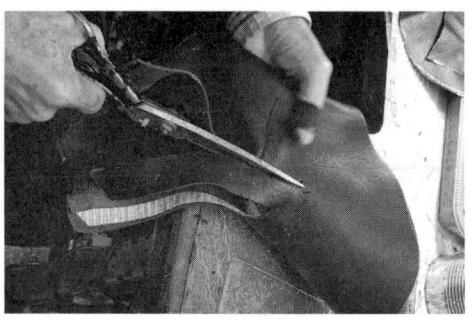

40. 구두끈 패드의 외곽선을 따라 아래 펀치로 구멍을 뚫어 놓은 부분까지 자른다.

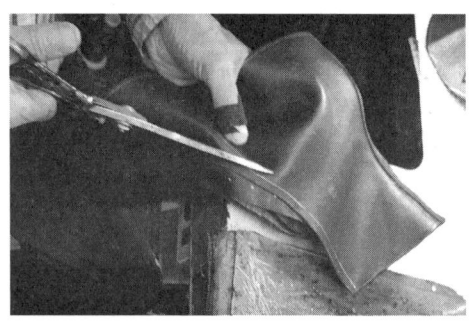

41. 자른 부분를 따라 10mm 간격으로 잘라낸다.

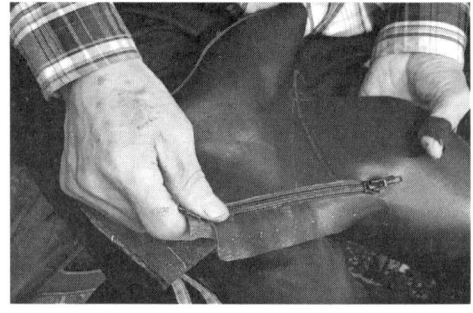

42. 외피의 잘라낸 부위에 본드를 칠하여 준비한 쟈크를 붙인다.

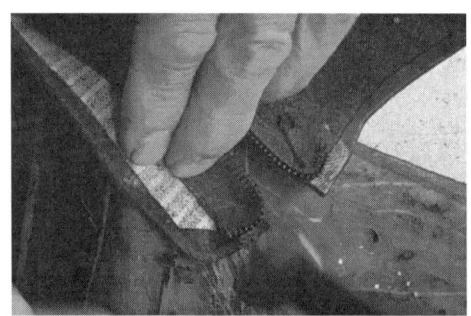

43. 쟈크의 위쪽 끝부분은 'ㄱ'의 형태로 꺽어 붙인다.

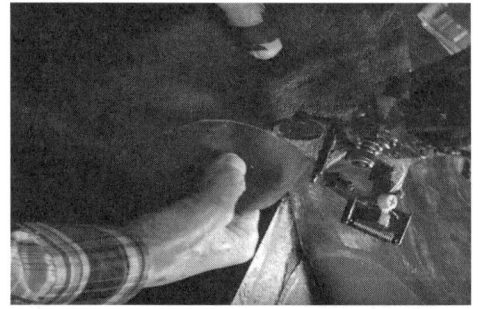

44. 본드가 마른 후 내피에 붙여 준비한 지활재의 곡선 부분을 따라 재봉한다.

제11장. 어퍼(갑피) 조립 및 재봉하기

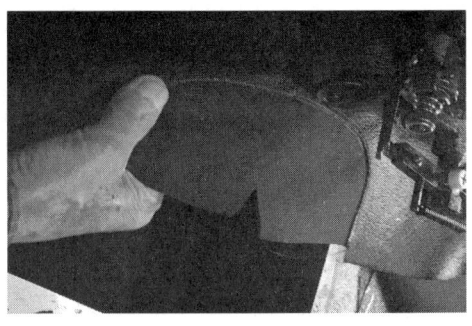

45. 지활재의 중간 잘린 부분을 재봉할 때 바깥으로 재봉 되도록 한다.

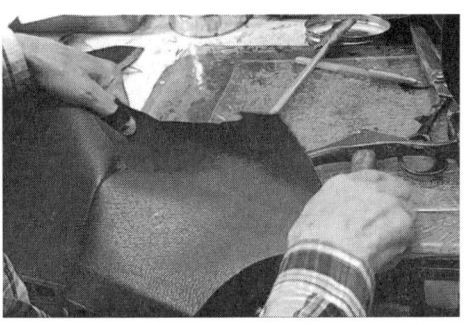

46. 지활재와 함께 재봉된 뒷날개가 완성된 모습이다.

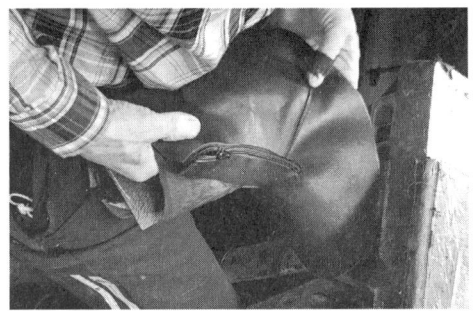

47. 외피를 본드로 붙이고 구두끈 패드는 재봉하지 않은 상태에서 본드를 칠한 외피와 내피를 조립하여 붙인다.

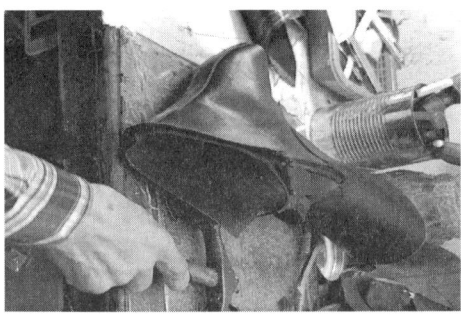

48. 내피는 외피에 디자인할 때 표시한 부분과 일치하도록 발목 입구 부분과 구두끈 패드의 위치를 고려하여 외피의 안쪽에 부착한다.

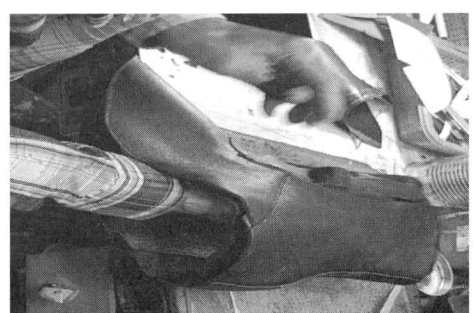

49. 외피 안쪽에 주름이 생기지 않도록 내피의 위치를 조절하고 당겨서 붙인다.

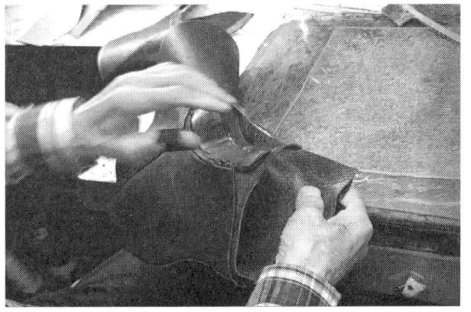

50 구두끈 패드의 앞쪽 여분은 간격이 적당한지 점검한다.

제2부. 신발보조기학 실습 •

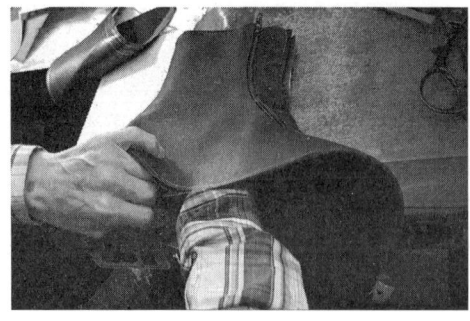

51. 외피 안쪽에 주름이 생기지 않도록 내피를 점검하고 다시 당기고 눌러 붙인다.

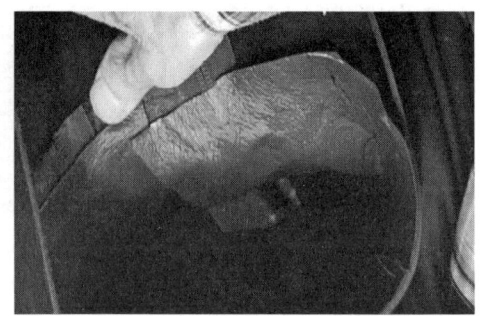

52. 안쪽의 주름과 위치 등을 다시 확인하고 점검한다.

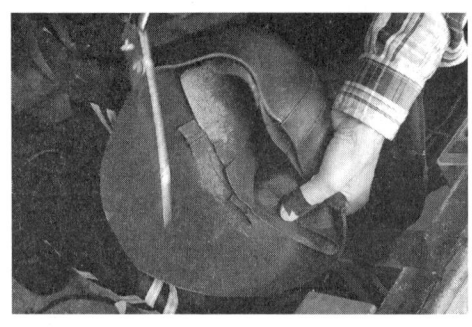

53. 뒷날개의 내피에 앞날개의 내피를 연결할 부분을 점검하고 나란하게 잘라 준비한다.

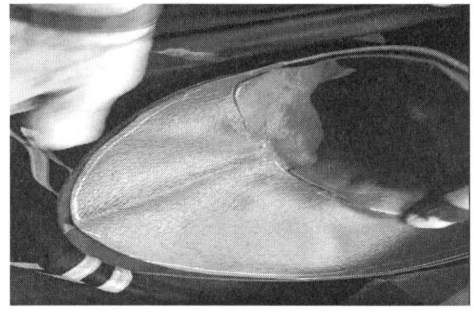

54. 본드를 발라 준비한 앞날개 내피와 뒷날개 내피의 위치를 맞추고 붙인다.

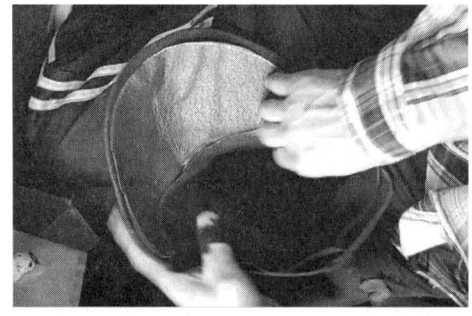

55. 앞날개와 뒷날개를 연결하여 붙인 부위를 점검한다. ※ 외피보다 내피가 조금 짧은 것을 확인할 수 있다.

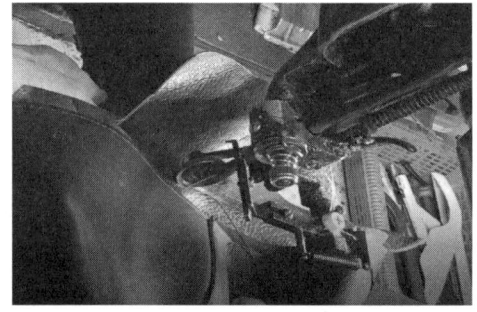

56. 앞날개 내피와 뒷날개 내피를 연결하여 붙인 부위를 재봉한다.

제11장. 어퍼(갑피) 조립 및 재봉하기

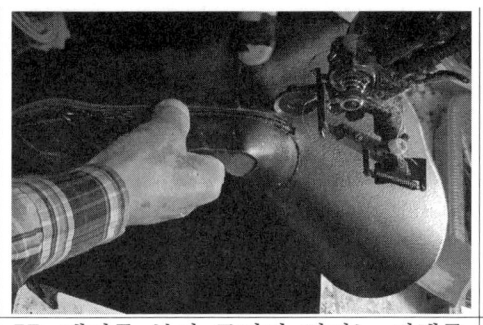

57. 내피를 붙여 준비된 외피는 전체를 하나의 재봉선이 되도록 재봉한다.

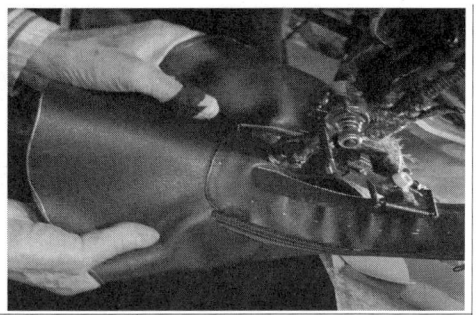

58. 재봉의 순서 : 안쪽쟈크안쪽아래시작-발목-가쪽쟈크안쪽-구두끈패드안쪽-구두끈패드가쪽-안쪽구두끈패드가쪽-안쪽구두끈패드안쪽-안쪽쟈크안쪽아래끝

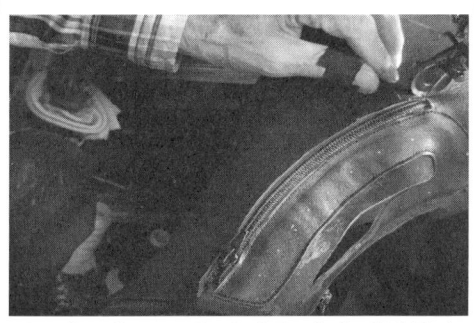

59. 쟈크와 구두끈 자리를 따라 재봉한다.

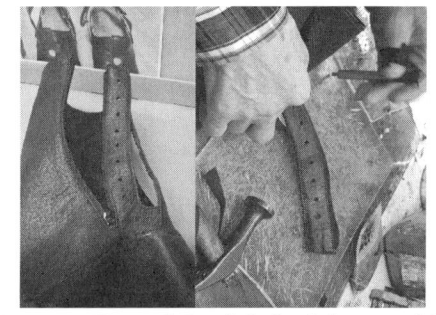

60. 구두끈 구멍을 위하여 펀치로 구멍을 뚫는다.

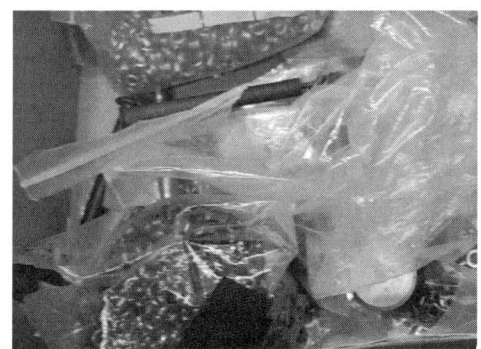

61. 아일렛(구두끈 구멍 재료, 구멍 쇠테) 재료이다.

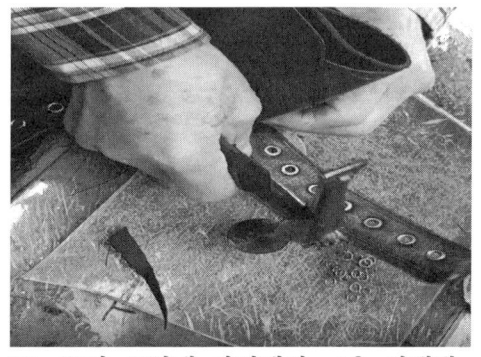

62. 뚫린 구멍에 아일렛의 ♂을 아래에 끼우고 ♀을 위에 올려 아일렛 결합 도구를 사용하여 결합한다.

제2부. 신발보조기학 실습

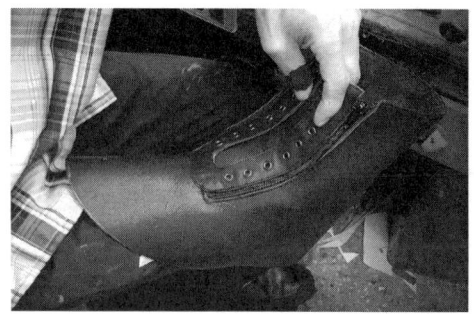

63. 구두끈 구멍을 완성한다.

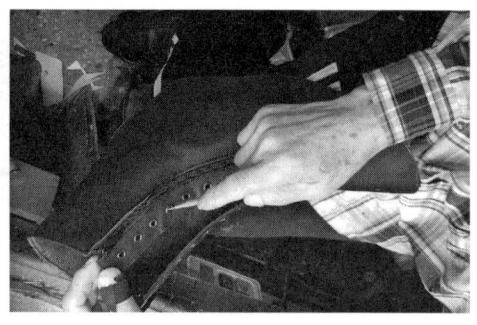

64. 구두끈과 발등덮개가 함께 유지될 수 있도록 발등덮개 중간 위치에 표시하여 구두끈 구멍을 만든다.

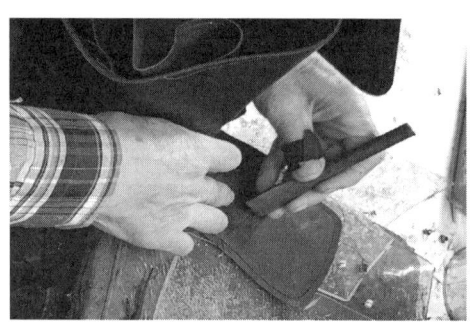

65. 칼을 사용할 수 있으나 일자형 펀치를 사용하면 쉽게 절개할 수 있다.

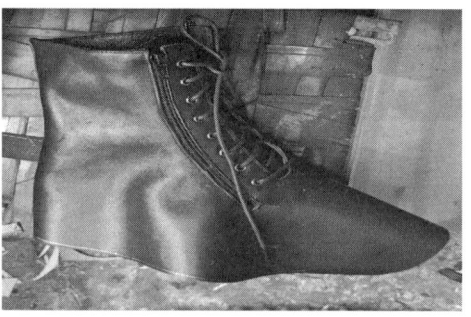

66. 구두끈을 꿰어 발목형(high top shoes) 구두 갑피를 완성한다.

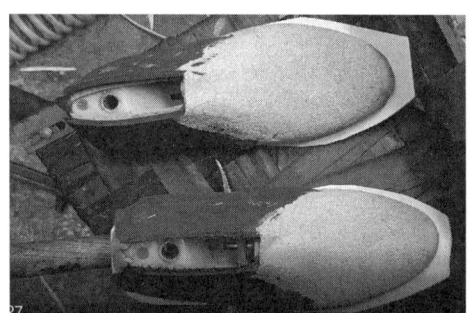

67. 수정 완성된 라스트를 확인한다.

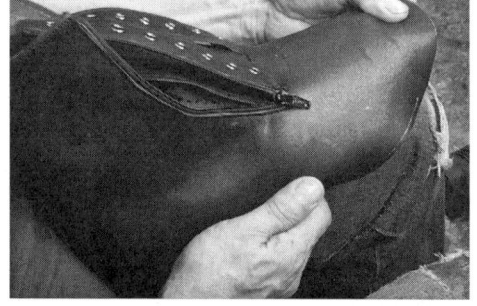

68. 갑피를 씌워 점검한다. 이때 볼에 씌워지는 갑피의 길이에 대한 라스트를 씌우고 여분이 충분한가 점검한다. 부족할 경우 수정한다.

제 **11**장. 어퍼(갑피) 조립 및 재봉하기

어퍼(갑) 조립 및 재봉하기 평가

- 학습자가 평가항목을 성공적으로 수행하였는지를 평가해야 한다.
- 평가 사항
- 체크 리스트를 통한 평가

학습 내용	평가 항목	성취 수준		
		우수	보통	부족
갑피 조립 및 재봉 평가				
	- 가죽 외피 내피의 구분 능력			
	- 뒷날개 외피 패턴의 선택과 재봉 능력			
	- 뒷날개 내피와 갑피(지활재)의 조립과 재봉 능력			
	- 뒷날개 외피와 뒷날개 내피의 조립과 재봉 능력			
	- 앞날개 외피와 앞날개 내피의 선택과 조립 능력			
	- 앞날개 외피와 내피, 뒷날개 외피와 내피의 재봉 능력			
	- 재봉 능력			
	- 구두 갑피의 완성도			

1. 체크 리스트를 통한 실습 평가

- 실습 수행 능력이 '부족'인 경우 실습 재교육
- 평가 결과가 60점 미만인 학생들에게는 추가 교육 및 재평가

2. 발목 높은 신발 어퍼(갑피)의 외피·내피 패턴과 재단과 재봉

발목 신발 패턴은 신발을 제작하기 위하여 만든 기본 디자인이다. high top을 위한 패턴으로 외피와 내피가 있다. 더비 신발 패턴에서 뒷날개의 높이를 더 높게 하게 된다. 더비 신발의 디자인을 응용하면 쉽게 패턴을 만들 수 있다.

※ 준비물
   본드칠용 나무판, 구두 패턴 조각, 가죽, 내피, 가죽용 본드, 본드 솔, 보강천, 재봉틀, 가위, 제화용 망치, 대리석 판(쇠판), 쟈크 재료, 일자형 펀치, 구두끈

1) 발목 신발의 외피와 내피 패턴

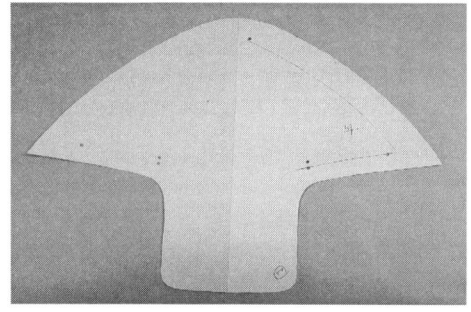 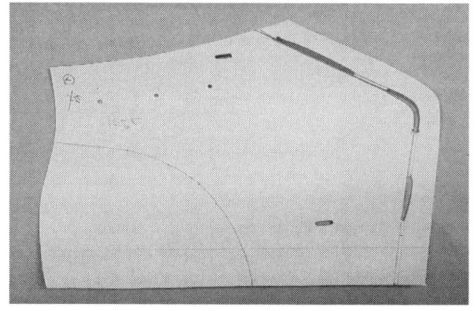

1. high top shoe의 앞날개 패턴으로 외피와 내피 모두 사용하게 된다. 발등덮개의 길이가 더비 신발의 발등덮개 보다 길며, 신발에 따라 길이를 정한다.

2. 뒷날개의 외피 패턴으로 더비 신발의 패턴보다 높다. 뒷굽 높이는 사용자에 맞춘다. 앞쪽에 길게 칼 홈은 신발의 끝이고 접어지는 부분이다. 중간 부분에 구멍은 쟈크가 위치할 부분이다. 뒷날개 안쪽 외피 패턴이다. 곡선이 있는 뒷굽 재봉 자리로 재봉하기도 하고 하지 않기도 한다.

제11장. 어퍼(갑피) 조립 및 재봉하기

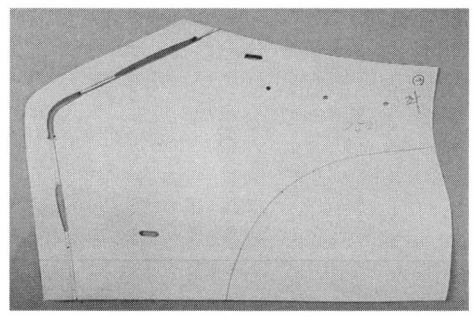

3. 뒷날개의 가쪽 외피 패턴이다. 뒷날개 안쪽과 동일하다.

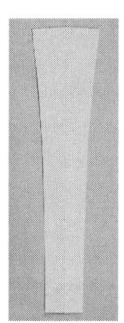

4. 도꾸리(back stay)이다. 뒷날개의 뒷굽부위에 위치한다. 뒷꿈치 재봉한 부분이 찢어지거나 벌어지는 것을 보강하기 위한 부속품이다.

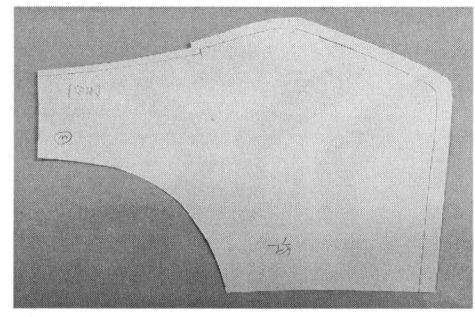

5. 뒷날개 내피 가쪽 패턴이다. 연필선은 외피가 위치하고 외피 끝이 위치되고, 재봉 후 외피의 끝에 맞추어 잘라내는 부분이다. 곡선 부위는 지활재가 조립되는 곳이다.

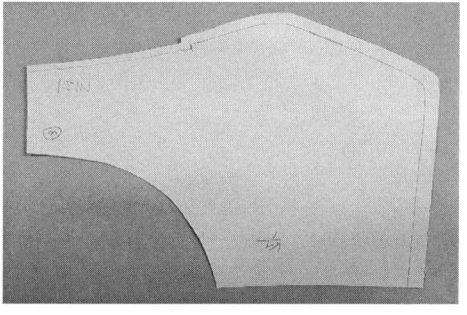

6. 뒷날개 안쪽 내피 패턴이다. 제작은 뒷날개 내피 가쪽 패턴과 같다.
내피와 내피는 짧은 부분을 연결하여 재봉한다.

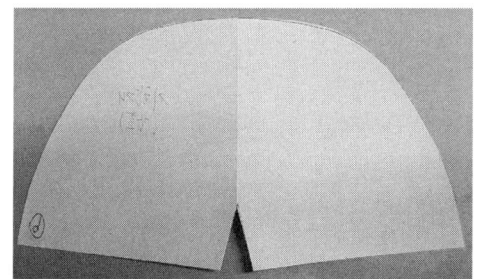

7. 지활재이다. 내피의 곡선 부분과 조립되어 재봉된다.

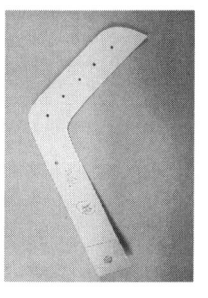

8. 신발 끈의 구멍을 튼튼하게 보강하는 데 사용하는 부속물이다.

2) 발목 신발의 가죽 자르기와 재봉하기

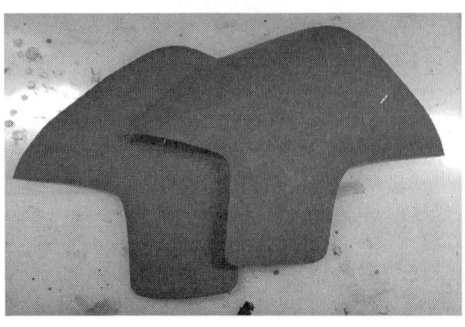

9. 신발의 앞날개 오른쪽과 왼쪽 외피 패턴으로 가죽을 자른다.

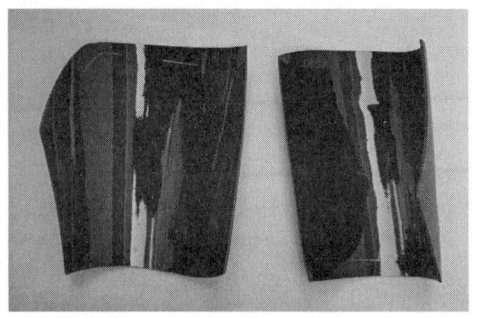

10. 뒷날개 오른쪽 외피의 패턴으로 안쪽과 가쪽 가죽을 자른다. 오른쪽 왼쪽 2개씩 4개가 필요하다.

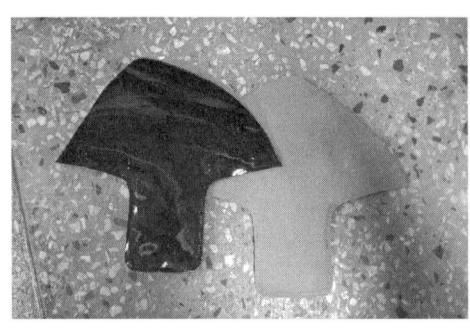

11. 오른쪽, 왼쪽 앞날개의 외피와 내피 자른 것을 재봉하였다.

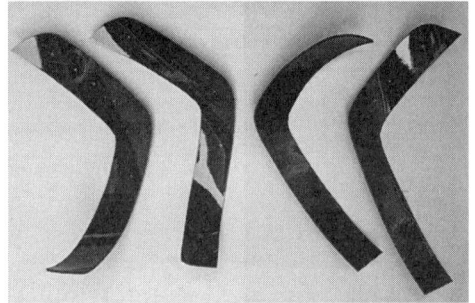

12. 신발의 구두끈을 위하여 보강 밴드를 잘라 준비하였다.

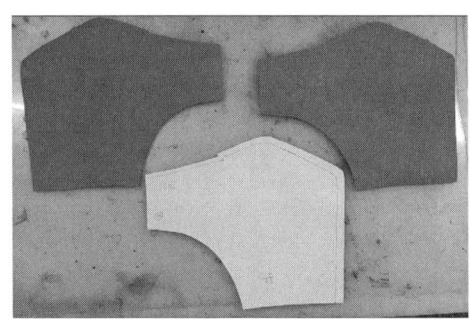

13. 오른쪽 뒷날개의 안쪽과 가쪽을 패턴을 이용하여 만든다.

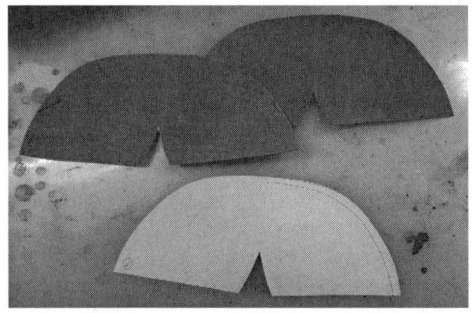

14. 지활재로 뒤꿈치 부분이며 오른쪽 왼쪽 두 개를 자른다.

제11장. 어퍼(갑피) 조립 및 재봉하기

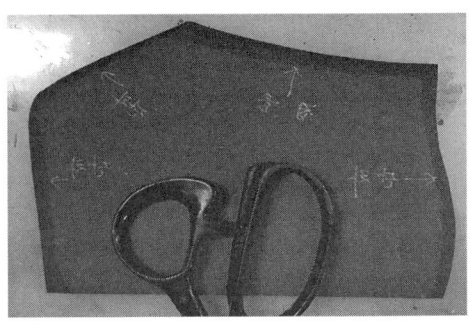

15. 뒷날개 부분이다. 가죽과 가죽을 연결하는 부분의 두꺼워지고 턱이 생기는 것을 없애기 위하여 스카이빙을 하며 접음은 잘려진 부분이 보이지 않도록 접어 재봉하는 것이다. 스카이빙은 접음 여분과 단차의 여분을 다르게 적용한다.

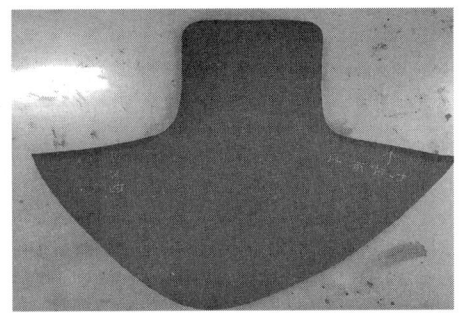

16. 앞날개이다. 앞날개의 양쪽 옆 발볼 싸개 부분은 스타이빙을 한다. 위쪽의 발등덮개는 스카이빙하지 않거나 적당한 두께의 스카이빙을 할 수도 있다.

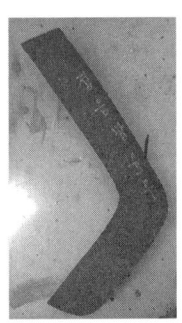

17. 신발 끈을 보강하기 위한 띠이다.

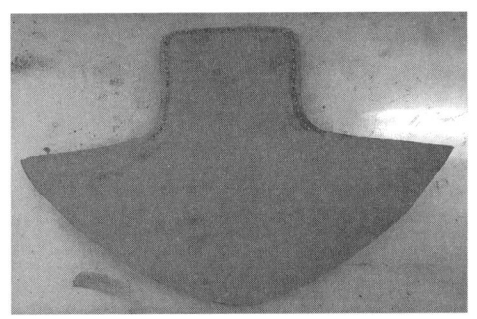

18. 앞날개의 외피와 내피를 재봉한다. 이 때는 발등덮개 부분만 재봉한다.

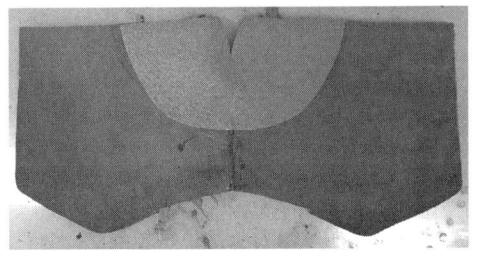

19. 내피의 조립이다. 스타 본드를 사용하여 조립한다.

제2부. 신발보조기학 실습

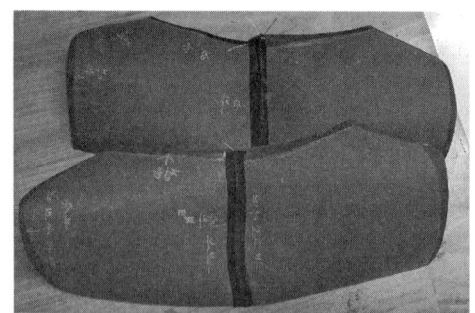

20. 외피의 뒷날개를 조립하고 재봉한다. 안쪽에는 와리 테이프(재봉한 부분이 찢어지지 않도록 붙이는 면 테이프)를 붙여 재봉과 가죽의 강도를 보강한다.

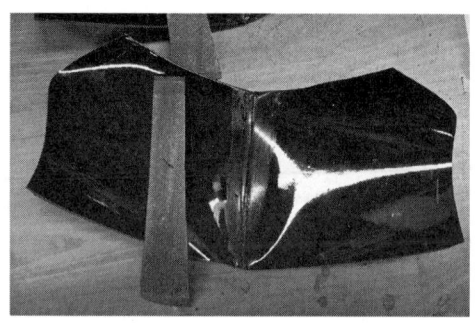

21. 뒤쪽의 재봉선을 가리거나 보강하기 위하여 도꾸리를 본드로 붙이고 재봉한다.

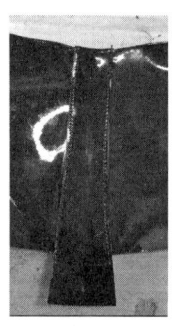

22. 도꾸리를 재봉한 모양이다.

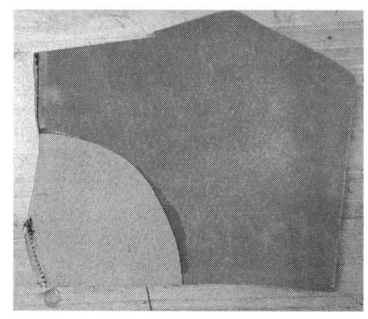

23. 본드를 칠한 뒷날개 내피와 지활재를 조립하여 붙인다.

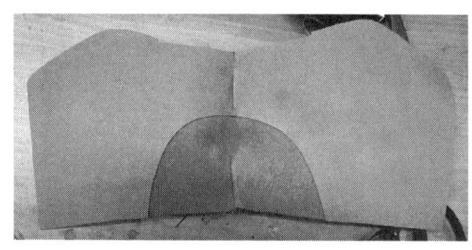

24. 본드 칠한 뒷날개 내피를 붙여 펼쳐 놓은 모양이다.

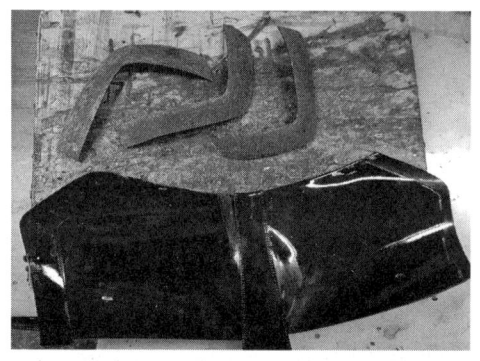

25. 신발의 외피의 신발 끈의 보강 띠를 본드로 붙인다.

제11장. 어퍼(갑피) 조립 및 재봉하기

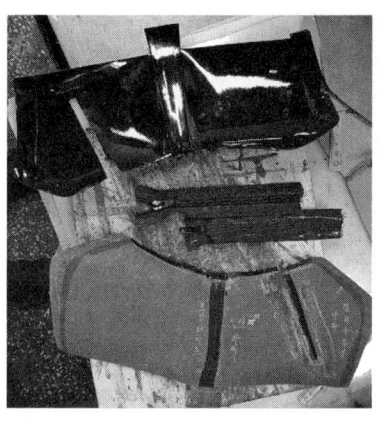

26. 뒷날개의 쟈크 붙일 곳을 표시한 부분을 자르고 본드를 칠한다.

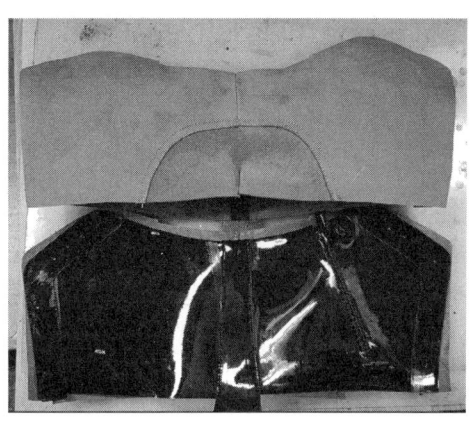

27. 지활재를 재봉한 내피와 도꾸리를 재봉한 외피에 본드를 칠하고 내피 재봉선에 맞추어 붙인다.

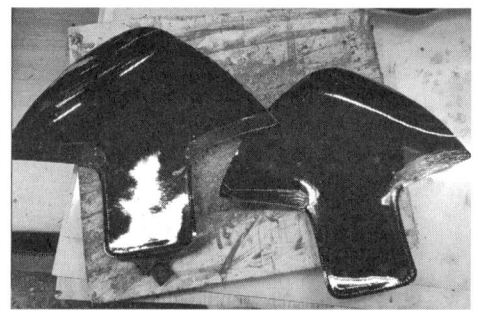

28. 앞날개의 발볼싸개 외피 겉표면에 본드를 칠한다.

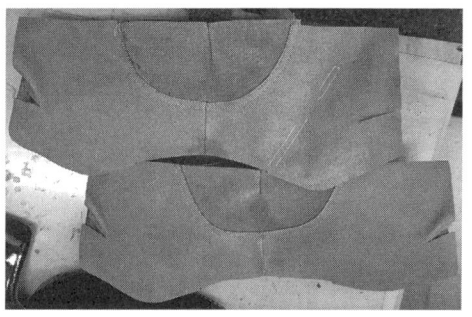

29. 외피와 내피를 붙인 안쪽의 모양이다. 자른 부분은 앞날개와 조립될 부분이다.

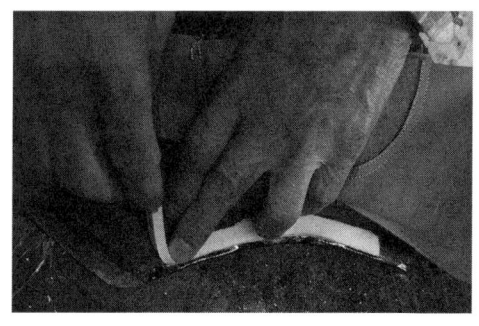

30. 목이 가죽으로 인하여 아프지 않도록 스폰지를 넣어 발목부위를 부드럽게 한다.

제2부. 신발보조기학 실습

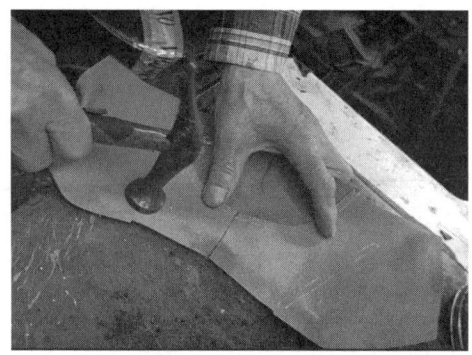
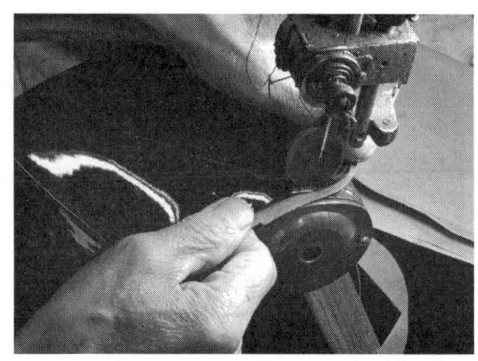

31. 스폰지를 붙인 부분과 외피와 내피가 재봉할 때 어긋나지 않도록 재화용 망치를 사용하여 견고하게 붙도록 두드린다. 쟈크의 위치도 견고하게 붙인다.

32. 견고하게 붙여 놓은 외피와 내피는 외피의 끝에서 1mm 간격으로 재봉한다.

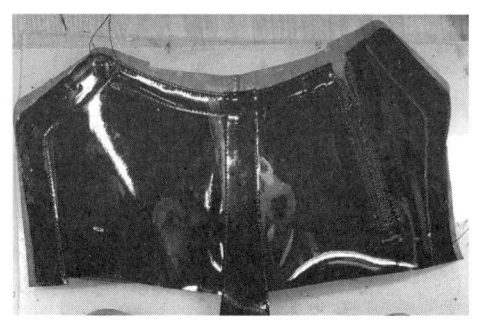
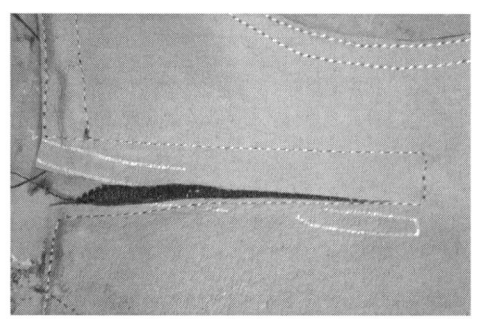

33. 갑피의 뒷날개 부분으로 신발끈보강띠와 신발뒤꿈치보강띠, 쟈크 부분을 모두 재봉한다.

34. 내피의 쟈크가 열리는 부분을 가위의 끝으로 밀어 잘라낸다.

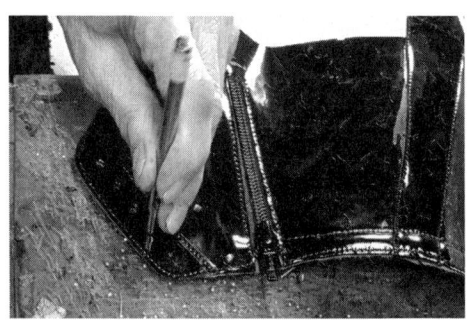

35. 앞날개 재봉하기 전 신발끈보강띠 자리에 아일렛을 조립하기 위하여 송곳으로 표시한 위치를 원형 펀치로 구멍을 뚫는다.

제11장. 어퍼(갑피) 조립 및 재봉하기

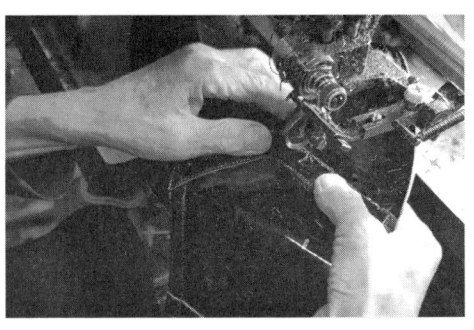

36. 뒷날개와 앞날개를 조립하여 붙이고 재봉한다. 재봉은 1mm 간격으로 한다.

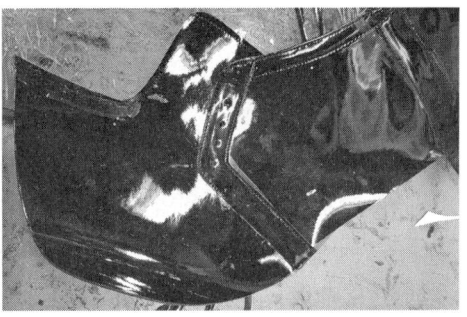

37. 앞날개와 뒷날개 한쪽을 재봉한 모양이다.

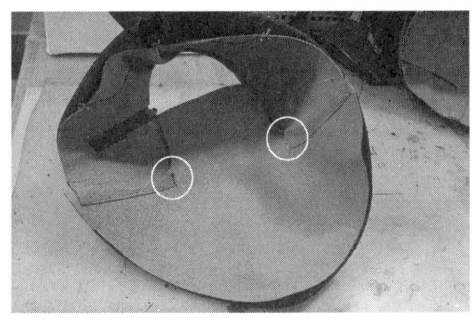

38. 앞날개와 뒷날개를 조립하여 재봉할 때는 뒷날개를 벌려 앞날개를 넣고 안쪽에 붙여 재봉한다. 원안은 P18-29의 잘라진 부분의 조립한 모양이다.

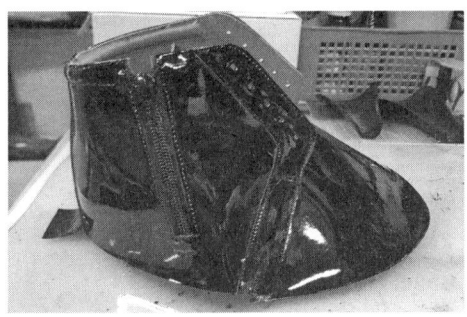

39. 앞날개와 뒷날개를 조립하고 재봉한 완성 갑피이다.

제2부. 신발보조기학 실습

제12장. 갑피 씌우기(라스팅)

만들어진 갑피를 라스트에 씌워 신발을 만드는 과정이다. 뒷굽의 중심과 앞코 싸개의 중심이 일치하여야 한다. 갑피를 씌울 때 주름이 생기거나 홈짐이 생기지 않도록 해야 한다. 건조는 자연 건조하는 것이 구두의 질감이 변하게 하지 않고 형태를 유지할 수 있어 좋으나 제작 시간이 길어지는 단점이 있어 열건조 방법을 많이 쓰이고 있다.

※ 준비물
 수정된 라스트, 갑피, 선심, 월형, 안창, 중창, 겉창(바닥창), 대다리(세피), 뒷굽, 본드, 본드솔, 제화용 못, 송곳, 에어타카, 고소리, 가위, 구두칼, 제화용 망치, 열풍기

1. 갑피 씌우기(저부작업)

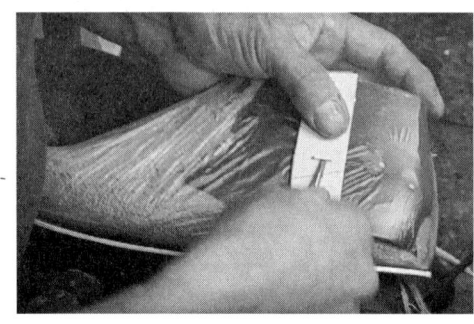 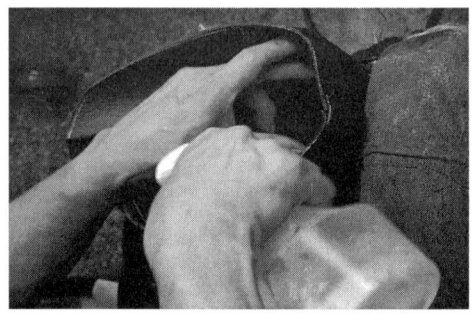

1. 수정된 라스트에 업라이트가 들어갈 위치를 보강한다.

2. 완성된 갑피를 점검하고 확인한다. 가죽이 딱딱하고 두꺼울 때는 알코올을 뿌려 가죽이 부드러워지도록 하기도 한다.

제12장. 갑피 씌우기(라스팅)

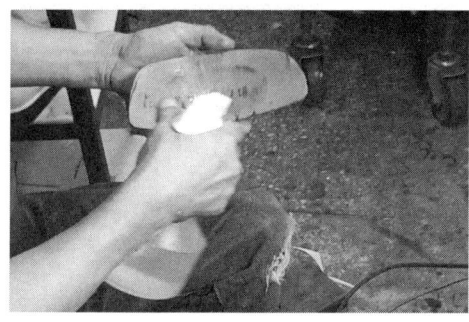

3. 월형에 알코올을 뿌려 조금은 부드럽게 만든다.

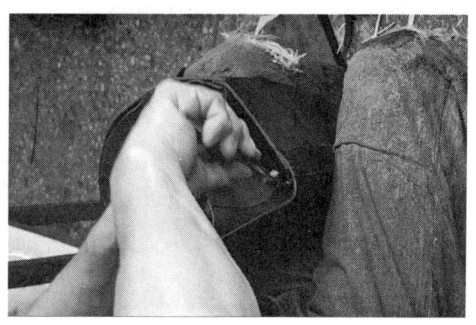

4. 갑피의 뒤꿈치 외피 안쪽에 본드를 칠한다.

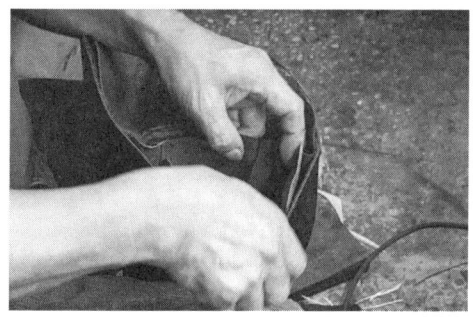

5. 부드러워진 월형을 외피 안쪽 뒤꿈치 부분에 붙인다.

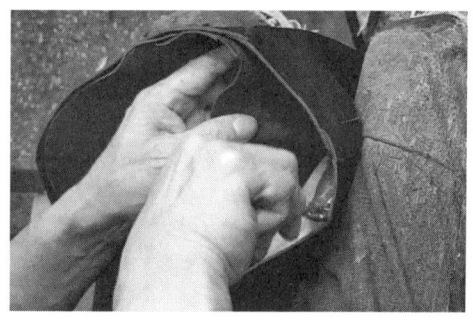

6. 뒤꿈치에 부착된 월형의 안쪽에 본드를 칠한다.

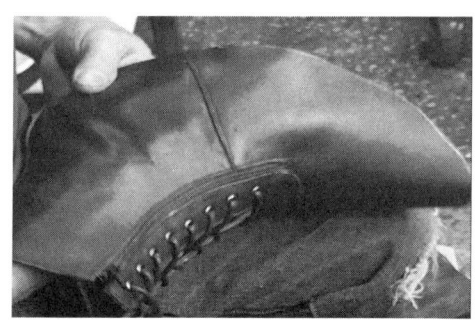

7. 본드를 칠한 월형에 내피를 눌러 붙인다. 내피는 주름지지 않도록 붙인다.

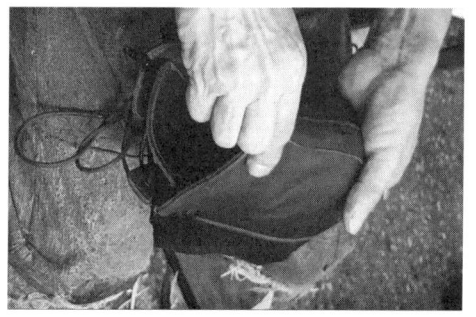

8. 외피와 월형과 내피의 주름 및 위치가 바르게 붙었는지 점검한다.

제2부. 신발보조기학 실습

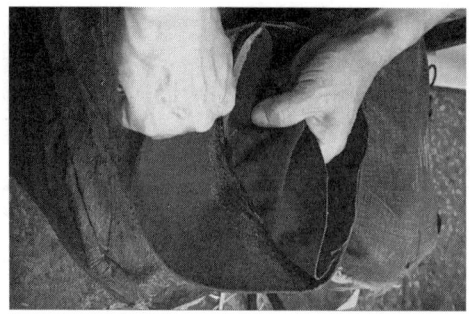

9. 앞날개 외피와 앞날개 내피와 뒷날개 내피가 연결되어 재봉된 부분이 견고하게 밀착되도록 양쪽에 본드를 칠한다.

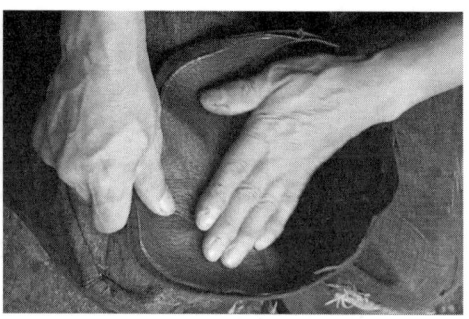

10. 앞날개 외피와 내피를 붙여 하나가 되게 한다. 당길 대 재봉 부위가 찢어지지 않도록 견고하게 하기 위함이다.

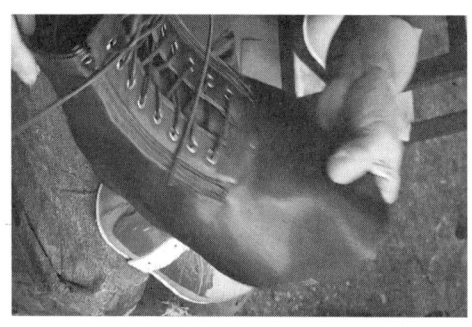

11. 월형과 앞날개 외피와 내피를 본드로 붙여 준비된 갑피를 라스트에 씌워 앞부분의 모양을 점검한다.

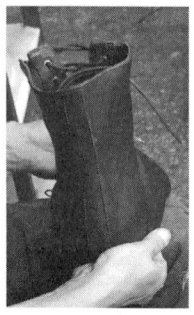

12. 씌워진 갑피의 뒤꿈치를 점검한다.

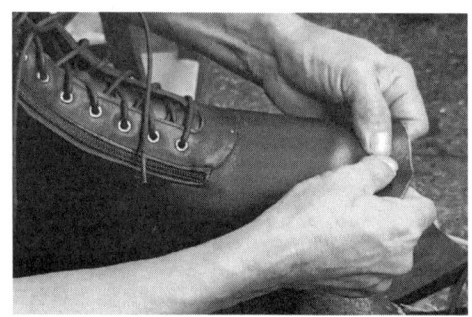

13. 앞코 부분의 앞코싸개 연분과 갑피가 중앙에 위치하는지 점검한다.

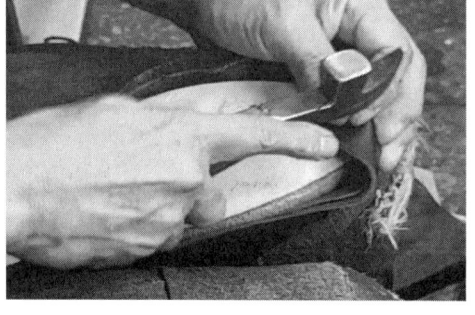

14. 갑피 앞코가 중앙에 위치하면 외피와 내피를 당겨 구두못으로 라스트에 고정한다.

제12장. 갑피 씌우기(라스팅)

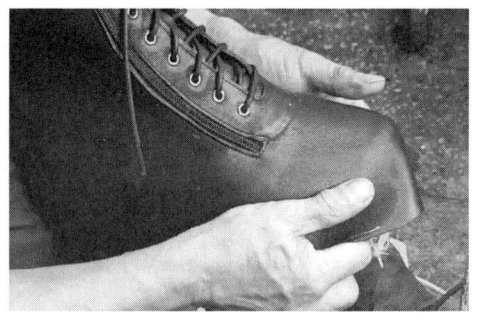

15. 갑피 앞코가 중앙에 위치하는지 뒤집어 다시 점검한다.

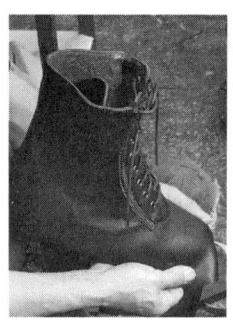

16. 양 발볼 부분을 당겨 안쪽과 가쪽의 모양을 점검한다.

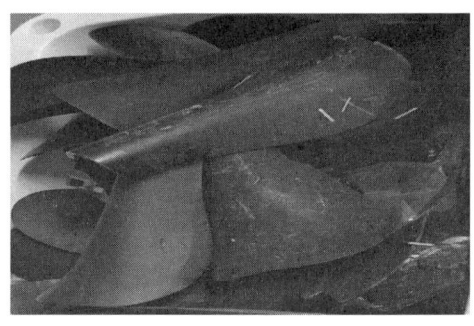

17. 신발의 발목의 각도가 뒤로 기울어져 있거나 발목둘레가 작을 때 발목앞패드(사시카와)를 사용하여 각도를 조절하거나 둘레의 길이를 크게 한다.

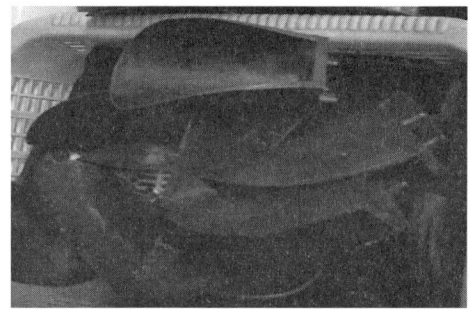

18. 신발의 발목의 각도가 앞으로 기울어져있거나 발목둘레가 작을 때 발목뒤패드(사시꼬미)를 사용하여 각도를 조절하거나 둘레의 길이를 크게 한다.

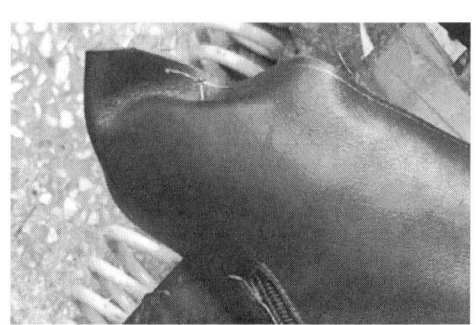

19. 구두끈 부분이 중앙에 위치하는지 점검하고 위치에 오도록 갑피를 당겨 고정한다.

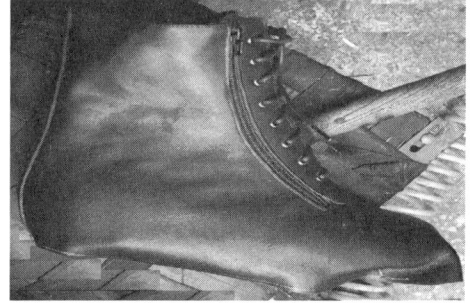

20. 앞코 부분과 구두끈 그리고 발목 부분의 크기와 위치를 점검한다. 정확하게 갑피가 씌워졌는지 확인하고 뒤꿈치 재봉 바늘구멍에 못을 박아 높이를 고정한다.

제2부. 신발보조기학 실습

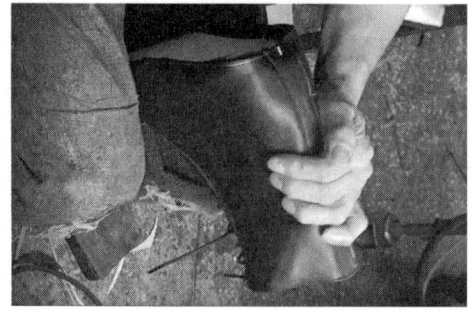 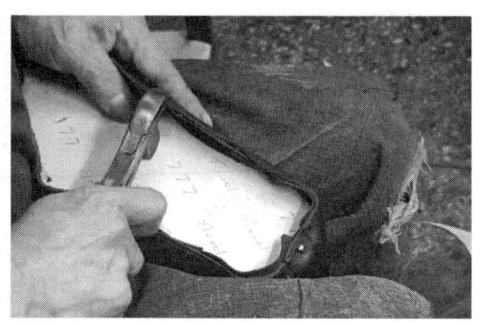

21. 외피와 내피를 뒷굽 쪽으로 당겨 구두못으로 고정한다. 강하게 당기는 경우 구두의 뒷부분이 짧아지거나 발목부위가 뒤로 넘어가게 된다.

22. 갑피의 내측 아치 부분을 당겨 구두못으로 고정한다.

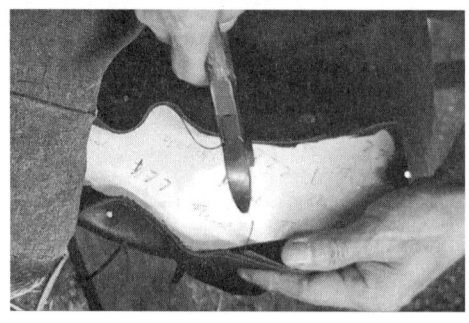 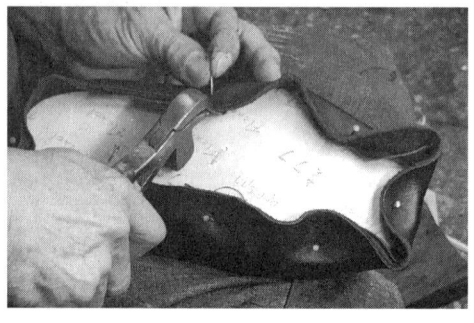

23. 외측 갑피의 아치 부분을 당겨 구두못으로 고정한다.

24. 갑피의 전체의 균형과 모양을 맞추어 여러 개의 구두못을 사용하여 고정한다.

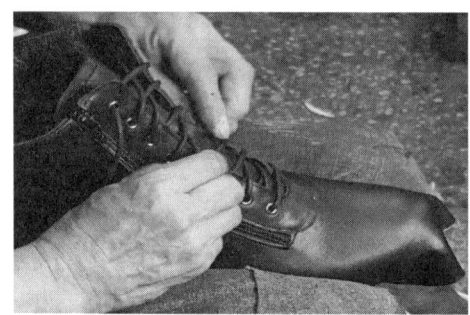 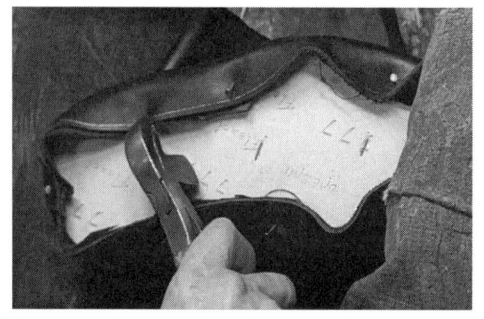

25. 앞쪽 구두끈의 너비를 확인하고 너비를 균일하게 맞춘다. 앞쪽의 면이 중앙에 위치하고 모양이 바르게 되었는지 점검한다.

26. 점검이 끝나면 한쪽으로 당겨지지 않도록 전체 갑피를 좌우 한번씩 당겨 라스트에 고정된 중창에 고정한다.

제12장. 갑피 씌우기(라스팅)

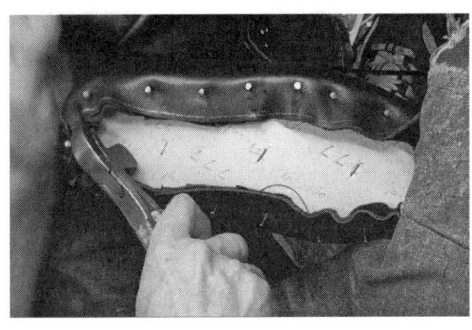

27. 많은 못을 사용하여 구두의 균형과 모양을 갖출 수 있도록 점검하며 못으로 고정한다.

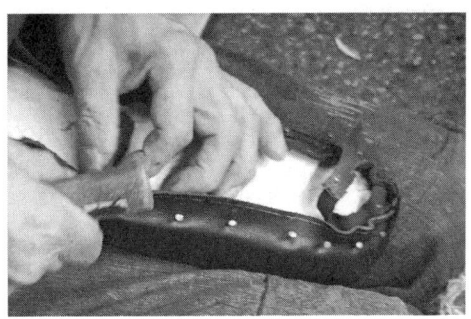

28. 튼튼하고 질긴 외피가 중창에 붙도록 내피를 잘라 중창에 붙을 만큼 조금만 남겨 붙을 수 있도록 한다.

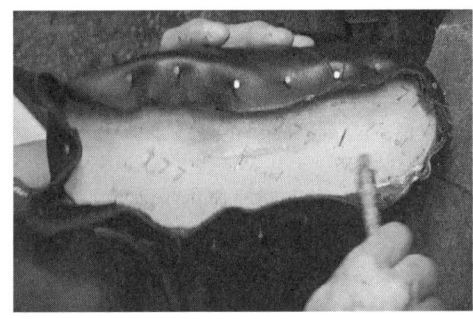

29. 내피와 외피의 안쪽에 본드를 칠한다. 못이 박힌 안쪽에도 본드를 칠한다.

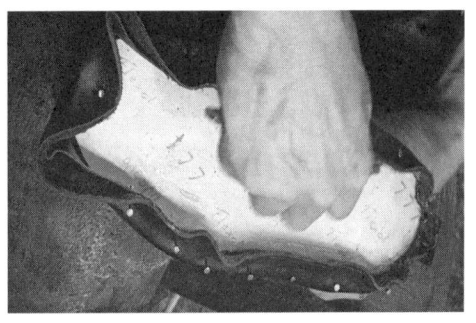

30. 외피 안쪽에도 본드를 칠한다.

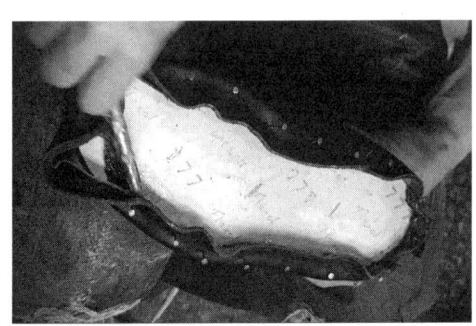

31. 외피 안쪽과 중창 쪽에 본드를 칠한다. 즉 중창과 내피 사이 그리고 내피와 외피 사이 모두 본드를 칠하고 건조 시킨다.

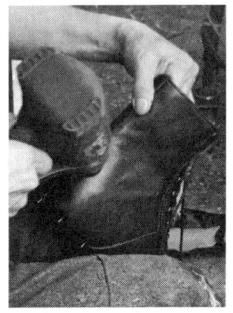

32. 주름진 부분, 울퉁불퉁한 부분은 당겨 다시 고정한다. 고정 후 잔주름이 있는 곳은 열풍기로 가열한다.

제2부. 신발보조기학 실습

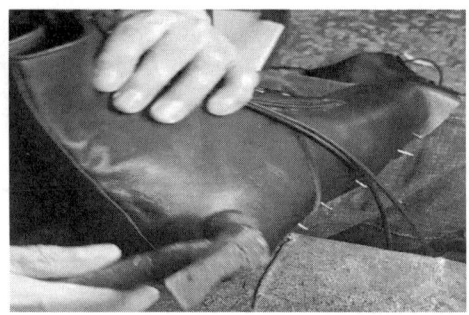
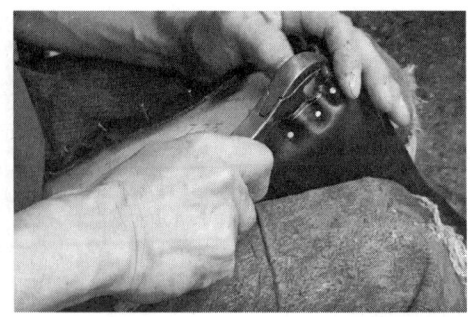

33. 주름진 부분, 울퉁불퉁한 부분 열풍기로 열을 가하고 망치로 두들겨 고르게 한다.

34. 못을 빼고 주름진 부분 등 미흡한 부분은 다시 수정한 다음 다시 못을 박아 고정한다.

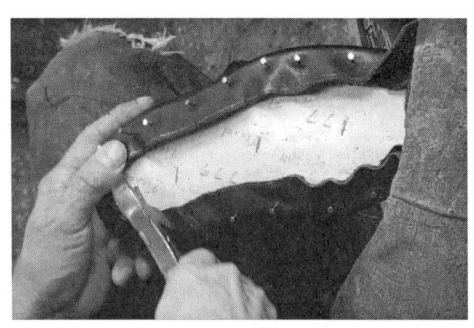
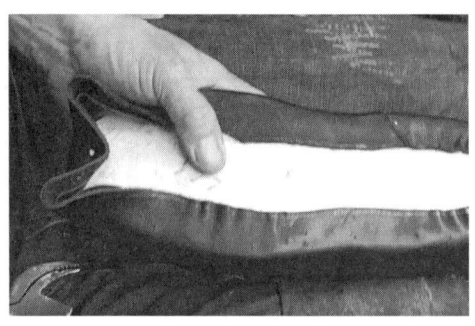

35. 본드가 건조되면 못을 빼내고 고소리를 사용하여 가죽을 당겨 중창에 붙인다.

36. 부분과 뒷부분은 모두 견고하게 붙이고 앞부분은 붙이지 않는다. 바닥과 옆면의 경계 부위의 가죽은 주름이 생기지 않도록 한다.

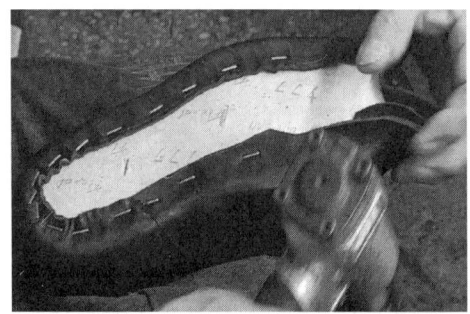
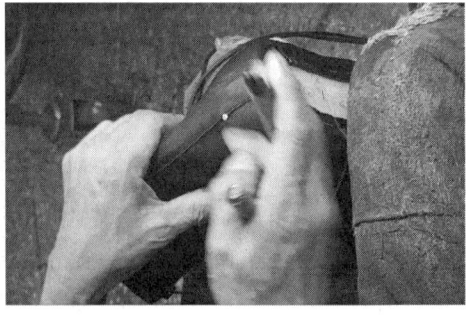

37. 앞부분을 제외하고 본드로 부착된 내피와 외피는 양 옆부분과 뒤꿈치 부분의 바닥의 골싸개 여분에 에어타카로 고정한다.

38. 뒤꿈치에 박아 놓은 못은 방울집게로 뽑아낸다.

제12장. 갑피 씌우기(라스팅)

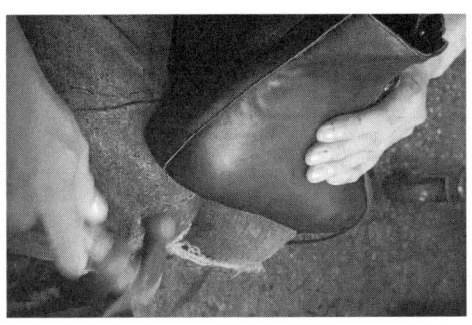

39. 갑피 전체를 점검한다.

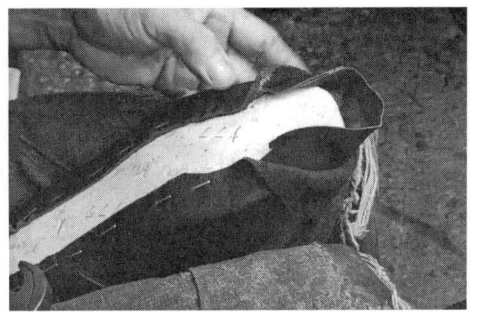

40. 날개 부분을 확인한다.

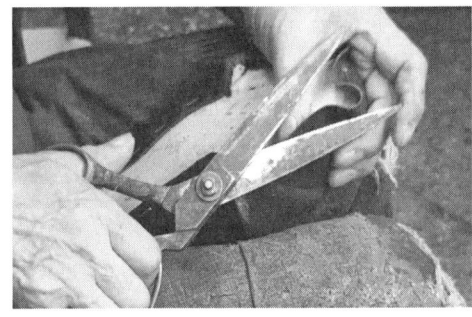

41. 내피를 당겨 고정하고 최소한 부착될 수 있도록 길이를 자른다.

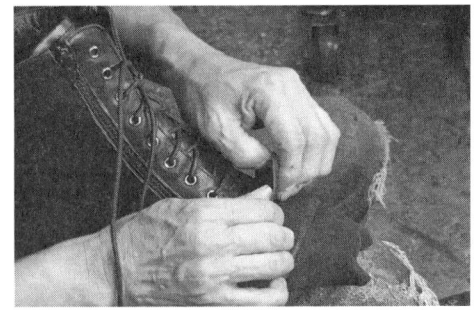

42. 내피를 중창에 못으로 고정하고 외피를 뒤집어 발등 쪽으로 올린다.

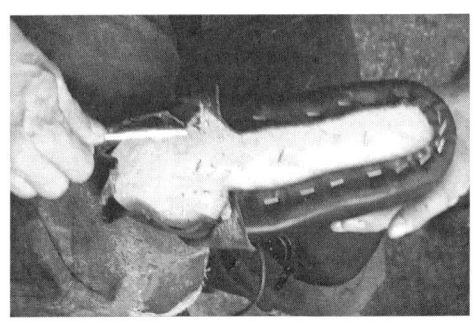

43. 바닥 중창과 내피에 본드를 칠한다.

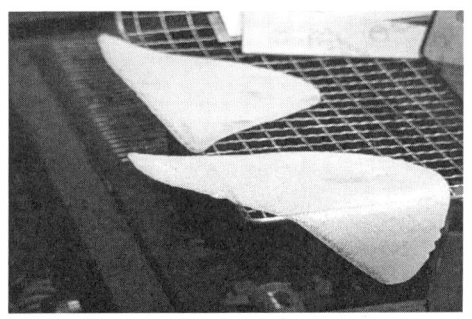

44. 앞코싸개 부분의 내피 붙이기를 준비하는 동안 선심이 부드러워질 수 있도록 토루엔을 뿌려 놓는다.

제2부. 신발보조기학 실습

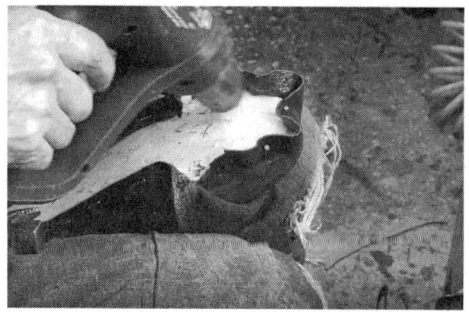
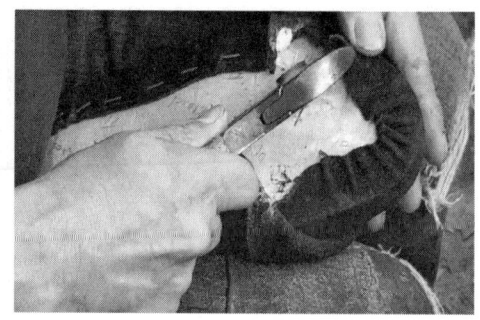

45. 앞부분 바닥의 중창과 내피에 칠한 본드가 건조되고 접착력이 높아지도록 열풍기를 사용하여 건조한다.

46. 건조되면 라스트의 윗면 그리고 위면과 바닥 사이의 모서리에 있는 내피는 주름이 없도록 하고 바닥에 주름이 같은 모양이 되도록 고소리로 내피를 당겨 중창에 붙인다.

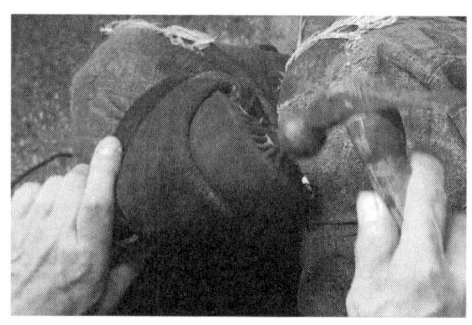
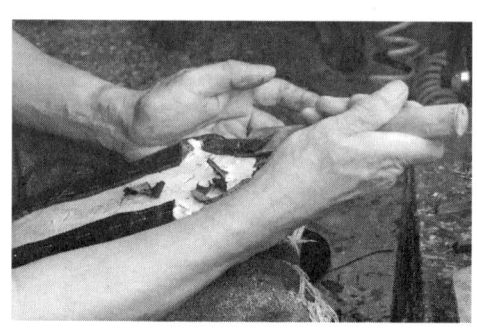

47. 당겨 붙인 내피가 견고하게 중창에 밀착되도록 바닥을 망치로 두들긴다.

48. 바닥에 주름진 부분은 구두칼로 잘라 편평하게 만든다. 모서리는 잘라지지 않도록 한다.

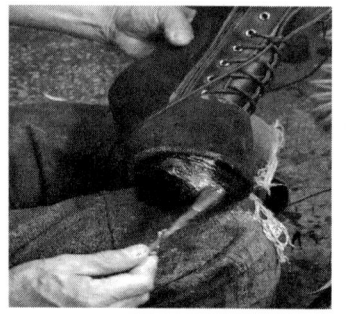

49. 앞코 부분 내피에 본드를 칠하여 선심을 붙일 준비를 한다. 본드를 칠하고 바로 선심을 붙인다.

제12장. 갑피 씌우기(라스팅)

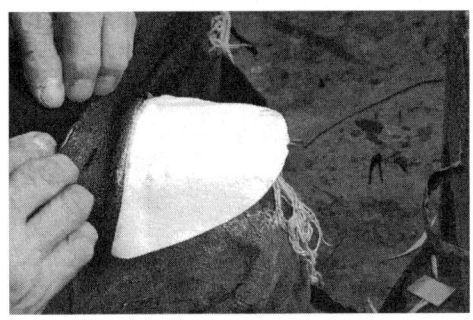

50. 부드럽게 만든 선심을 앞코싸개 내피 위에 위에 올려붙인다. 이때는 본드가 마르지 않은 상태이다.

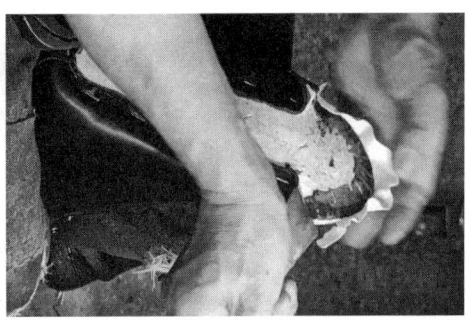

51. 손 또는 고소리 등으로 당겨 앞코싸개와 앞쪽까지 밀착시켜 붙이고 구두칼로 앞코싸개 경계선까지 자른다.

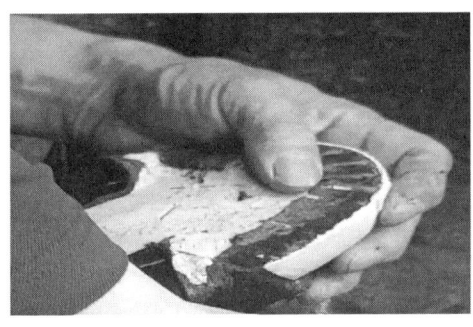

52. 선심은 중창 바닥 끝부분과 일치하도록 붙이고 자른다.

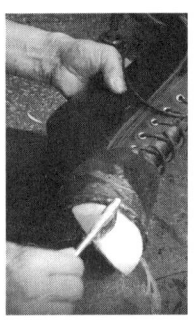

53. 붙여 놓은 선심 위에 본드를 칠한다.

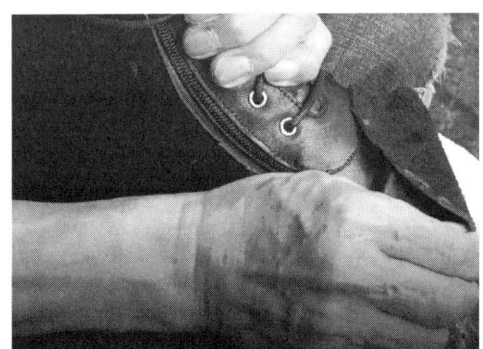

54. 젖혀놓은 외피를 다시 앞코를 덮는다.

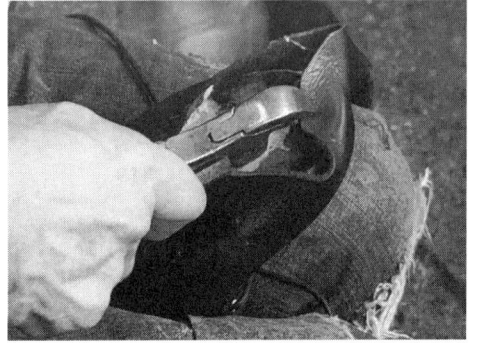

55. 고소리로 외피의 중앙을 당겨 중창에 고정한다. 안쪽과 가쪽을 당겨 구두못으로 고정한다. 한쪽으로 당겨지지 않도록 한다.

제2부. 신발보조기학 실습

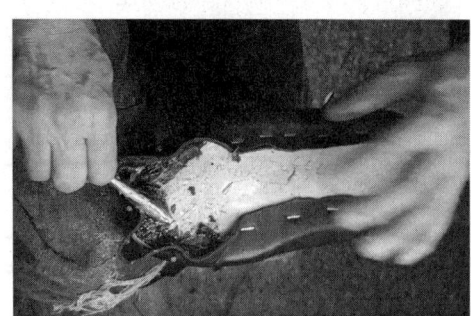 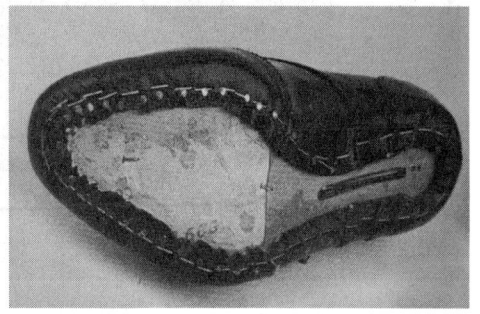

56. 중창의 내피 앞부분과 외피의 안쪽에 본드를 칠한다. 전체를 당겨 중창에 붙이고 구두못이나 에어타카로 고정한다.

57. 전체를 당겨 바닥 외에는 주름 없이 밀착하도록 한다. 갑피 씌우기를 완성한 모양이다.

제12장. 갑피 씌우기(라스팅)

갑피 씌우기 평가

- 학습자가 평가 항목을 성공적으로 수행하였는지를 평가해야 한다.
- 평가 사항
- 체크 리스트를 통한 평가

학습 내용	평가 항목	성취 수준		
		우수	보통	부족
갑피 씌우기(저부 작업) 평가				
	- 갑피 씌우기 준비물 준비			
	- 월형 넣기			
	- 라스트에 갑피 바르게 씌우기			
	- 라스트에 내피 당겨 고정 하기			
	- 고소리 사용			
	- 내피의 가죽 주름 제거			
	- 중창에 내피 붙이기			
	- 선심 넣기			
	- 외피 주름 제거하기와 중창에 붙이는			
	- 저부 작업 완성도			

1. 체크 리스트를 통한 실습 평가
- 실습 수행 능력이 '부족'인 경우 실습 재교육
- 평가 결과가 60점 미만인 학생들에게는 추가 교육 및 재평가

2. 정형화 갑피 씌우기

갑피를 라스트에 씌우는 과정이다. 준비된 갑피를 점검한다. 저부 작업 과정의 순서는 먼저 갑피의 뒤꿈치에 월형을 넣는다. 뒷굽은 라스트에 씌우면 월형을 넣기 어렵다. 먼저 가죽에 월형이 부착될 부위에 본드를 칠하고 월형을 위치에 붙인 뒤 월형 안쪽에 본드를 칠하는 것이 순서이다. 그리고 중창이 고정된 라스트 위에 씌운다. 앞.뒤.좌.우.상.하 전체적인 균형과 위치 등 조화를 이루는지 확인하고 고소리를 사용하여 당기고 구두못으로 고정한다. 제작 방법은 아래와 같다.

※ 준비물
갑피, 월형, 선심, 본드, 본드솔, 라스트, 중창, 구두못, 고소리, 망치, 에어타카, 에어타카못, 에어컴퓨레샤, 의자, 테이블, 가위, 구두칼, 송곳

1) 갑피 씌우기

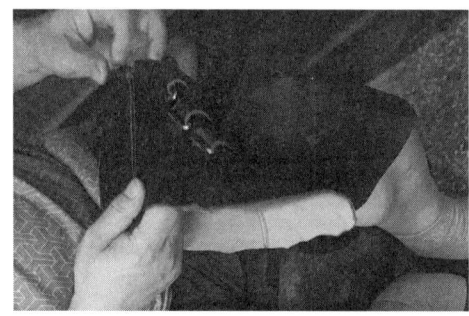

1. 갑피를 점검한다.

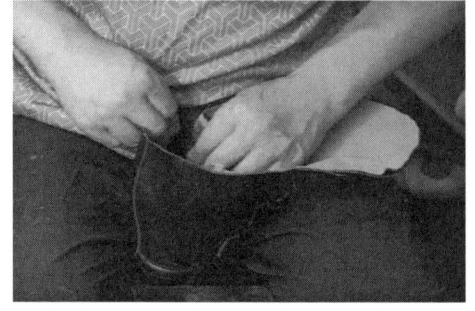

2. 뒤꿈치 부분의 갑피와 내피의 사이를 벌리고 접착제로 붙어 있는 부분은 떼어서 벌린다.

제12장. 갑피 씌우기(라스팅)

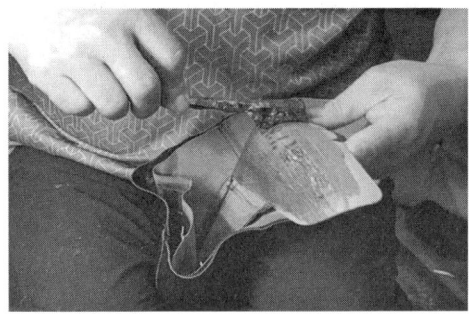

3. 형의 바깥쪽에 접착제를 칠한다. 이때 갑피에도 접착제가 묻을 수 있도록 적당량 칠한다.

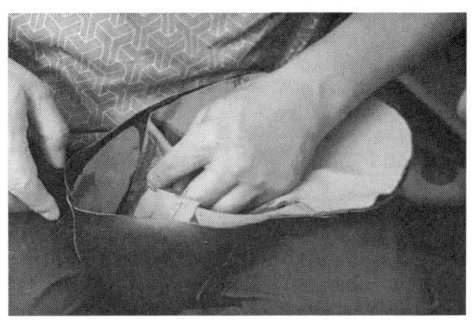

4. 월형을 뒤꿈치의 골밥에 맞추어 놓이게 한다.

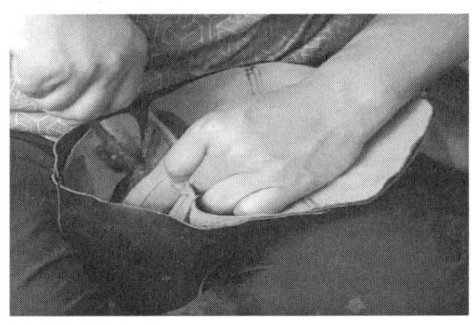

5. 월형의 안쪽에 접착제를 칠한다.

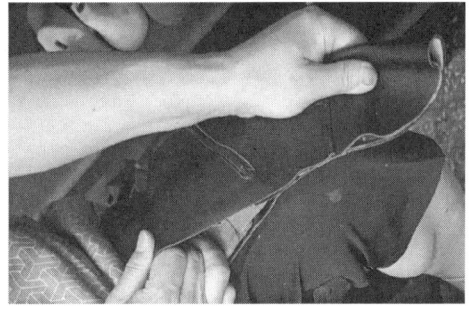

6. 월형이 갑피와 내피의 사이에 위치하고 접착제에 의해 고정될 수 있도록 한다. 갑피와 월형과 내피가 주름 없이 붙을 수 있도록 당겨 준다.

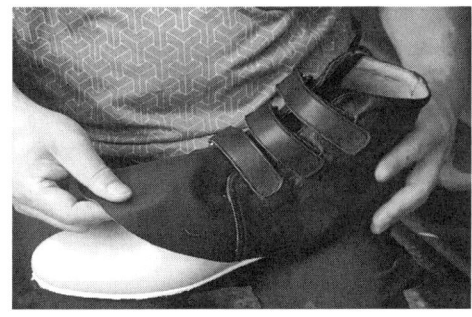

7. 중창을 붙여 준비한 라스트 위에 갑피를 씌운다.

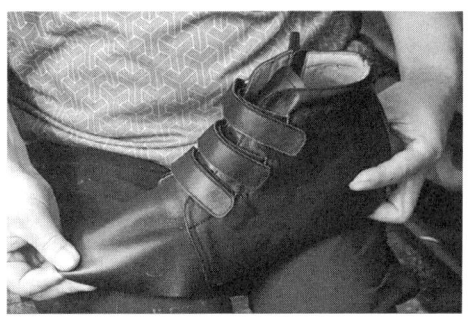

8. 앞과 뒤, 안쪽과 가쪽을 조절하여 균형을 잡는다.

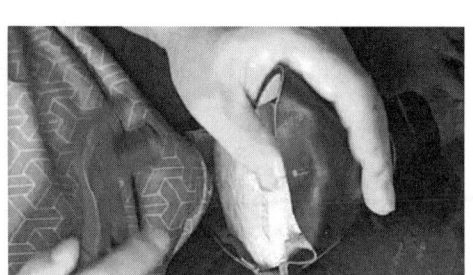

9. 위치를 선정하면 앞코의 골밥 부분을 고소리로 잡아당겨 못으로 고정한다.

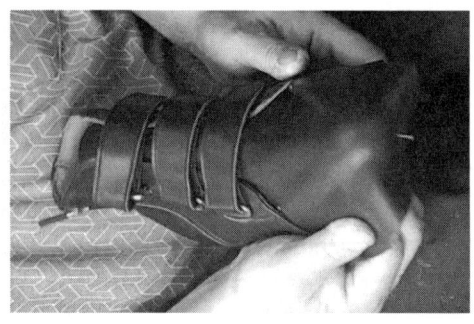

10. 앞과 뒤, 안쪽과 가쪽을 점검하고 조절한다.

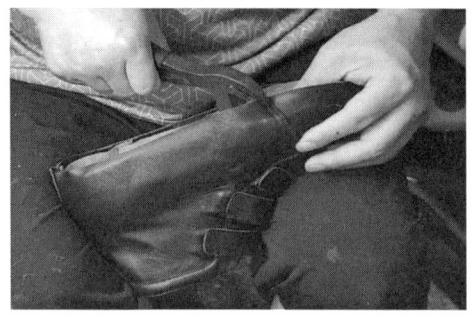

11. 가쪽의 발볼둘레 부분의 골밥을 당겨 주름이 펴지도록 하고 못으로 고정한다.

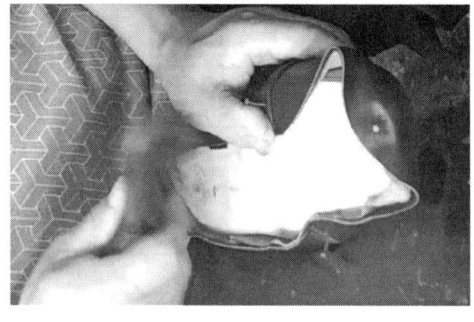

12. 안쪽의 발볼둘레 부분의 골밥을 잡아 당겨 주름이 펴지도록 하고 못으로 고정한다.

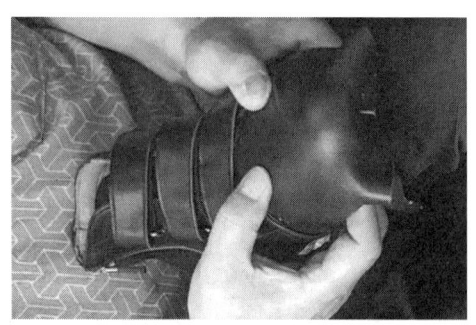

13. 다시 발등과 발볼, 앞코 부분을 점검한다.

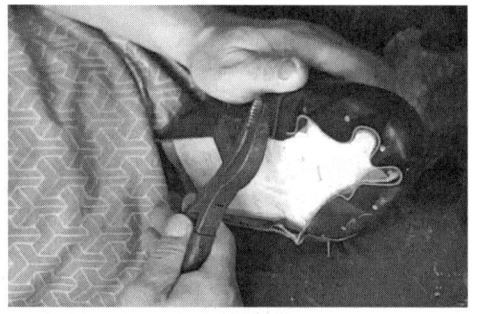

14. 앞날개 부분이 바르게 균형을 이루었을 때 앞날개 부분을 당겨 못으로 고정한다.

제12장. 갑피 씌우기(라스팅)

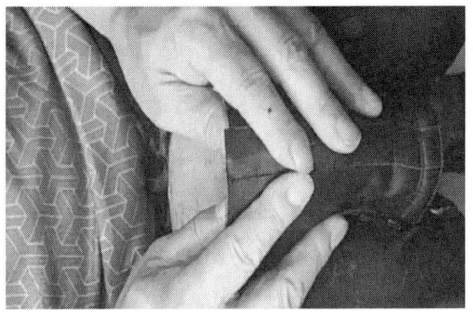

15. 발뒤꿈치 부분을 중심에 위치되었는지 확인한다. 골싸개여분과 중창의 높이가 적절한지 높이를 확인하고 점검한다.

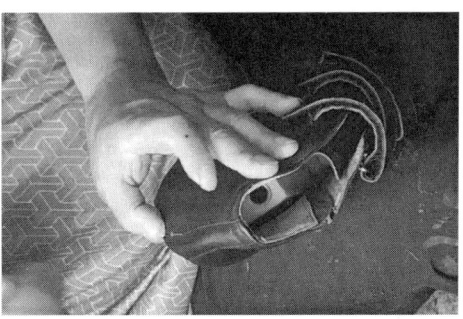

16. 발뒤꿈치가 저부할 때 변하지 않도록 재봉 바늘자리에 못으로 고정한다.

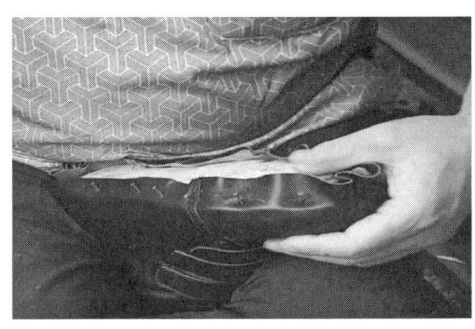

17. 뒤꿈치 부분을 남겨놓고 전체를 안쪽과 바깥쪽의 순서로 당겨서 구두못으로 고정한다.

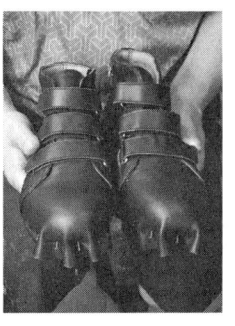

18. 양쪽 라스트 위에 갑피를 씌우고 좌우의 동일한 모양인지 구두의 끈등이 바르게 위치에 놓였는지 점검한다.

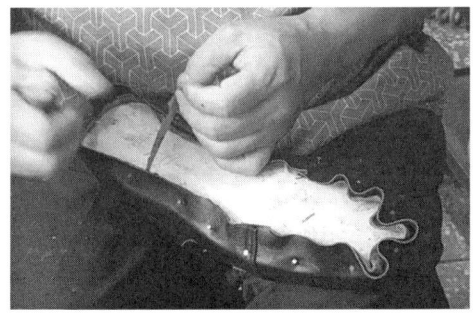

19. 내측 발볼둘레선에서 부터 발뒤꿈치 그리고 바깥쪽 발볼둘레선 까지 골밥을 약 10mm 정도 남기고 잘라낸다.

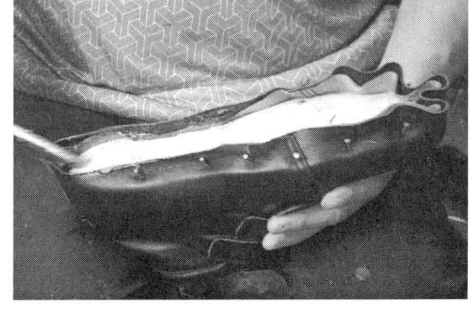

20. 잘라낸 골밥의 자리에 앞에서부터 전체 접착제를 칠한다.

제2부. 신발보조기학 실습

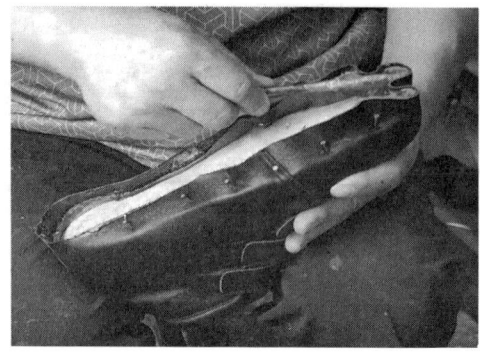

21. 본드를 칠한 부분이 건조될 수 있도록 한다.

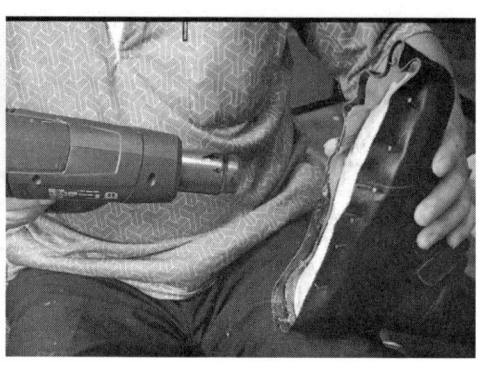

22. 열풍기로 열을 가하여 건조 시키고 접착력을 높이도록 한다. 자연 건조 후 열을 가하면 접착력이 좋아지지만 빠른 제작을 위하여 열풍기를 사용한다.

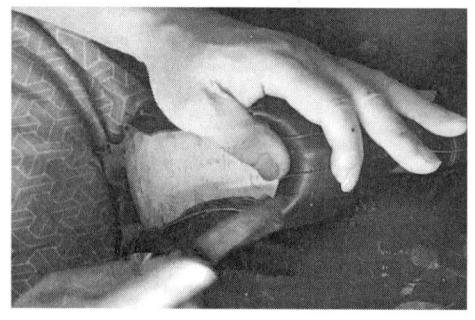

23. 접착제가 건조되면 뒤꿈치 부분의 골싸기를 한다. 내피의 주름이 펴졌는지 확인하고 갑피와 내피를 함께 당겨 붙이고 구두못으로 고정한다.

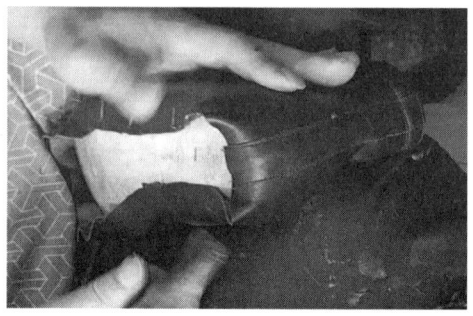

24. 뒤꿈치 부분의 구두못 2개 정도를 빼고 주름 등 점검하고 당겨 펴지도록 한거나 안쪽과 가쪽의 균형을 점검하고 조절하여 고정한다.

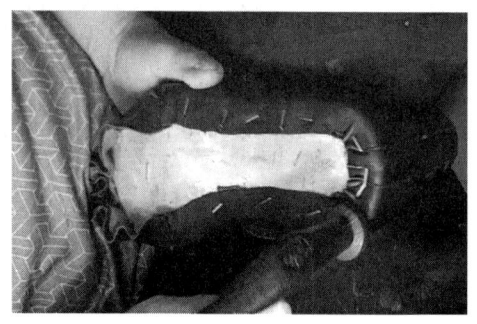

25. 접착제를 칠한 골밥부분을 당겨서 붙이고 타카를 사용하여 바닥에 고정한다.

제12장. 갑피 씌우기(라스팅)

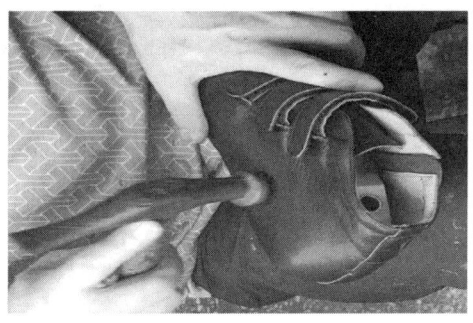

26. 월형 부분과 접척제가 칠해진 부분의 주름을 확인하고 구두망치를 사용하여 두들겨 표면을 고르게 한다.

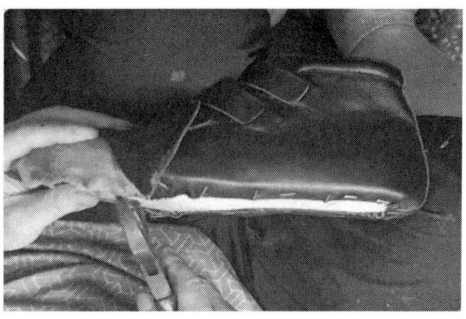

27. 앞날개의 부분의 선심이 들어갈 부분의 구두못을 제거한다. 내피는 골의 중창에 붙어 있도록 하고 갑피는 뒤집어 발등의 구두끈 있는 쪽으로 올려 내피와 갑피를 분리한다.

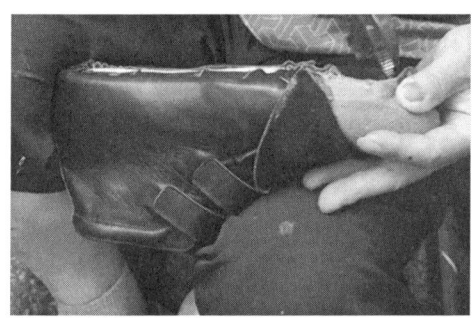

28. 내피는 당겨서 주름이 생기지 않도록 하고 골밥 부분은 당겨서 라스트 위쪽의 경계 부분에 주름이 생기지 않도록 한다.

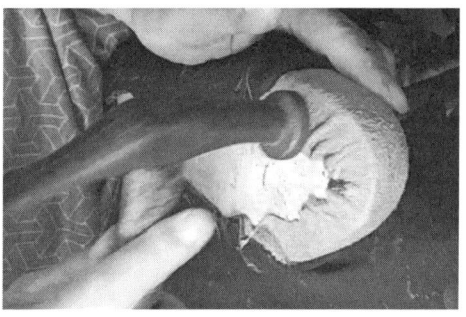

29. 바닥은 주름이 자연스럽게 생기도록 한다. 망치로 두들겨 접착이 되도록 한다.

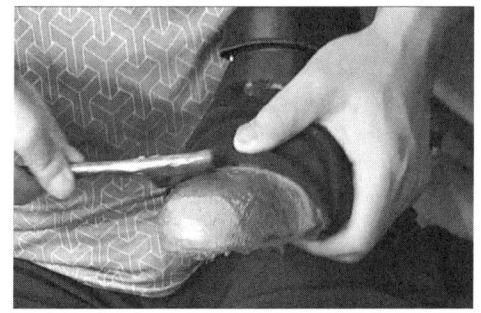

30. 선심이 붙을 부위에 접착제를 칠한다.

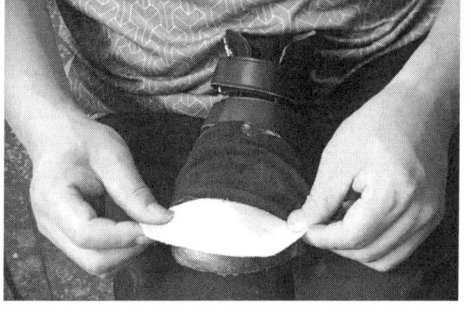

31. 토우렌으로 부드럽게 준비한 선심을 토캡(앞코) 부위에 올려붙인다.

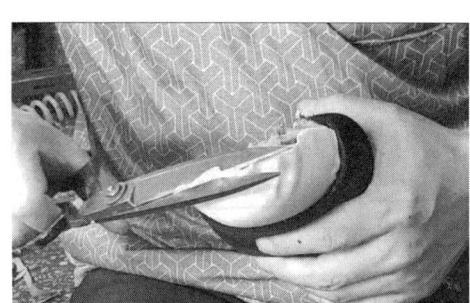
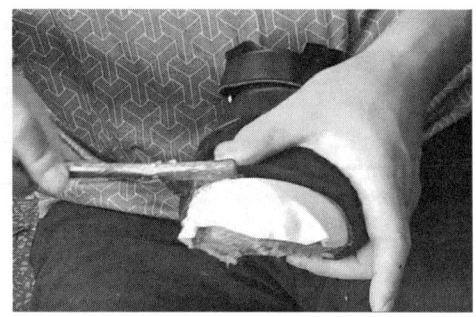

32. 선심이 너무 길면 잘라 조절한다.

33. 선심이 씌워 놓고 선심 표면에 접착제를 칠한다.

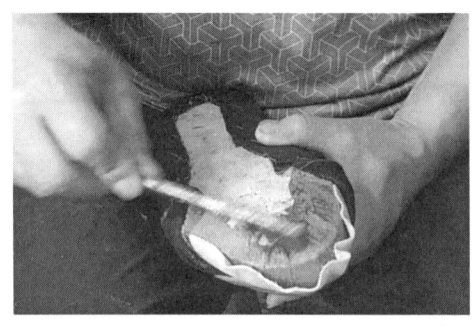
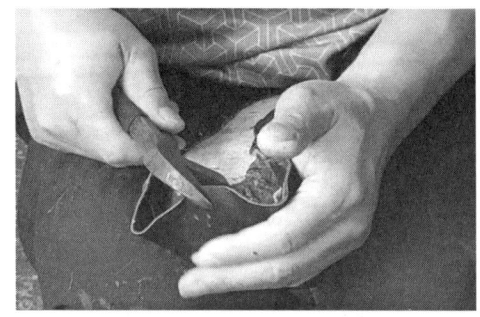

34. 중창 부분까지 접착제를 바른다.

35. 선심을 고르게 정리하고 앞코 부분의 갑피를 당겨 골싸기를 한다.

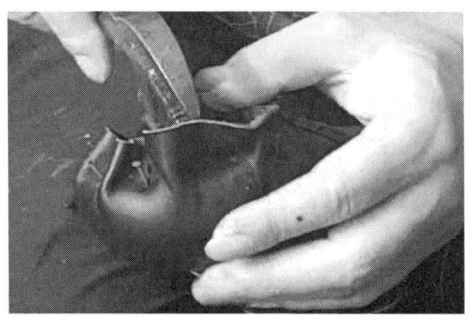
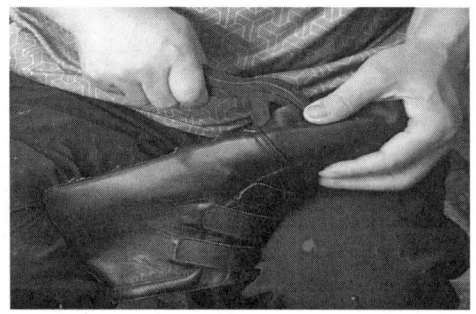

36. 선심 부분을 골싸기 한다. 바닥 저부와 위쪽의 엎퍼(upper)의 경계 부분이 확실하게 구분하고 주름과 굴곡이 없도록 한다. 구두망치를 사용하여 두들겨 표면을 고르게 만든다.

제12장. 갑피 씌우기(라스팅)

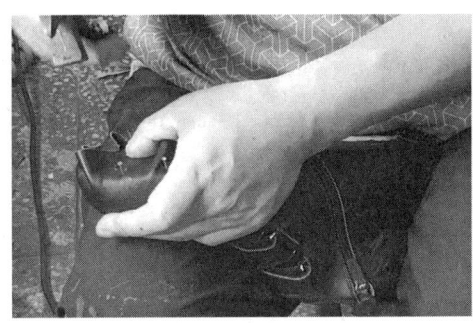

37. 앞쪽 저부에 골싸기할 때 구두못으로 고정한다.

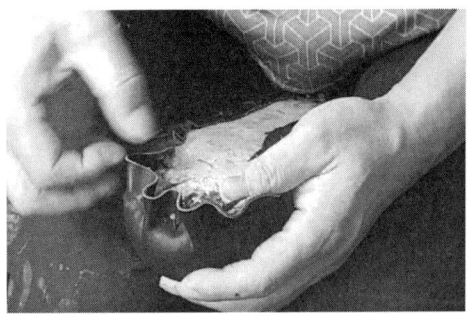

38. 구두못으로 고정한 후 외피를 밖으로 벌린다.

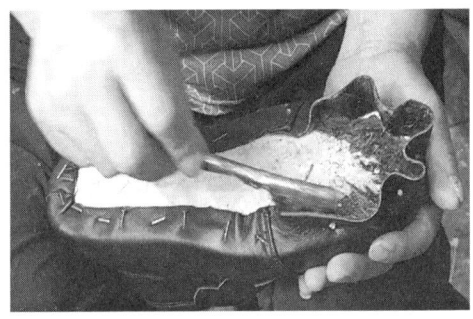

39. 벌려 놓은 외피 부분에 접착제를 세밀하게 칠한다.

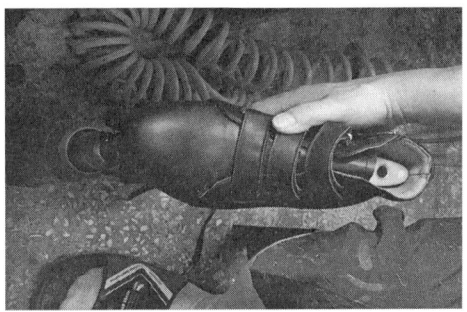

40. 열풍기를 사용하여 건조하고 접착력이 좋아지도록 한다.

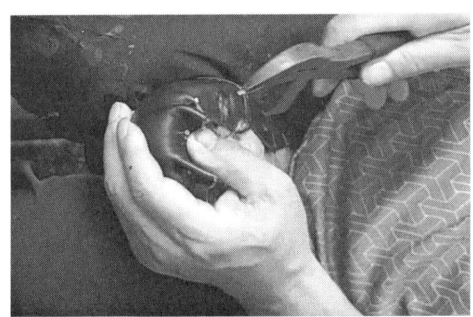

41. 앞코 저부에 못을 제거하고 고소리로 당겨 붙인다.

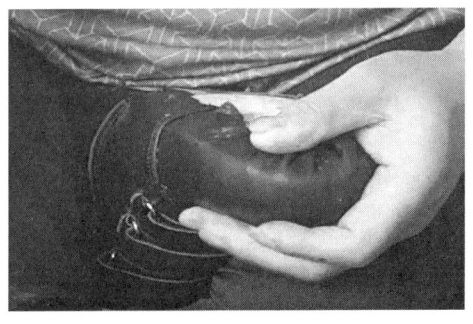

42. 저부와 갑피(엎퍼)의 경계 부분의 곡선이 일정하게 유지되도록 주름진 부분을 당겨준다.

제2부. 신발보조기학 실습

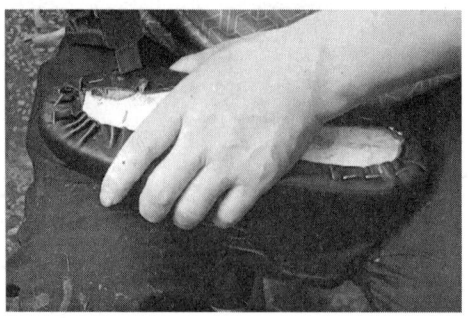
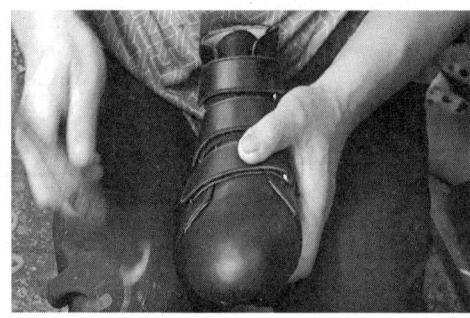

43. 앞부분 저부의 과정을 마무리하면 타카못을 사용하여 고정한다. 형태를 유지하기 위하여 자연 건조하는 방법과 오븐을 사용하여 건조하는 방법을 택한다.

44. 앞부분과 옆에 고르지 못한 선이나 면이 있으면 구두망치를 사용하여 두들겨 면을 고르게 만든다. 면이 고르지 못한 부분은 열을 가하여 면을 고르게 할 수 있다. 오른족과 왼쪽의 저부 방법은 동일하다.

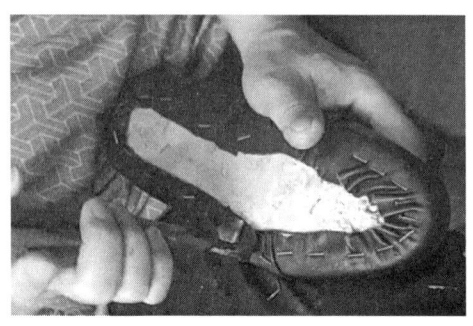
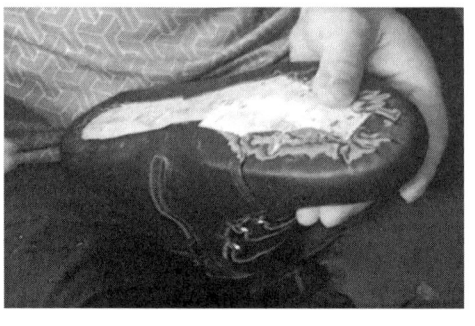

45. 건조기에 갑피를 씌운 라스트의 건조가 완료되면 방울집게를 사용하여 구두못 및 타카 못을 모두 제거한다.

46. 구두칼을 사용하여 바닥에 주름진 가죽을 편평하게 잘라 만든다. 이때 주의할 것은 바닥과 위쪽의 경계 부분의 가죽이 잘리지 않게 한다.

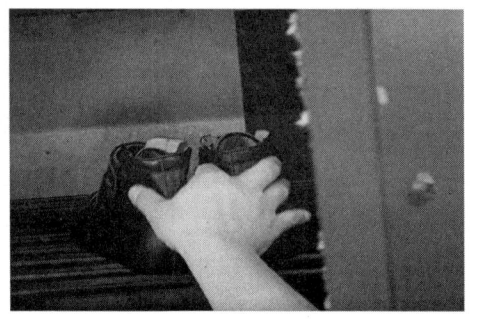

47. 건조기에 넣어 건조한다. 건조하면 저부의 접착제와 선심, 월형, 가죽 등 건조되어 형태가 변하지 않게 된다. 오븐을 사용하여 100°에 30분 건조한다.
(* 사용하는 업체마다 다를 수 있다.)

제12장. 갑피 씌우기(라스팅)

정형화 갑피 씌우기 평가

- 학습자가 평가 항목을 성공적으로 수행하였는지를 평가해야 한다.
- 평가 사항
- 체크 리스트를 통한 평가

학습 내용	평가 항목	성취 수준		
		우수	보통	부족
정형화 갑피 씌우기 평가				
	- 정형화 갑피 씌우기 준비물 준비 능력			
	- 정형화 월형 넣기 능력			
	- 라스트에 정형화 갑피 바르게 씌우기 능력			
	- 라스트에 정형화 내피 당겨 고정하는 능력			
	- 고소리 사용 능력			
	- 정형화 내피의 가죽 주름 제거 능력			
	- 정형화 중창에 내피 붙이기 능력			
	- 정형화 선심 넣기 능력			
	- 정형화 외피 주름 제거하기와 중창에 붙이는 능력			
	- 정형화 저부 작업 완성도			

1. 체크 리스트를 통한 실습 평가
- 실습 수행 능력이 '부족'인 경우 실습 재교육
- 평가 결과가 60점 미만인 학생들에게는 추가 교육 및 재평가

제2부. 신발보조기학 실습

제13장. 겉창 준비와 신발 바닥 붙이기

1. 대다리가 있는 겉창 제작하기

겉창을 만들고 대다리를 겉창에 붙이는 과정이다. 겉창과 대다리를 준비하고 표면의 이물질을 제거한다. 준비한 중창을 이용하여 겉창 중심에 놓고 외곽선을 은펜으로 표시하고 겉창과 대다리에 본드를 칠한다. 본드가 건조되면 열풍기로 본드가 칠해진 부위에 열을 가하고, 중창의 외곽선을 따라 겉창에 대다리를 붙인다. 붙일 때 시작은 중창의 안쪽 뒷굽 중간에서 시작하여 시작한 곳에서 1mm 더 길게 잘라 붙인다. 롤러로 2~3회 압착하여 겉창에 대다리 붙이기를 마무리한다.

※ 준비물
구두칼, 라스트에 설계된 중창, 겉창, 대다리, 압착 롤러, 본드, 본드솔, 그라인더, 나무판, 은펜

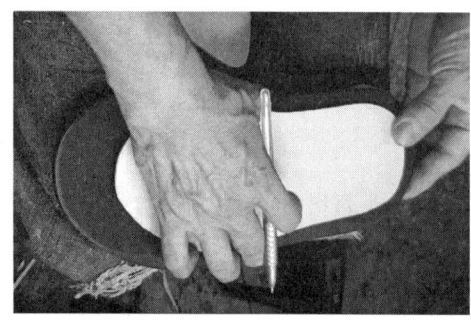 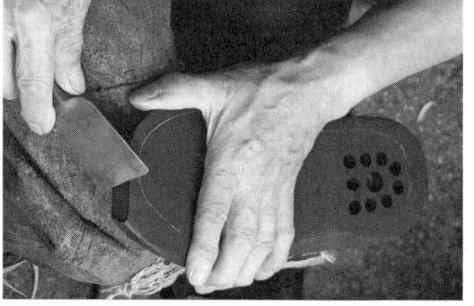

1. 만들어진 중창을 원판의 겉창(겉창)에 위치를 정하고 움직이지 않도록 누르고 은색펜으로 외곽선을 그린다.
2. 그려진 외곽선을 따라 약간 크게 구두칼로 자른다.

제**13**장. 겉창 준비와 신발 바닥 붙이기

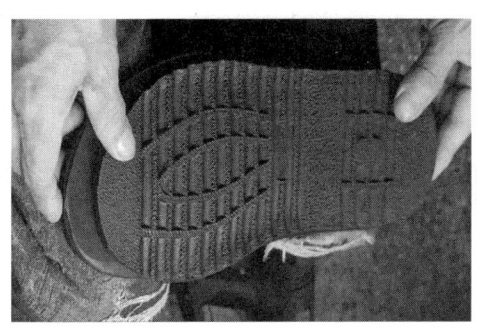

3. 구두의 오른쪽과 왼쪽의 겉창을 비교하고 표시한다.

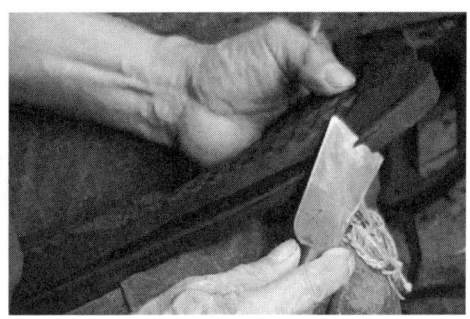

4. 중창의 크기보다 조금 크도록 자른다.

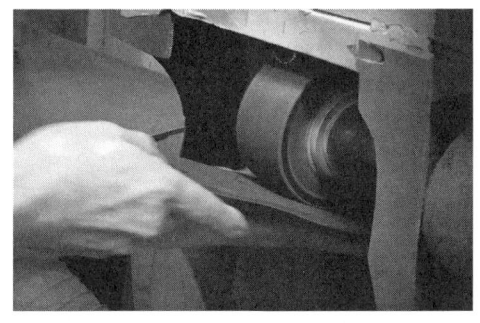

5. 겉창의 바닥에 이물질 및 미끌미끌한 부분을 그라인더로 갈아 벗겨낸다.

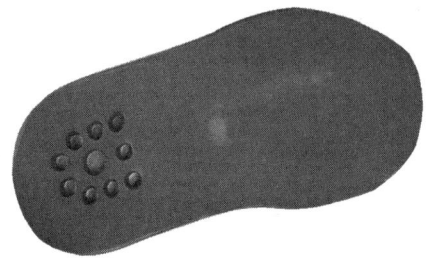

6. 그라인더로 표면에 울퉁불퉁하게 갈리지 않도록 조심해야 한다.

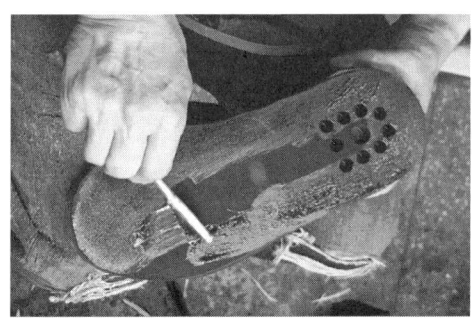

7. 먼지 등 제거하고 바닥에 본드를 칠한다.

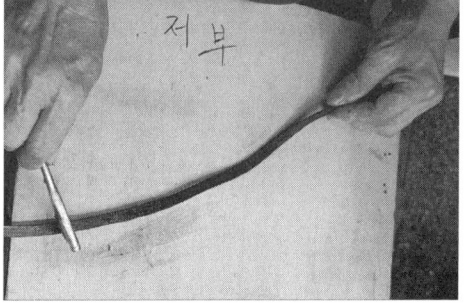

8. 닥에 붙일 대다리(세피)의 바닥에 본드를 칠한다.

제2부. 신발보조기학 실습

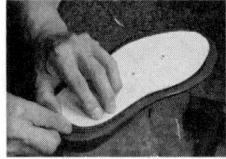
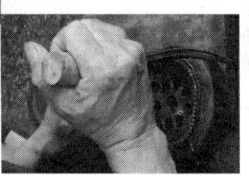
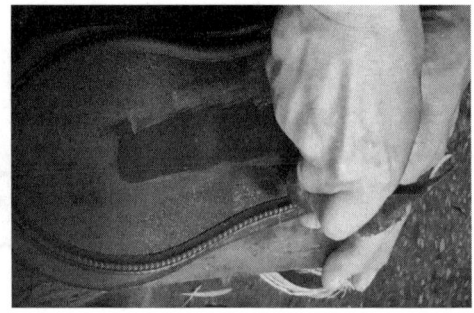

9. 바닥과 대다리에 칠하여 본드가 건조되면 중창의 은펜 선에 대다리를 붙인다.

10. 대다리의 시작은 안쪽 뒷굽 중간에서 시작한다.

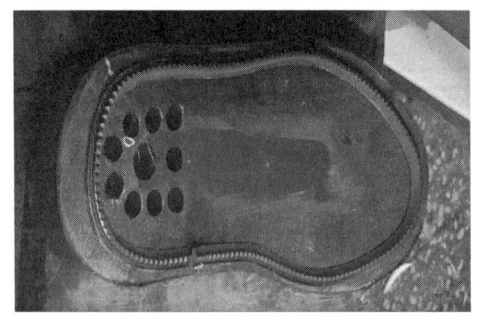
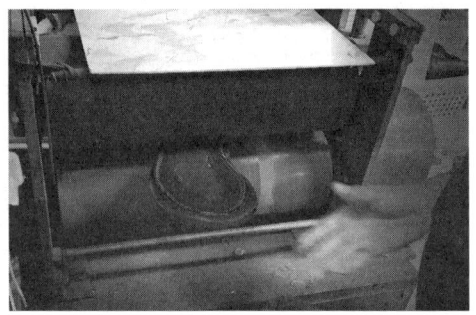

11. 다리는 서로 연결 부분보다 1mm더 길게 자른다.

12. 겉창에 붙인 대다리를 롤러에 통과시켜 견고하게 붙도록 한다.

제 13장. 겉창 준비와 신발 바닥 붙이기

대다리가 있는 겉창 제작하기 평가

- 학습자가 평가항목을 성공적으로 수행하였는지를 평가해야 한다.
- 평가 사항
- 체크 리스트를 통한 평가

학습 내용	평가 항목	성취 수준		
		우수	보통	부족
대다리가 있는 겉창 제작하기 평가				
	- 겉창 제작 준비물 준비 능력			
	- 중창모형을 겉창에 그리는 능력			
	- 그려진 중창모양을 따라 자르기 능력			
	- 겉창과 대다리의 겉표면 이물질 제거 그리인딩 능력			
	- 겉창과 대다리의 겉표면 접착제 칠하기 능력			
	- 겉창에 중창모양을 따라 대다리 붙이기 능력			
	- 장비 사용시 롤러에 대한 안전 수칙 숙지 능력			
	- 대다리 부착 견고도			
	- 겉창 완성도			

1. 체크 리스트를 통한 실습 평가
- 실습 수행 능력이 '부족'인 경우 실습 재교육
- 평가 결과가 60점 미만인 학생들에게는 추가 교육 및 재평가

2. 겉창 준비와 바닥 붙이기

갑피를 라스트에 씌우고 건조하여 준비되면 다음 과정이 겉창 붙이기이다. 이를 위하여 라스트에 씌워진 중창 부분의 갑피 크기를 측정하고, 겉창을 자르고 안쪽 겉표면에 불순물을 제거하고 본드를 칠하여, 대다리를 붙이고 겉창을 붙일 준비를 하는 과정이다.

※ 준비물
  의자, 갑피를 씌워진 라스트. 겉창, 대다리, 본드, 본드솔, 열풍기, 코일난로, 구두칼, 롤러, 그라인더, 에어건, 샌드페이퍼, 구두망치, 겉창 압축기,

1) 겉창 붙이기

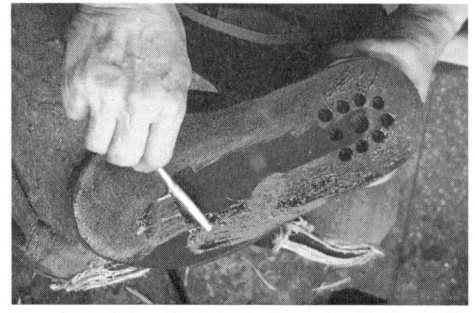

1. 이물질을 제거하고 본드를 칠한 겉창을 준비한다.

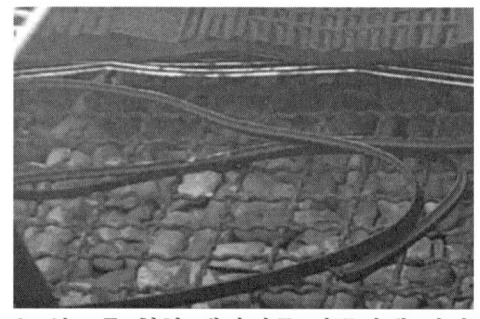

2. 본드를 칠한 대다리를 따뜻하게 열이 있는 코일 곤로에 올려 본드를 건조하고 접착력을 높인다.

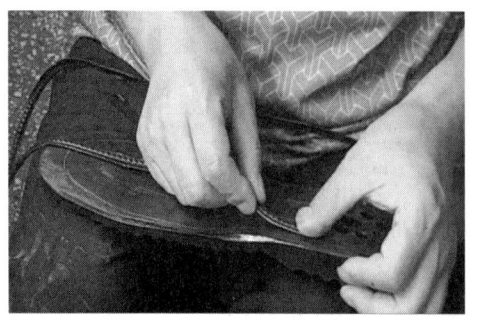

3. 중창의 외곽선을 바닥창에 은펜으로 표시한 선을 따라 대다리의 바깥 끝 선에 일치하도록 붙여 간다. 시작은 안쪽 뒷굽 중간의 위치에서 시작하여 시작한 부위에서 끝난다.

제13장. 겉창 준비와 신발 바닥 붙이기

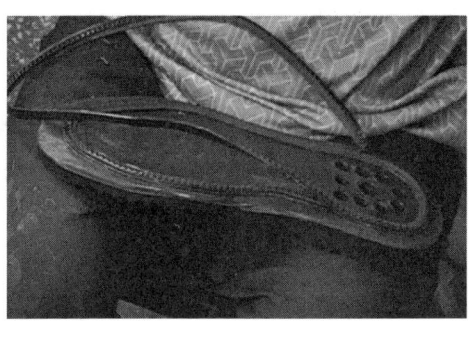
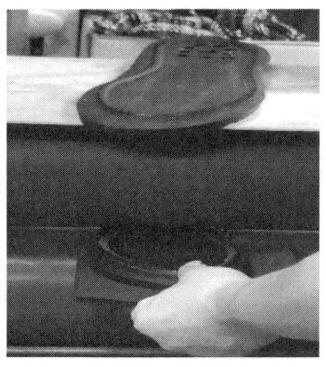

4. 시작한 곳까지 붙이면 자르는데 자를 때 1mm 길게 잘라 대다리 사이가 벌어지지 않도록 붙인다.

5. 바닥창과 붙인 대다리를 견고하게 붙이기 위하여 롤러를 사용한다.

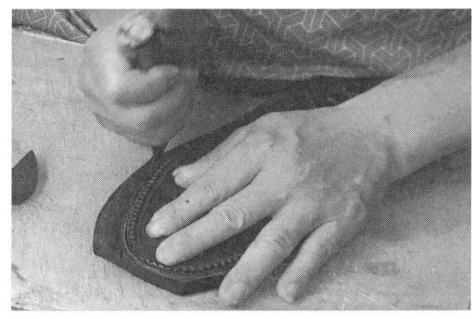
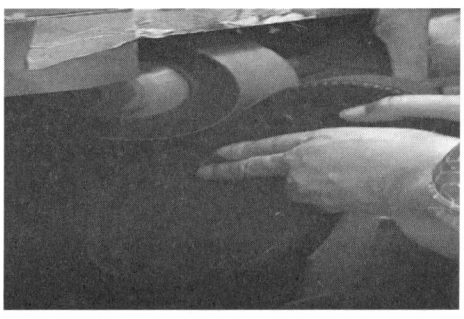

6. 대다리의 외곽선을 따라 구두칼을 사용하여 자른다. 1~2mm 넓게 자른다.

7. 대다리의 끝 외곽선의 옆면을 따라 부드러운 곡선과 일정한 곡면이 되도록 그라인더로 가공한다.

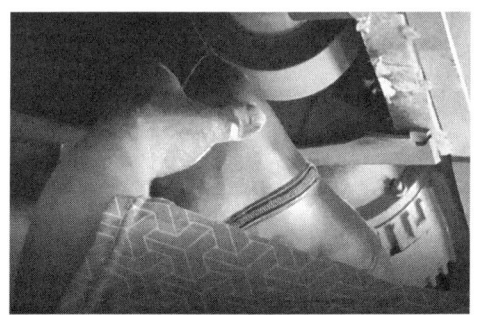

8. 갑피를 씌운 저부의 바닥면이 평면이 되도록 그라인딩한다. 바닥창을 붙이기 위하여 가죽의 미끈한 부분을 그라인더로 기모한다.

제2부. 신발보조기학 실습

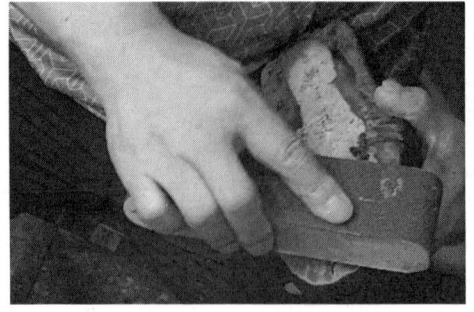
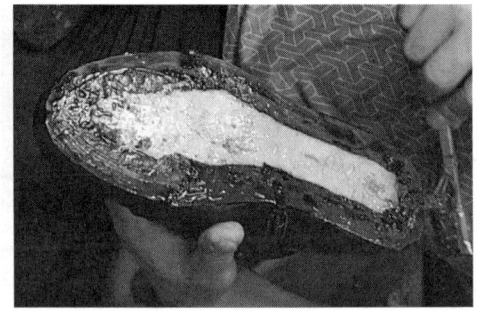

9. 그라인더로 평면이 되도록 가공하고 기모한 후 끝부분이 기모가 되지 않은 부분은 샌드페이퍼를 사용하여 기모한다.
* 기모 : 가죽의 표면을 거칠게 만들어 접착력을 높이려는 가공 방법

10. 바닥면이 평면이 되도록 그라인딩한 후 접착제를 골고루 바른다.

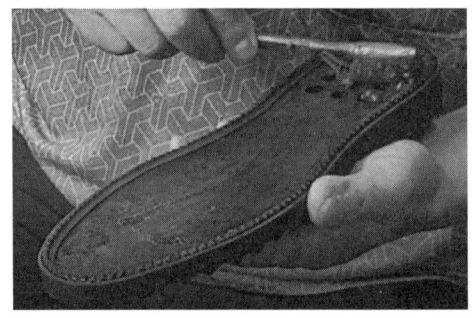
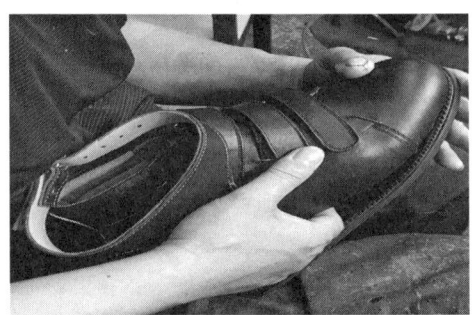

11. 바닥창의 안쪽면에도 접착제를 칠한다. 대다리의 겉면에도 세밀하게 칠할 때 완전하게 칠해야 나중에 벌어지지 않는다.

12. 건조한 후 열을 가한 후 앞부분부터 가볍게 붙인다.

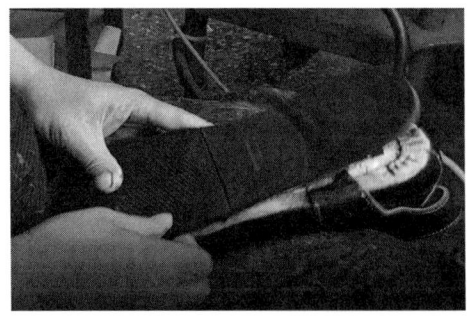

13. 양옆의 모양과 형태를 확인하고 가볍게 누르며 붙인다.

제13장. 겉창 준비와 신발 바닥 붙이기

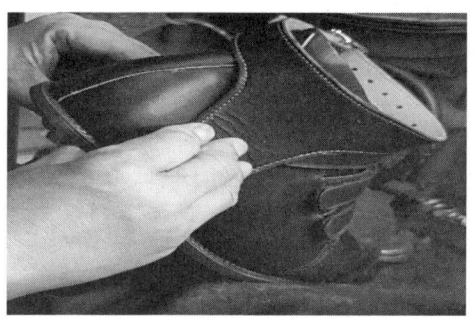

14. 뒤꿈치 부분이 일치하는지 확인하고 가볍게 붙인다.

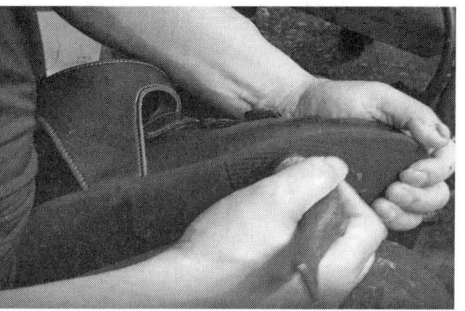

15. 창의 전체와 대다리가 일치하는지 점검하고 일치하는 경우 구두망치의 머리 부분으로 누르며 단단하게 붙여나간다.

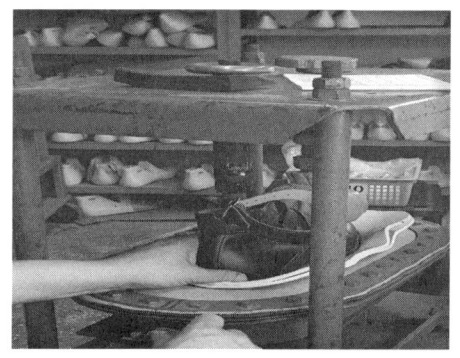

16. 손으로 붙인 다음 압축기를 사용하여 라스트의 구멍과 앞볼둘레 위치에 압축기 누름판을 위치 시키고, 공기 압력 벨브를 열어 바닥을 압박하여 견고하게 붙인다.

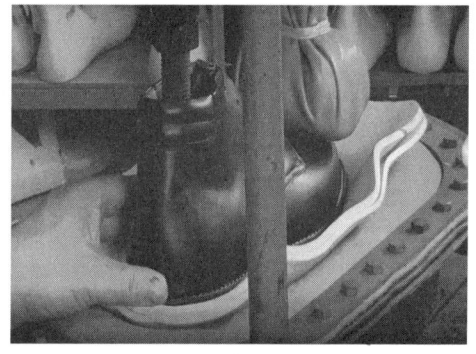

17. 라스트 발목 부분을 압축기의 축을 위치하고 앞쪽 발볼 위에 위치시킨다.

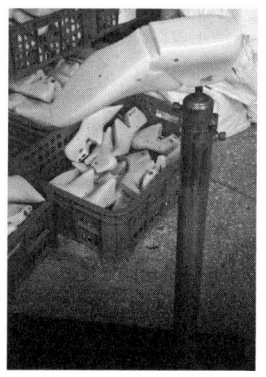

18. 탈골기에 끼워 라스트의 앞부분을 누름과 동시에 뒷굽을 위로 당겨 신발을 분리한다.

2) 보조기 스트럽을 위한 정형화 겉창 준비와 붙이기

스트럽을 정형화에 붙이는 과정이다. 신발에 신발을 신어야 하는 경우 겉창이 견고하여 변형을 최소화 할 수 있어야 한다. 겉창을 고무창으로 뒷굽도 고무 재료를 사용하여 바닥을 견고한 것으로 제작한다.

- 준비물:
  의자, 갑피가 씌워진 라스트, 나무판, 고무창, 고무굽, 그라인더, 구두칼, 본드, 본드솔, 코일난로, 열풍기, 중창모델, 대다리, 은색팬

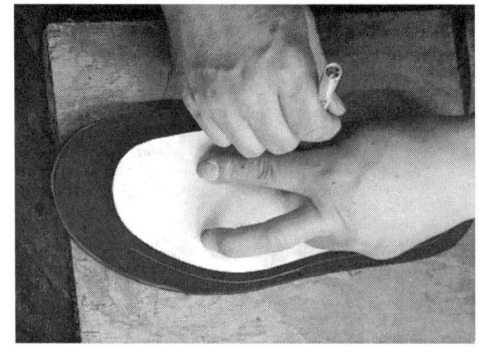

19. 대다리를 부착하기 위하여 중창에서 대다리의 두께를 더한 선을 그린다.

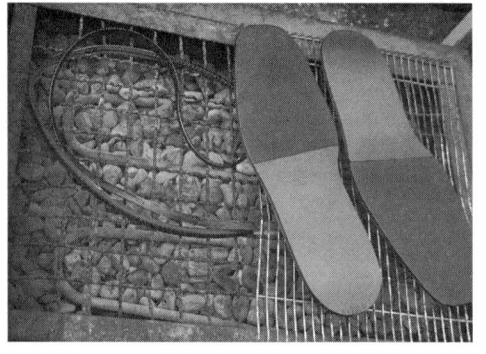

20. 바닥 고무창의 표면의 갈아 접착제를 칠하고 대다리도 접착제를 칠하여 건조한다.

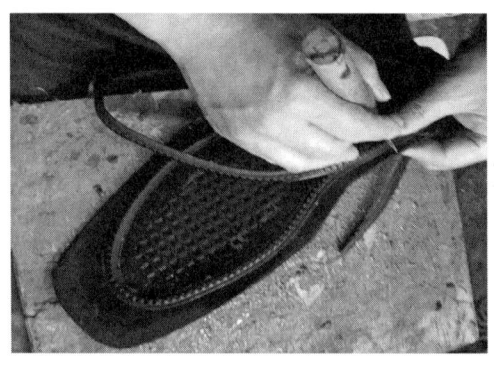

21. 바닥창에 은펜으로 표시한 선을 따라 대다리의 바깥 끝이 선에 일치하도록 붙여 간다. 시작하는 부위는 안쪽 뒷굽 중간 위치에서 시작하여 시작한 곳에 일치하도록 잘라 붙인다.

제13장. 겉창 준비와 신발 바닥 붙이기

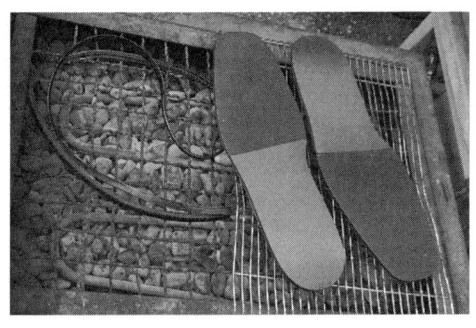

20. 바닥 고무창의 표면의 갈아 접착제를 칠하고 대다리도 접착제를 칠하여 건조한다.

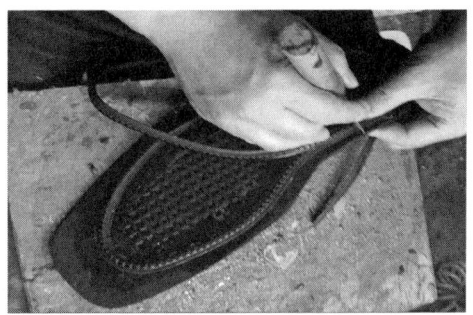

21. 바닥창에 은펜으로 표시한 선을 따라 대다리의 바깥 끝이 선에 일치하도록 붙여 간다. 시작하는 부위는 안쪽 뒷굽 중간 위치에서 시작하여 시작한 곳에 일치하도록 잘라 붙인다.

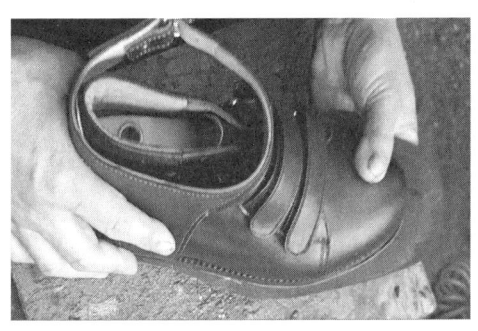

22. 갑피를 씌운 중창과 대다리의 외곽선과 일치하는지 점검한다.

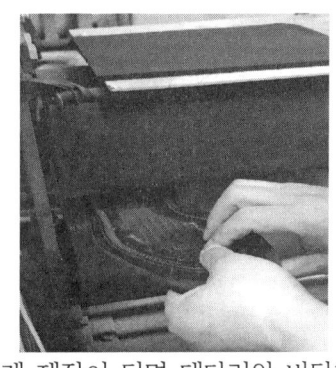

23. 알맞게 제작이 되면 대다리와 바닥창이 견고하게 붙도록 롤러를 사용한다.

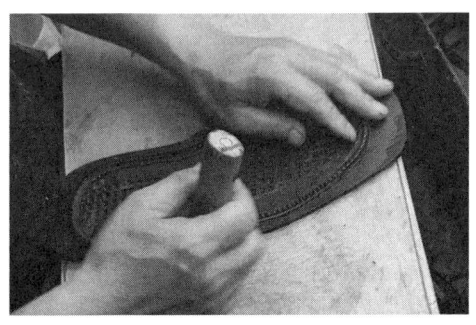

24. 대다리 외곽선을 따라 바닥창을 구두칼을 사용하여 1차 절단한다.

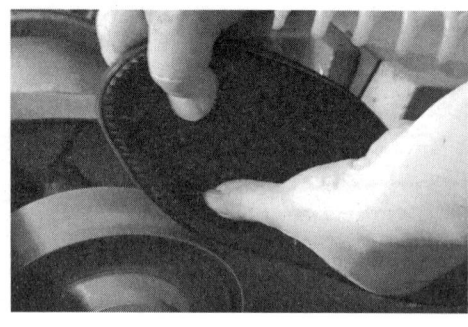 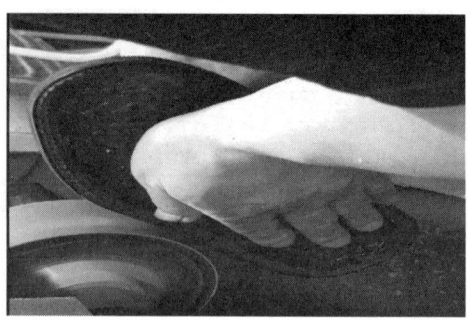

25. 1차 가공한 바닥창을 대다리 끝 외곽선을 따라 그라인더로 갈아 맞춘다.

26. 직선 부분과 곡선부분을 연마할 때 손 등 주의해야한다.

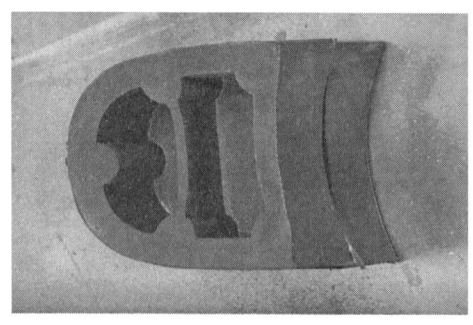 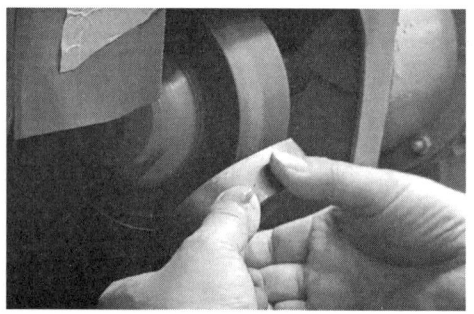

27. 스트 갑피 뒷굽에 적당한 구두 뒷굽을 준비한다.

28. 뒷굽 가운데 부분을 오목하게 갈아 라스트와 맞도록 한다.

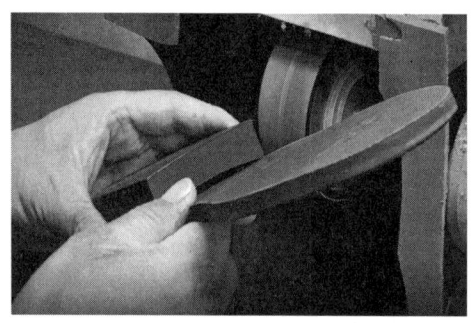 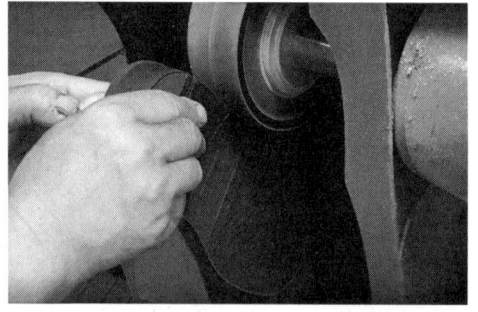

29. 뒷굽의 오목한 부분이 겉창과 일치하는지 확인한다.

30. 겉창과 뒷굽을 붙이고 겉창과 뒷굽이 일치하도록 가공하여 준비한다.

제13장. 겉창 준비와 신발 바닥 붙이기

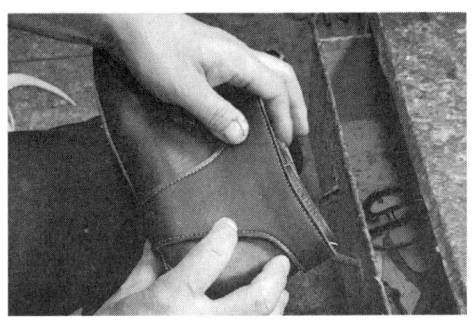

31. T 또는 Y 스트렙의 위치를 정하고 라스트싸개여분(골밥) 위치에 붙인다.

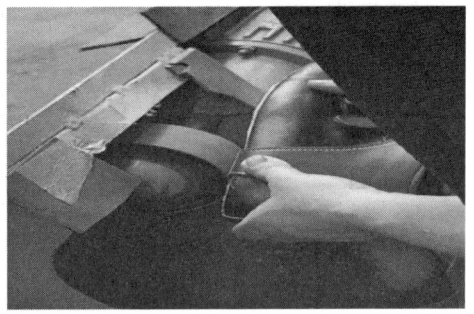

32. 중창 아래 굴곡된 골밥을 구두칼로 자르고 그라인더로 평평하게 다듬는다. 대다리가 붙어야 할 위치까지 기모하기 위하여 겉표면을 조심하여 연마한다.

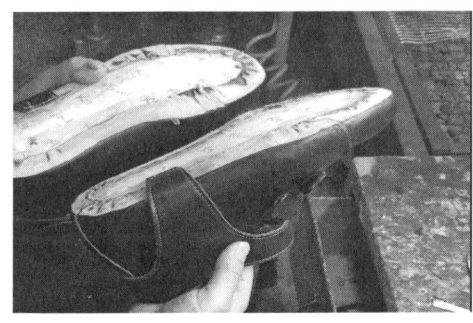

33. 중창 아래 바닥을 점검하고 가죽의 기모를 확인한다.

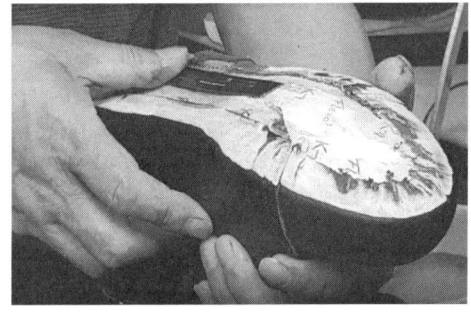

34. 중창 허리 부분에 허리쇠를 위치시키고 고정한다.

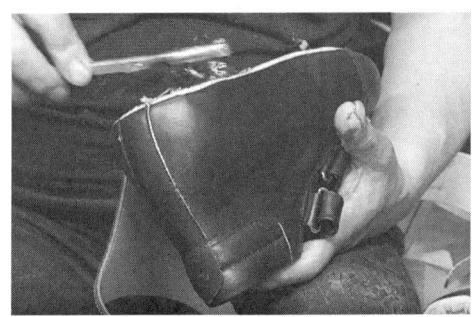

35. 접착제를 칠한다. 전체 세밀하고 고르게 칠하되 흠벅 칠한다.

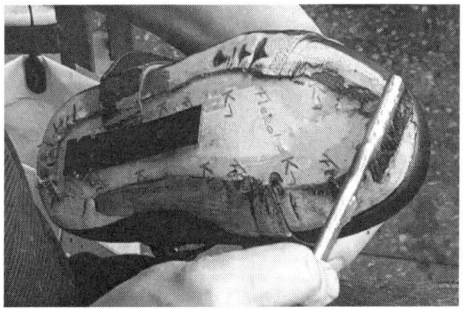

36. 중창 바닥에 접착제를 세밀하게 흠뻑 칠하여 준비한다.

제2부. 신발보조기학 실습

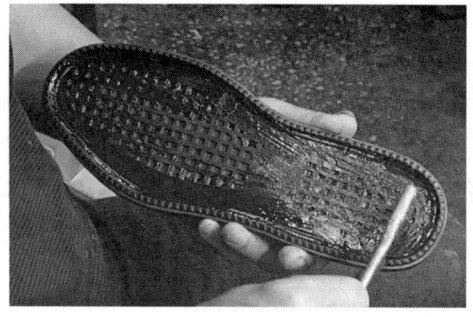

37. 바닥창에 접착제를 칠한다. 대다리의 부분까지 세밀하게 칠하되 흠뻑 칠하는 것이 좋다. 중창과 겉창에 접착제를 칠하고 건조 시킨다.

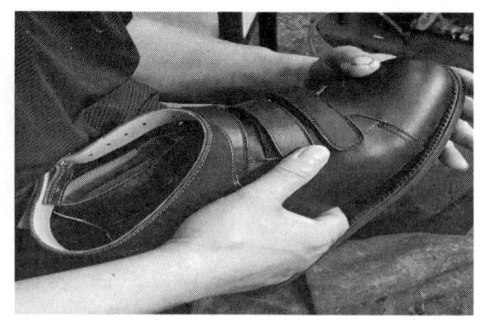

38. 건조한 후 열을 가한 후 앞부분부터 가볍게 붙인다.

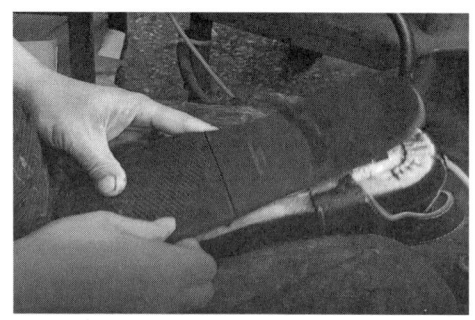

39. 양옆의 모양과 형태를 확인하고 가볍게 누르며 붙인다.

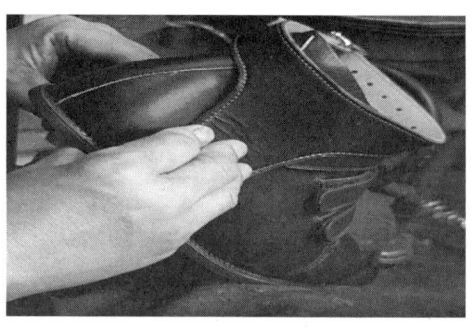

40. 뒤꿈치 부분이 일치하는지 확인하고 가볍게 붙인다.

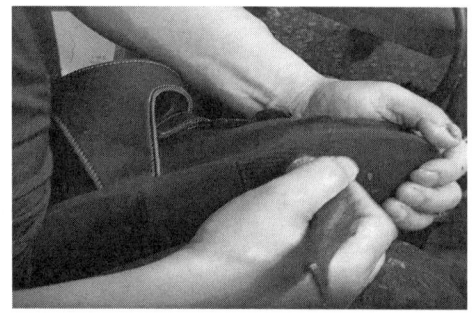

40. 중창의 전체와 대다리가 일치하는지 점검하고 일치하는 경우 구두망치의 머리 부분으로 누르며 단단하게 붙여나간다.

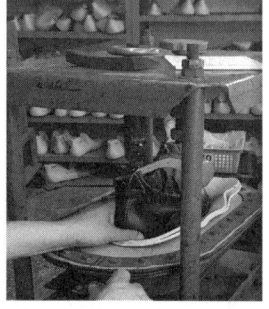

41. 손으로 붙인 다음 압축기를 사용하여 라스트의 발목 부분과 앞볼 둘레 위치에 압축기의 두름판을 두고 벨브를 열어 바닥을 압박하여 견고하게 붙인다.

제13장. 겉창 준비와 신발 바닥 붙이기

3) 정형화 뒷굽 붙이기

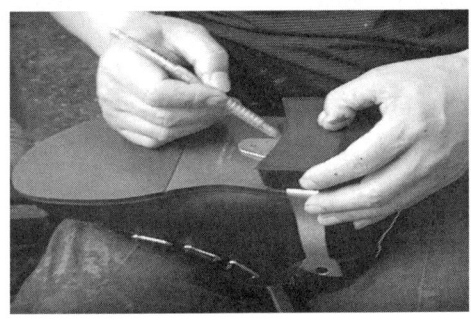

42. 압축기를 사용하여 중창과 겉창을 붙인 후 뒷굽을 조립한다. 뒷굽은 겉창과 맞추어 놓았기 때문에 스터럽 자리를 잘라낸다. 스터럽의 위치를 은색펜으로 표시한다.

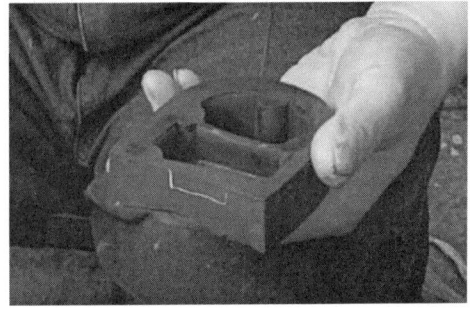

43. 시된 부위를 구두칼로 잘라 제거한다.

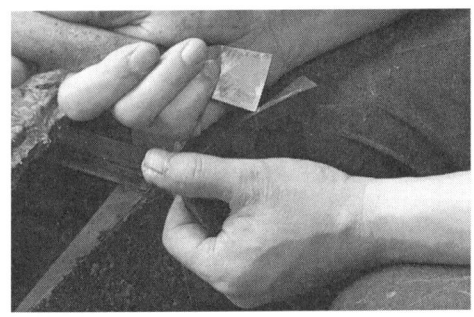

44. 표시한 스터럽의 위치를 깎아낸다.

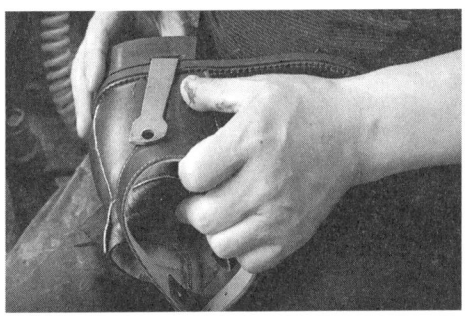

45. 뒷굽의 잘라 제거하고 조립하여 일치하는지 점검한다.

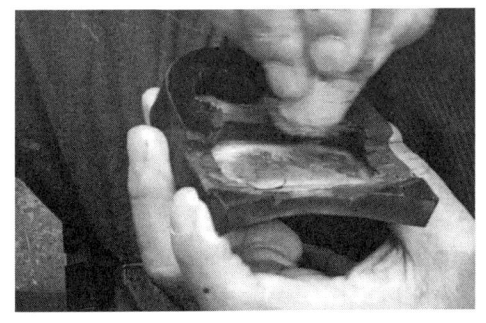

46. 무창의 불순물을 제거하고 접착제가 잘 붙도록 고무 세척제를 칠한다.

203

제2부. 신발보조기학 실습

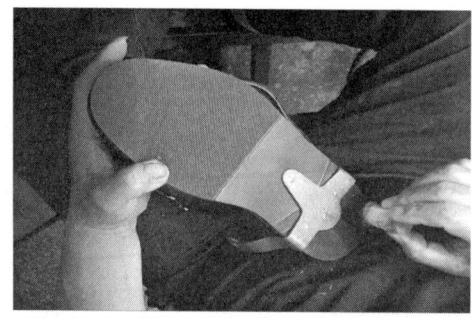
47. 굽이 붙는 자리 세척제를 닦는다..

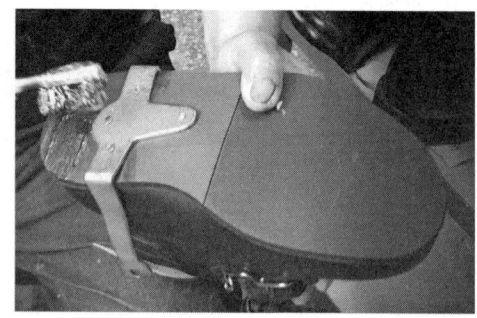
48. 겉창이 건조된 후 접착제를 칠한다.

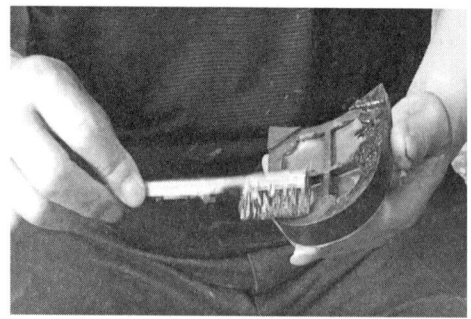
49. 뒷굽도 건조된 후 접착제를 칠한다.

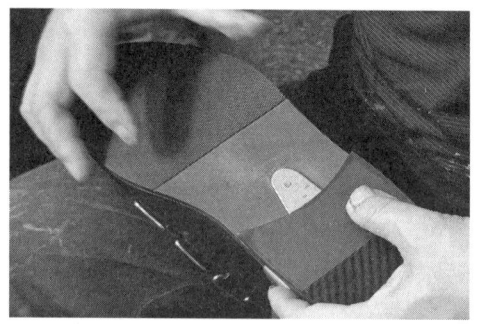
50. 뒷굽을 위치에 맞게 조립한다.

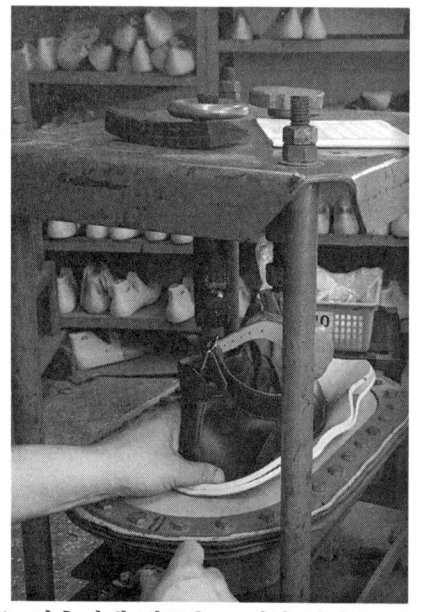
51. 압축기에 뒷굽을 조립한 신발을 넣고 압박하여 견고하게 붙인다.

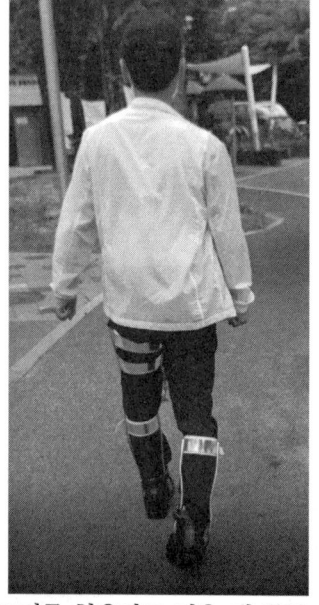
52. 보조기를 착용하고 걸을 때 통증이나 불편한 곳이 있는지 점검하고 수정한다.

제13장. 겉창 준비와 신발 바닥 붙이기

정형화 저부 제작하기 평가

- 학습자가 평가항목을 성공적으로 수행하였는지를 평가해야 한다.
- 평가 사항
- 체크 리스트를 통한 평가

학습 내용	평가 항목	성취 수준		
		우수	보통	부족
정형화 저부 제작하기 평가				
	- 정형화 겉창 제작 준비물 준비 능력			
	- 정형화 중창모형을 겉창에 그리는 능력			
	- 겉창을 그려진 중창 모양을 따라 자르기 능력			
	- 정형화 뒷굽 준비하기 능력			
	- 겉창과 대다리의 겉표면 이물질 제거 그라인딩 능력			
	- 겉창과 대다리의 겉표면 접착제 칠하기 능력			
	- 겉창에 중창 모양을 따라 대다리 붙이기 능력			
	- 장비 사용시 롤러 및 압축기에 대한 안전 수칙 숙지 능력			
	- 대다리 부착 견고도			
	- 정형화 겉창과 중창 붙이기 능력			
	- 정형화 겉창 붙이기 완성도			
1. 체크 리스트를 통한 실습 평가 - 실습 수행 능력이 '부족'인 경우 실습 재교육 - 평가 결과가 60점 미만인 학생들에게는 추가 교육 및 재평가				

【 참고문헌 】

- American Academy of Orthopaedic Surgeons(1975). Atlas of orthotics. The C.V. Mosby Company
- JOHN B, REDFORD, M,D(1980). Second Edition Orthotics Etcetera. The willians and Wilkins Company, Ronald L. Valmassy.
- Viladot(1975). Patologia del Antepie. Barcelona, Edicones Toray.
- 기술표준원(2001). 한국 표준 규격(구두용 구두골. KS G3405:2001).
- 김명웅외(2005). 기능성 신발과 제조 기술. 선진문화사.
- 김명웅(2013). 신발의 역사(History of Shoes). 선진문화사
- 김선아(2016). 제3판 슈즈디자인 개론. 디자인뱅크
- 김장환. 2020. 제5판 의지·보조기학(Prosthetics & Orthotics. ㈜ 탑메디오피아
- 김형래, 차남수 공저 2014. 구두 패턴 프로세스. 도서출판 일진사
- 이우천외(2007). 신발 치료학 입문. 세상의 아침.
- 양승윤(2018). 수제화 제작 수업. 도서출판 책과나무
- 이성호 외(2015). 제6판 인체해부학. 현문사
- 이홍재 외(2007). 하지의 임상생체역학. 군자출판사
- 장성은(2012). 슈즈 디자인과 패턴 메이킹. 교문사.
- 정도영외(2010). 신발 보조기학. 군자출판사.
- 정석길(2000). 노인의 발 유형 및 보행 특성에 따른 신발 디자인의 인간공학적 연구. 동아대학교 대학원.
- 최순복(2001). 발의 불편감에 영향을 미치는 구두 형태 및 보행 특성. 건국대학교 대학원.
- 한상덕(1986). 인간공학을 토대로 한 신발 디자인의 과학화 연구. 동아대학교대학원.
- 한국생활환경시험연구원(2006). 구두 산업 경쟁력 조사.

【 찾아보기 】

(A)

ankle boots	15
ankle dorsi-flexion	3
ankle plantarflexion	3
arch line	36
athletic foot wear	11

(B)

back stay	23
ball girth	35
Balmoral	13
bicycle sea	13
binding	21
Blucher	13
boots	15
brannock device	51
buffalo hide	42
bull hide	42

(C)

calcaneus	1
calf skin	41
center line	35
center seam	13
Chopart's joint	2
Chukker boots	16
counter	22
cow hide	41
crocodile skin	43
cuboid	1
cuneiform	1

(D)

deer skin	43
Derby Shoe	13
direct injection molded system	30
dress shoe	11

(E)

eel skin	44
Egyptian type Foot	6
eversion	5
eyelets	22

(F)

facing	22
flat foot	10
foot print	8
forefoot	1, 2
functional shoe	11

(G)

goat skin	42
good-year welt process	28
Greek type foot	6

(H)

eel	25
heel curve	35
heel curve point	35
heel girth	35
heel grip	23
heel pad	26
heel point	36

hindfoot	3		normal last	33
horse skin	43			
			(O)	
(I)			ostrich skin	44
inside ball point	36		outside ball point	36
insole	25		outsole	24
instep cap	20		Oxford	13
instep girth	35			
instep point	36		**(P)**	
inversion	4		Pes cavus	10
			phalanges	2
(K)			pig skin	43
kid ski	42		pinkin	19
kip skin	41		pitch	26
			plain tip	18
(L)				
Lace	22		**(Q)**	
lace type	16		quarter	21
lamb skin	42		quarter lining	23
last	33			
lateral longitudinal metatarsal arch	7		**(R)**	
			ritz stick	51
(M)				
Mckay process	29		**(S)**	
medallion to	13		sesamoid	2
metatarsal	1		shank piece	26
midfoot	2		sheep skin	42
midsole	25		shoes elevation type	17
moccasin process	30		slip on	15
			snake skin	43
(N)			sock lining	25
normal foot	10		sports shoe	11

square type foot	6
steer hide	41
stitch-down process	29
straight tip	13, 19
strap type	17
subtalar joint	3
suede	16

(T)

talocrural Joint	3
talus	1
toe box	21
toe high point	35
toe point	35
toe spring	35
toe tip	21
toe-cap	18
tongue	20
Top Lift	27
top line of shoes	22
transverse metatarsal arch	7

(U)

U-tip	19
upper	20
U자형 디자인	19

(V)

vamp	20
vamp lining	22
vamp(center) point	35
velcro type	17
veloure	16
vertical hinge last	33

(W)

waist girth	35
waist point	36
wedge type last hinge	34
welt	26
wing tip	13, 19

(Z)

zipper type	17

(ㄱ)

가로아치	7
가위	47
가죽 자르기	138
가죽 재단하기	138
가죽 피할(스카이빙)	143
가죽용 은색펜	47
가쪽 세로아치	7
가쪽번짐	5
갈퀴족지	52
갑피 씌우기	167
건조기	49
겉	24
겉창 붙이기	193
겉창 준비	189
고트 스킨	42
구두 굽	25
구두 목선	22
구두 혀	20
구두끈형	16

제2부. 신발보조기학 실습

구두주걱	47
굽 패드	26
굿이어 웰트 제법	28
그리스인형 발	6
기능성 신발	11
기모기	49
깔개(sock)	25

(ㄴ)

날개형 디자인	19
내측점	36
너비 측정자	46

(ㄷ)

대다리	26
더비 슈	13
돌림띠	21
돼지 가죽	43
뒤굽 곡선	35
뒤굽 둘레	35
뒤축 높이점	35
뒤축 보강 가죽	23
뒷굽 끝점	36
뒷굽 붙이기	202
뒷날개	21
뒷날개 안	23
뒷날개 패턴 만들기	121
디바이더	47

(ㄹ)

라스트	33
라스트실	31
램 스킨	42

로우 탑	13

(ㅁ)

마름 송곳	46
마무리 작업실	31
마스킹 테이프	46
말 가죽	43
망치족지	52
매케이 제법	29
메달리온토우	13
모서리 다듬기	46
모카신 제법	30
목말밑관절	3
목말뼈	1
무지강직증	52
무지외반증	52
물소 하이드(buffalo hide)	42
미들 탑	13
민자형 디자인	18

(ㅂ)

바이시클심	13
발가락 굽힘	5
발가락 더폄	5
발가락 모음	5
발가락 벌림	5
발가락 폄	5
발가락뼈	2
발꿈치뼈	1
발등 둘레	35
발등굽힘	3
발등점	36
발모랄	13
발목관절	3

발바닥굽힘	3
발바닥의 지문	8
발볼 싸개	20
발허리뼈	1, 2
방울집게	46
뱀 가죽	43
벨로아	16
벨크로형	17
보조기 스트럽	197
볼 둘레	35
볼 둘레선	98
부츠	15
불 하이드	42
블루쳐	13

(ㅅ)

사각형 발	6
사상실	31
사슴 가죽	43
사출 성형 제법	30
선심	21
센터심	13
손 피할기	46
쇼파르관절	2
스웨드	16
스카이빙 머신	49
스트랩형	17
스트레이트팁	13
스티어 하이드	41
스티치 마킹 휠	46
스팃치다운 제법	29
스포츠 신발	11
스프레이기	49
슬립 온	15

신발 높임형	17
신발 분류 체계	61
쐐기뼈	1

(ㅇ)

아일렛	22
악어 가죽	43
안쪽 세로아치	7
안쪽번짐	4
안창	25
압착 롤러	46
압축기	49
앞날개	20
앞날개 안	22
앞날개 패턴 만들기	122
앞코 변곡점	35
앞코 스프링	35
앵클 부츠	15
양 가죽	42
어퍼	20
에어타카	48
엣지 베베러	46
옥스퍼드	13
외측점	36
요족	10
운동경기용 신발	11
월형	22
웨지형 라스트	35
윙팁	13
유팁	13
이집트인형 발	6
일직선형 디자인	19
입방뼈	1

(ㅈ)

장어 가죽	44
재단실	30
재봉기	48
재봉실	30
저부	24
저부실	31
전족부	1
접착제	50
정상발	10
정장용 신발	11
제화용 망치	47
제화용칼	47
조립실	31
종자골	2
중심선	35
중심점	35
중족부	2
중창	25
지퍼형	17
지활재	23
집진기	49
쪽가위	47

(ㅊ)

처카 부츠	16
천피	27
철자	46
추족지	52

(ㅋ)

카우 하이드	41
카프 스킨	41
커터칼	47
코 끝점	35
코 싸개	18
키드 스킨	42
킵 스킨	41

(ㅌ)

타조 가죽	44
탈골기	47
테이핑하기	80
통골 라스트	33

(ㅍ)

패턴 옮기기	104, 107
패턴 합치기	110
펀칭도구	46
페이싱	22
평발	10
포장실	31
피치	26
핀서	46

(ㅎ)

하이 탑	13
허리 둘레	35
허리선	36
허리쇠	26
허리점	36
후족부	2, 3
히트건	48

에듀컨텐츠·휴피아
Educontents·Huepia

신발보조기학 실습

2023년 1월 15일 초판 1쇄 인쇄
2023년 1월 31일 초판 1쇄 발행

저　　자 | **임호용, 강필** ◆ 共著
(한국복지대학교 교수)

발 행 처 | 도서출판 에듀컨텐츠휴피아
발 행 인 | 李 相 烈
등록번호 | 제2017-000042호 (2002년 1월 9일 신고등록)
주　　소 | 서울 광진구 자양로 28길 98, 동양빌딩
전　　화 | (02) 443-6366
팩　　스 | (02) 443-6376
e-mail　 | iknowledge@naver.com
web　　 | http://cafe.naver.com/eduhuepia
만든사람들 | 기획·김수아 / 책임편집·이진훈 김예빈 이은아 이은미 하지수
　　　　　　 디자인·유충현 / 영업·이순우

I S B N | 978-89-6356-388-6 (93510)
정　　가 | 30,000원

ⓒ 2023, 임호용, 강필, 도서출판 에듀컨텐츠휴피아

이 책은 저작권법에 따라 보호받는 저작물이므로 무단전재와 무단복제를 금지하며, 책 내용의 전부 또는 일부를 이용하려면 반드시 저작권자 및 도서출판 에듀컨텐츠휴피아의 서면 동의를 받아야 합니다.